Nブックス

五訂 食品加工学

編著 北尾　悟・鍋谷浩志

共著 稲垣秀一郎・亀村典生・白井睦子・谷岡由梨・津久井学
都築和香子・當房浩一・中島　肇・野口智弘・翠川美穂

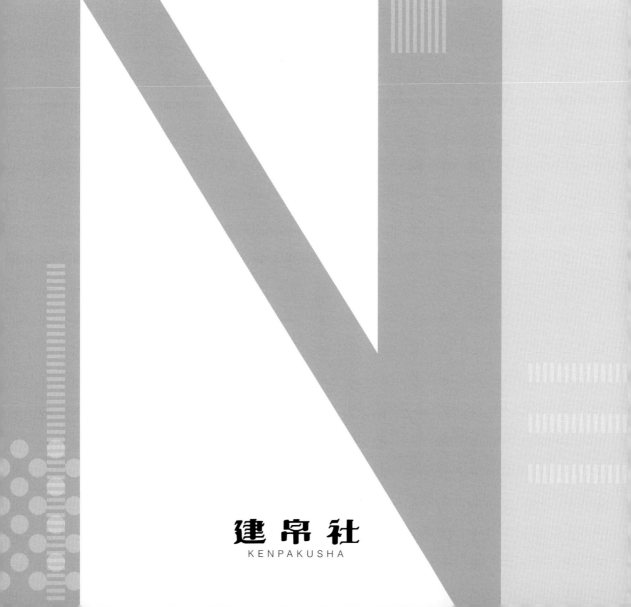

建帛社
KENPAKUSHA

はじめに

　このたび上梓した『食品加工学』は1961年刊行の食品研究会編の『加工食品』にさかのぼることができる。

　その後，内容を改め1987年には新栄養士課程講座の一冊として『食品加工学』が出版された。

　1991年には食品の貯蔵・加工の科学技術の基礎を説明する総論と個々の加工食品の製造技術を説明する各論に分けて『改訂　食品加工学』として上梓した。

　1998年，食品の科学・加工技術の急速な進歩を踏まえ，内容を充実させることの必要性と教科書を利用する学生の理解しやすさを少しでも助けるよう二色刷りにしたいとの出版社の意向も考慮して『食品加工学』を出版した。幸い各版共に栄養士・管理栄養士課程の教科書として好評を得ることができた。

　食品学関係の科目については従来，「食品学総論」，「食品学各論」，「食品加工学」に分かれ講義されていたものが，専門基礎分野の「食べ物と健康」に移り，2000年には栄養士法の大幅な改正があり，これに伴い管理栄養士のカリキュラムの内容が大幅に見直された。さらに2002年管理栄養士国家試験のガイドラインが発表され，食品学関係で教授する内容がいかにあるべきかの全体像が明らかになった。これに伴い，管理栄養士・栄養士養成課程に学ぶ学生のための教科書として出版されているNブックスのシリーズにおいて，2005年には，新たな『食品加工学』が上梓された。

　現在，ガイドラインの「食べ物と健康」分野においては，従来の食品学関係で教授されてきた内容をそれぞれ『食品学Ⅰ』，『食品学Ⅱ』にまとめて出版されており，加えて，食品加工学の視点から教授すべきものとして，『食品加工学』が上梓された。

　2015年4月1日の「食品表示法」の施行に伴い，「食品添加物と加工食品の安全性確保」，「保健機能食品・特別用途食品」，「食品の表示と規格」が新たに書き加えられるとともに新知見や改正等を踏まえ，2015年9月には，『三訂　食品加工学』を出版した。

　四訂に引き続き，今回改訂された本書の内容は，序章に続き，総論としての食品の保蔵，食品加工の操作，食品の包装，食品加工の技術，食品加工と成分変化，食品添加物と加工食品の安全性確保，保健機能食品・特別用途食品，食品の表示と規格，各論としての農産加工，畜産加工，水産加工，発酵食品，調味料・嗜好食品，イン

スタント食品，食用油脂，コピー食品となっている。

　各分野の執筆に当たっては，その分野でご活躍されている専門の先生方に執筆をお願いするとともに，管理栄養士・栄養士課程で学ぶ学生だけではなく，関連諸学科の学生にも配慮して，食品加工学の基礎知識と新しい科学・技術の知見を洩れなく学べるよう平易に記述していただいた。

　上述したように，『食品加工学』は，より完成度の高い教科書を目指し，数回にわたる改訂を行ってきたが，今回の改訂に当たっては，2019年以降に変化のあった内容について主に書き改めるとともに新知見やJAS法の改正などを踏まえて記述を見直した。

　なお宮尾茂雄先生に代わり，五訂版より鍋谷浩志先生に編著者の役をお引き受けいただいた。本書の更なる充実を力を合わせて進めていきたいと考えている。

　本書は初版発行以来，多くの管理栄養士・栄養士養成校でご採用いただいている。今後も製造技術や流通・表示にかかわる制度の動向等に留意し，最新かつ正しい知識を提供すべく考えている。読者諸賢のさらなるご指導を頂戴できれば幸いである。

　2022年3月

著者を代表して　北尾　悟

食品保蔵・加工と食生活

　　現代のわれわれの生活の中で加工食品を除いて食生活を考えることはできない。加工食品の製造技術がどのように発展してきたか，食品保蔵・加工の目的，食生活と加工食品を生産している食品産業の現状を知ることが重要である。

1.　食品保蔵・加工の目的

　　ヒトは健康を維持・増進するために毎日食物を摂取しなければならない。

　　食品の多くは生物由来であり，また生物の構成成分の生体成分は変質しやすい性質を有している。したがって食品は同様に変質しやすい。

　　穀類，果実類，野菜類の多くは周年を通じて収穫することができないため，収穫期は限定されている。同様に魚介類も漁獲期があるのが通常である。また農産物は都会から遠く離れた農村で生産され，魚介類も漁場で漁獲され，その多くは大消費地である都会で消費されている。主要な穀類は世界的にみると輸出国と輸入国に分かれ，現状では食料の生産地域も局在しているのが一般的であり，わが国ではその他の多くの農畜水産物も海外から輸入している。

　　このような状況の下で，食品は生産されてから消費されるまでの間，食品の劣化を防止し品質を保持して貯蔵・輸送しなければならない。

　　このため水分活性の調節，低温の利用，貯蔵庫の気相・空気調節や食品の性状に合わせた容器包装，食品添加物の利用，加熱殺菌，あるいはこれらを組み合わせて食品の品質の劣化を防止する必要がある。これらの技術が食品の保蔵技術である。

　　生産された食品原料の劣化防止，品質保持のみでなく，消費者が日常，より利用しやすくする目的で，下記のような処理を行う。

　　①　栄養性・機能性の向上：原料から不消化部分を除去する。食品の第一次機能を示す成分，生理機能を示す第三次機能成分を強化して食品の機能性を向上する。

　　②　嗜好性の向上：食品原料から不味物質を除去するかあるいは調味，食感の改善を行い，さらに美味な付加価値の高い食品にする。

　　③　安全・保存性の向上：容器・包装技術，殺菌技術，食品添加物の利用と組み合わせにより安全性・保存性の高い食品を製造する。

　　④　利便性の向上：輸送しやすく，あるいは取り扱いやすく，必要なときにすぐ利用でき，調理に手間取らない利便性の高い食品を製造する。

　　⑤　適正価格の食品の製造：機能性，嗜好性，安全性が高いと同時に適正な価格の

食品を製造する。

　食品の保蔵と加工は車の両輪の関係にあり，両者を切り離しては互いに成立しない。

2．食生活と食品産業の現況

2．1　食品加工・貯蔵の始まり

　人類が火を使い食物を処理して消化しやすく，よりおいしく食することができるように工夫したことが調理・加工の原型となっている。

　人類が農耕，牧畜，漁労を営む技術を身につけて，採集・狩猟時代より飛躍的に多く生産されるようになった食料をどうすれば美味に食することができるのか，どのようにすれば腐敗や虫害などを防ぎ長期間保存できるかを工夫してきたことなどが貯蔵・加工の始まりであろう。おそらく偶然のきっかけであろうが，栽培の歴史の古い小麦についてはそのまま粒食するよりも粉にして食するほうが，よりおいしく食べられることを知り，平らな石片の上に小麦を載せ，石片で圧して粉にしたことが製粉の始まりである。水産加工品などの素干品，煮干品，塩干品は腐敗しやすい食品をどのようにすれば長期間貯蔵できるかの工夫の中で生まれてきた加工品である。

　また，発酵食品については，食品の貯蔵中，微生物の働きにより当時としては食品が腐敗したと思われたものの中にも可食性で元の食品にない新しい美味な食品を作ることができることなどを知り，これにさらに改良，工夫を加えてきたことなどが発酵食品製造の始まりである。

　このような加工食品の製造は自家消費に充てる自家製造でいわば手作りの食品加工であった。その後，人口の増加とともに人々は都市を形成するようになり，また人々の職業も徐々に分業化し始めた。食料生産・加工分野でも同様な分業がみられ，専門的になってきたため，食品の加工技術の改良・工夫を加速させ，また社会的にもこれの伝承が可能になった。これらのことが食品産業の萌芽となった。

　このような食品産業の萌芽は産業革命以後19世紀後半から20世紀にかけて急速な発展をみせてきた。

　わが国でも19世紀後半以後，徐々に食品産業の基盤が築かれてきたが，第二次世界大戦でこの基盤はほとんど崩壊した。しかし1950年以後徐々に再建され，その後に訪れた経済成長とともに今日にみられるような姿に成長し，人々の食生活に直接影響するまでに至っている。

2．2　食料消費の変化

　日本の食料消費の変化を長期的にみると，1960年代は日本経済の高度成長に支えられ個人の所得が著しく向上し，これを背景として畜産物，油脂類などの消費が増加した。一方，米・イモ類などの消費量が著しく減少するなど，食の洋風化により食生活が大きく変化した。この傾向は，1975年以後もスピードがやや緩慢になったものの引

き続いてきた。しかし1985年以降，食料は量的にはほとんど飽和状態になり，量より
も質が求められるようになっており，さらに消費の多様化が進行している。

　以後，消費者は健康への志向とBSE（牛海綿状脳症）の発生を契機として食品が有す
る健康機能性や食料の安全性への関心を強めている。

２．３　食料品の消費・購入形態の変化

　女性の社会に対する積極的な参加，価値観の変化，住環境の変化などいわゆるライ
フスタイルの変化とこれに伴う消費者ニーズの多様化により食料品の消費・購入形態
も図序－1に示したように変化がみられる。すなわち，2000年と2016年における食料
消費支出に占める費目別割合を比較すると，いずれの世代においても米，生鮮魚介が
低下する一方で，調理食品，外食，生鮮肉が上昇している。このように近年はいわゆ
る「食の外部化」，「食の洋風化」が顕著になっている。

２．４　食生活と食品産業

　食における消費者の食品選択の大幅な変化は食品工業・外食産業など食品産業にも

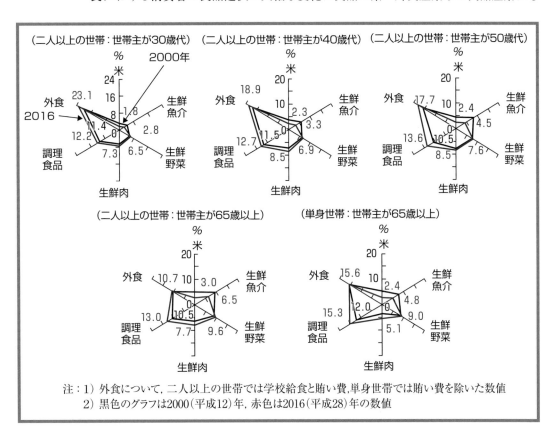

注：1）外食について，二人以上の世帯では学校給食と賄い費，単身世帯では賄い費を除いた数値
　　2）黒色のグラフは2000（平成12）年，赤色は2016（平成28）年の数値

図序－1　1世帯当たりの食料費支出に占める費目別割合

出典）総務省『家計調査』（全国・二人以上の世帯・単身世帯・用途分類），『単身世帯収支調査』

大きな影響を及ぼしている。食品製造業の規模を示す出荷額は年々増加して，1998年では35兆9,300億円となり全製造業の出荷額の12％を占める巨大産業に成長し，国民の食生活にも大きな影響を与えるようになった。しかし，最近の食品製造業の出荷額は，1998年にピークを示した後はやや減少しており，2019年では29兆8,570億円となっている。

外食産業の販売額も年々増加してきたが，1997年の29兆1,110億円をピークに，以後は日本のバブル経済の破綻による景気の低迷や市場規模縮小の影響もあり，減少の傾向を示している。さらに，COVID-19の影響を受けた2020年には，18兆2,000億円となっている（2019年は26兆2,000億円）。

以上のようにわれわれの食生活と相互に密接に関係している食品産業は，当然のことながら食品加工・貯蔵の新技術の開発とともに，一方で下記に示すような問題の解決が迫られている。

① 食料自給率が2020年度では供給エネルギーで37％，穀物自給率では28％と先進各国中で最も低く，食品工業の原料の将来に向けての安定供給が求められている。

② 食品産業活動に伴う環境保全（廃棄される包装容器の処理を含む）の問題とともにエネルギーの消費，ひいては二酸化炭素の排出などを含む地球全体の環境保全が叫ばれている。

③ 消費者の求める健康志向に応え，また安全・安心にいかに応えていくのかが求められている。

④ 消費者の求める適正な価格で生産される高品質で利便性の高い加工食品の提供をいかに可能にすることができるのかが求められている。

⑤ 年間600万トンを超える食品ロス（本来食べられるのに捨てられてしまう食品）が発生しており，その削減が大きな課題とされている。

⑥ 持続可能な開発目標（いわゆるSDGs）の達成が2030年までの世界的な目標となるなか，増大する世界人口を支えるために，食料資源のより効率的な活用，特に植物タンパク質による動物タンパク質の代替など（ミートアナログの開発など）が求められている。

このように消費者と産業界が相互に良い関係をもち，解決していかなければならない大きな課題がある。

第 1 章

食品の保蔵

　食品の劣化を防止するためには，劣化の原因を知り，その原因を除く必要がある。食品劣化の原因は，主として，①有害微生物の繁殖による劣化（腐敗や食中毒），②食品成分の化学変化に伴う劣化，③食品中の酵素の作用による劣化，④食品の物理的な劣化，⑤虫害や鼠害，である。

　食品の保蔵技術には，有害・腐敗微生物の殺菌や，何らかの手段によって微生物の繁殖を制御する方法が多い。例えば，缶詰・びん詰，LL牛乳などは，殺菌により微生物を死滅させて保蔵性を高める貯蔵方法であり，乾燥，塩蔵（塩漬），糖蔵（砂糖漬），酢漬，燻製，静菌剤添加などは微生物の繁殖を制御する貯蔵方法である。

1．食品と微生物

　顕微鏡を使って見ることのできる小さな生物を総称して，便宜的に微生物（microorganism）という。この中には細菌，菌類（酵母・かび），単細胞性の藻類および原生動物，ウイルスなど多岐にわたる生物が含まれる。

　食品にかかわる微生物は，細菌と菌類である。これらの微生物は，その存在が発見される以前から，有益と有害の両面から食品とかかわりをもってきた。食品自体や食品成分が微生物の作用を受けて変化し，その結果，食品の嗜好性が好ましい場合を発酵（fermentation）とよび，食用に適さなくなった場合を広義の腐敗（microbial spoilage）とよんでいる。

1．1　微生物の種類と分類

　微生物利用や微生物制御をするために，似たような性質をもつ微生物をまとめる微生物分類が行われてきた。細菌の分類では，動物や植物のような形態的特徴が少ないため，DNAの配列が重要な分類指標となる。生物に共通なリボソーム小サブユニットDNA遺伝子配列（原核生物では16S-rDNA，真核生物では18S-rDNA）を比較した系統解析では，すべての生物は細菌，アーキア（古細菌），真核生物の3つのクラスターに分けられる（図1－1）。細菌だけではなく，古細菌や真核生物のクラスターに微生物が多数存在しており，生物の多様性の大部分は微生物が担っていることがわかる。真核生物であるかびと酵母は，有性生殖（遺伝子を交換しての増殖）の有無や方法，接合能（有性生殖能）も分類上の重要な指標となる。細菌，古細菌，菌類の分類には国際規約がある。分類には基準となる微生物が国際的に決められており（基準種や基準株），こ

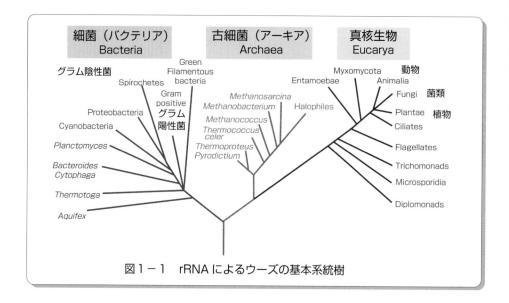

図1－1　rRNA によるウーズの基本系統樹

の微生物との比較で分類学的な位置づけを行う。

　遺伝子配列に基づく系統分類と実用上の分類は，必ずしも一致しない点があるが，本章では主に実用面を重視した微生物分類を記述する。

（1）細　　菌

　細菌も単細胞からなるが，酵母に比べて小さい。大きさは（0.5～1）×（1～5）µm程度である。べん毛をもち運動をしたり，らせん状の形態をしたりするものもあるが，形態から得られる情報は，かびに比べて少ない。無性的な胞子を1つ細胞内に内生する細菌も存在する。細菌の胞子は，一般的にかびや酵母の胞子に比べて耐熱性が高く，ほとんどすべての胞子を死滅させるためには，高圧蒸気滅菌法で121℃（1.05気圧），15～20分間の加熱が必要である。

　伝統的な培養法で，食品から微生物を分離し，分類・同定する方法に加え食品サンプル自体や，サンプルから分離した微生物や食品サンプルから取得したDNAを解析して同定する方法も最近では広く用いられている。

　実務上は，腐敗細菌，食中毒細菌，低温細菌・高温細菌，耐熱性菌，腸内細菌，土壌細菌など，生育環境や分離源の面から分類する方法もある。

（2）酵　　母

　酵母は生活の大部分を球形，卵形の単細胞（3～8×5～10µm程度）で過ごす真菌類である。大部分の酵母は無性的に出芽に

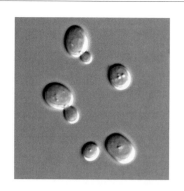

図1－2　酵母（*Saccharomyces cerevisiae*）と細胞内の子嚢（内部に胞子を含む）

よって増殖する（出芽細胞）。出芽した細胞がつながり菌糸状を呈するものを偽菌子（ぎきんし）という。そのほかに細胞の中央に隔膜ができて分裂する酵母（分裂酵母）がある。酵母は，生存に不利な環境下や生活の一環として有性生殖を行う。子嚢菌酵母（しのう）では2倍体の細胞自身が子嚢となり，その中の核が減数分裂して，通常4つの子嚢胞子を内生する（図1-2）。

食品と関係の深い酵母は子嚢菌酵母である。胞子形成の有無から有胞子酵母，無胞子酵母，培養状態や起源から，産膜酵母，野生酵母などとよばれることも多い。醸造酵母やパン酵母として発酵食品に用いる一方，幅広いpHでの生育が可能なため，酸性食品におけるガス膨張（バルーン）の原因菌となる。

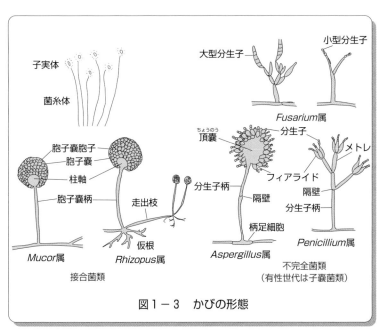

図1-3　かびの形態

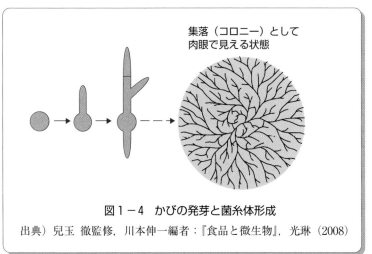

集落（コロニー）として肉眼で見える状態

図1-4　かびの発芽と菌糸体形成

出典）兒玉　徹監修，川本伸一編者：『食品と微生物』，光琳（2008）

（3）か　　び

かび（fungi）の細胞は多核の糸状細胞であり，その菌体は酵母や細菌に比べて大きく複雑な形態をしている（図1-3）。菌体は菌糸体と子実体からなる。菌糸体は菌糸の集合体で栄養分の摂取や増殖に関与する。子実体は繁殖器官であり，成熟した菌糸の先端に無性的に胞子（無性胞子）が形成される。食品に関係するかびは，子嚢菌，接合菌，担子菌および分類学的な位置付けが不明なものを集めた不完全菌である。

胞子が空気中に放出されることで食品と接触し，食品中での増殖が始まる。胞子が発芽し食品上で菌糸を伸ばす。かびの生育が進んで，菌糸体と子実体の集まりである集落（colony）を作ると，食品上のかびを肉眼でも確認できるようになる（図1-4）。かびの

集落は色，形，着生および表面の状態はかびによって異なるため，分類には重要な情報となる。かびは，集落の色から青かび，赤かび，白かび，用途からこうじかび，チーズかびなどとよぶことも多い。

1.2　微生物の増殖と環境

　微生物は地球上の多種多様な環境に適応し生存することができる。しかし，個々の微生物は固有な環境に適応しているため，すべての条件がその微生物の許容範囲内にある場合に限られ，一つの条件でもこの範囲外であれば増殖できない場合がほとんどである。この性質は食品の保存法に応用されている。ただし，増殖できない条件下においても必ずしもその微生物の死を意味するわけではなく，条件さえ整えば再び増殖しはじめることが多い。

（1）増 殖 曲 線

　細菌は新しい環境に入ると，一般的に図1－5に示すような増殖曲線（growth curve）を示す。誘導期は，DNAからタンパク質の合成を開始するまでの準備期間である。次に増殖速度が最高になり細胞数が指数的に増加する対数期に移る。この時期に細菌は急激な早さで増殖するので（20分に1回分裂する細菌の場合，1個の菌から7時間後には食品の腐敗が起こり始める100万個に増える），微生物制御の面からは，細菌をこの状態に置かないことが必要となる。細菌数が増加すると栄養源の枯渇，代謝産物の蓄積などのために増殖速度は減速し，見かけ上増殖が止まったようにみえる状態の静止期，さらに死滅期とつづく。

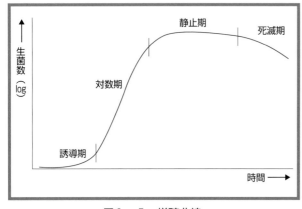

図1－5　増殖曲線

　酵母や細胞数としては数えられないかびでも細胞重量として表せば同じような増殖曲線が得られる。

（2）水分と水分活性

　微生物も水分（moisture）がなければ増殖できない。水をその存在状態で結合水（bound water）と自由水（free water）に分けると，微生物は主に自由水を利用する。したがって，環境下の水分量より自由水量の割合を示す水分活性（A_W：water activity）のほうが，微生物の増殖を評価する上では有効である（p.19参照）。

（3）温　　度

　一般的に，微生物にとって増殖温度の影響は他の環境因子より大きい。微生物は最低増殖温度より低いところでは増殖できないが，死滅もしない。一方，高温ではタンパク質の不可逆的な熱変性が起こり，栄養細胞では一般に最高増殖温度より10〜15℃

高くなると急激に死滅する。胞子形成能を有する微生物では，栄養細胞の状態に比べ胞子（芽胞）になると耐熱性がはるかに高くなる。応用面から，増殖可能な温度域によって微生物群を表1－1に示したように分類することがある。

表1－1　微生物と増殖可能な温度域

	最低(℃)	最適(℃)	最高(℃)	微生物
好冷微生物	−10〜5	12〜15	15〜20	細菌の一部（リステリア菌／エルシニア・エンテロコリチカ）かび，酵母は少ない
低温微生物	−5〜5	25〜30	30〜35	水生菌，腐敗細菌の一部 酵母，かびの一部
中温微生物	5〜10	25〜45	45〜55	かび，酵母，一般細菌，腐敗原因菌，大部分の病原菌
好熱微生物	30〜45	50〜60	70〜90	*Bacillus* 属・*Clostridium* 属の一部

出典）好井・金子・山口編：『食品微生物ハンドブック』，技報堂出版，p.103 (1995)より作成

（4）pH

　微生物は増殖に最も適したpH域（最適pHまたは至適pH）をはずれると，増殖しにくくなる。一般に，かび，酵母の最適pHは微酸性に，細菌では中性から微アルカリ性にある。しかし，乳酸菌や酢酸菌のように低いpH域でも増殖する細菌もある。また，pHの影響は，増殖だけではなく微生物の代謝産物にも変化をもたらす。さらに他の環境条件に対する耐性にも影響を及ぼし，例えば最適pHをはずれると熱抵抗性は弱くなる。

（5）酸素，酸化還元電位

　微生物は，酸素濃度の高い状態から，酸素がない嫌気状態で生育するものまで多種多様であり，酸素の要求性により表1－2のように分類される。一般的には，食品（培地）中の酸化還元電位（oxidation-reduction potential）が高い条件は好気的で好気性菌の生育に適する状態にある。一方，缶詰やレトルトパウチ食品のような密封した食品では，逆に酸化還元電位が低く，嫌気度が高いため，嫌気性菌の増殖に適する状態となる。

表1－2　酸素要求による微生物の分類

分　類	性　質	エネルギー獲得法	微生物
好気性菌 (aerobe)	酸素がなければ増殖しない菌	好気的呼吸 酸化的発酵	かび *Bacillus* 属 *Acetobacter* 属（酢酸菌） など
通性嫌気性菌 (facultative anaerobe)	酸素があってもなくても増殖する菌	酸素量により好気性菌および嫌気性菌の両代謝系を使い分ける	酵母 大部分の細菌
嫌気性菌 (anaerobe)	酸素があると増殖しない菌	嫌気的呼吸，発酵	*Clostridium* 属 *Bifidobacterium* 属 など
微好気性菌 (microaerophile)	生存に酸素を要求するが，大気中の酸素含量では死滅することもある	不明 （主に嫌気的呼吸や発酵）	*Campylobacter* 属（カンピロバクター） *Helicobacter* 属

かびは酸素が必要であるため食品中の酸素を制御して生育を抑制することが可能である（p. 33参照）。一方，酵母や細菌にはさまざまな酸素濃度で生育が可能なものが存在するため酸素濃度で増殖を制御することは一般的には難しい。

（6）光線，放射線

紫外線（UV：ultraviolet radiation）はDNAに強く吸収されてチミンダイマーを形成し，微生物に対して変異作用や致死作用を表す。市販の紫外線ランプの波長は254 nm付近であり，この波長で胞子を含むほぼすべての微生物に対する殺菌効果が高い。一方，紫外線は透過性が低いため，食品や食品製造装置の表面しか殺菌できない。紫外線より波長の短いX線，β線，γ線などの放射線はいずれも微生物に致死的作用を及ぼす（p. 38参照）。日本では殺菌を目的とした食品への放射線照射は認められていないが，海外では食品へのγ線照射殺菌を認めている国もある。

（7）浸　透　圧（osmotic pressure）

微生物は一般的に，外界の浸透圧が細胞内圧よりも高くなると脱水に続いて原形質分離を起こし，増殖することが難しくなる。この性質は塩蔵や糖蔵に生かされている。しかし，微生物の中には浸透圧の高いところで増殖することができる耐塩性菌や耐糖性菌などが存在する。

（8）圧　　　力（pressure）

微生物が増殖するには大気圧が最適であるが，30～60 MPaでも増殖する細菌が存在し，一般に好圧菌とよばれる。しかし，100～600 MPaでは微生物の菌体は損傷を受け不活性化や死滅に至る（高圧殺菌）。高圧殺菌では，食品素材の風味を生かしたままで殺菌が可能である（加圧食品，p.69参照）。

1．3　発酵食品と微生物

発酵食品製造のために発酵を開始するスターターとして使用する主な微生物を示す。

（1）食品にかかわる主な発酵微生物

1）細　　菌

乳酸菌：グラム陽性桿菌および球菌。自然界に広く分布する菌で，ブドウ糖から50％以上の割合で乳酸を生成する一群の細菌（表1－3）をいう。乳酸のみを生成するものをホモ発酵型乳酸菌，CO_2とエタノールをともに生成するものをヘテロ発酵型乳酸菌という。乳酸菌は発酵食品（チーズ，発酵乳，漬物，アルコール飲料，味噌，醤油，パンなど）に不可欠な有用菌として，また，健康機能を期待するプロバイオティクス（probiotics）として使用されるものがある。ビフィズス菌（*Bifidobacterium* 属）は消費糖の50％以上の乳酸を作るという乳酸菌の定義からははずれるが，プロバイオティクス乳酸菌として扱うこともある。

納豆菌：グラム陽性の枯草菌（*Bacillus subtilis*）のうち，特有の糸引きとにおいを生成するものをわが国では特に納豆菌とよび，*Bacillus subtilis*（natto）と表記することもある。大徳寺納豆（京都）や浜納豆（浜松）のような塩納豆に用いられる発酵微

表1-3　食品に関連する乳酸菌

乳酸菌	細胞の形	糖の発酵形式	発酵食品など	悪　変
Lactobacillus 属[*3]	桿菌	ホモ発酵または ヘテロ発酵	ヨーグルト， チーズ，漬物	酸敗 変色 ねと 腐敗臭 異臭 （ジアセチル） 濁り
Streptococcus 属	球菌	ホモ発酵	ヨーグルト， チーズ	
Enterococcus 属	球菌	ホモ発酵	一部の整腸剤	
Lactococcus 属	球菌	ホモ発酵	チーズ， 発酵バター	
Leuconostoc 属[*3]	球菌（やや長め）	ヘテロ発酵	チーズ，発酵 バター，ワイン[*1]	
Pediococcus 属	球菌	ホモ発酵	醤油[*2]	

*1　ワインのマロラクチック発酵菌は *Oenococcus oeni*
*2　耐塩性乳酸菌は *Tetragenococcus* 属
*3　それまで *Lactobacillus* 属に分類されていた261種および *Leuconostoc* 属に分類されていたものが2020年，新属23種を含めて25属に再分類された。当面は，食品への利用時には新分類と旧分類が並行して使われると思われる。

生物はこうじかびで，糸引き納豆とは異なる微生物による発酵食品である。

　酢酸菌：エタノールを酸化して酢酸を作るグラム陰性菌の *Acetobacteraceae* 科の細菌を酢酸菌とよぶ。酢の製造には *Acetobacter* 属や *Gluconacetobacter* 属を用いる。酢酸菌を使った発酵食品にはナタデココなどがある。

　アクチノバクテリア：グラム陽性菌の一部と放線菌が系統分類学的にまとめられアクチノバクテリア門とされた。チーズアイを作る *Propionibacterium* 属や表面熟成チーズに用いられる *Brevibacterium* 属が含まれる。

2）酵　　母

　Saccharomyces 属酵母：*Saccharomyces cerevisiae* に属する酵母が酒類やパンの発酵に使用される。産業上での使用経験が長いこともあり，分類学的に同じでも菌株レベルで性状が異なるものが多数ある。醸造酵母（ビール酵母，ワイン酵母，清酒酵母など）はアルコール生産能が高く，それぞれの酒類に最適な香りを作る株である。また，パンに使われるパン酵母は，マルトース（麦芽糖）発酵能に加え，甘いパンの需要が多い日本ではスクロース（ショ糖）の発酵能が高く，二酸化炭素生成能が高いものが選ばれている。酸素の有無によって，好気状態では呼吸を，嫌気状態ではアルコール発酵を酵母は行う（図1-6）が，醸造ではアルコール発酵が起こる条件で酵母を培養する。

　子嚢菌系酵母：醤油の製造時に有機酸類，エステル類，アルコール類などの風味形成に不可欠な物質を生産する耐塩性酵母 *Zygosaccharomyces rouxii* や *Candida* 属の酵母がかかわっている。乳糖分解能を有する *Kluyveromyces* 属酵母は乳酒の発酵に関与している。

3）か　　び

　こうじかび：日本酒，味噌，醤油の醸造に使われる *Aspergillus oryzae* を単に「こ

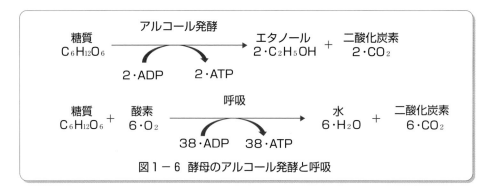

図1－6　酵母のアルコール発酵と呼吸

うじかび」とよぶ場合と，「にほんこうじかび」とよぶ場合がある。こうじかびは，タンパク質分解能（プロテアーゼ）やデンプン分解能（アミラーゼ）が高く，和食の味の基本となるうま味を作ることから「国菌」と称されている。醬油や味噌の醸造用に使うこうじかびで耐塩性が高いものは，醬油麹（*A. sojae*）である。泡盛には黒麹菌である*A. luchuensis*，他の焼酎では*A. shirousamii* や*A. kawachii* が使われる。

　その他の糸状菌：紅こうじかびの*Monascus purpureus* は中国の紅酒で，*M. anka* は豆腐ようで使われる。カマンベールチーズに代表される白かびチーズに使われる*Penicillium camemberti* やブルーチーズに使われる*Penicillium roqueforti* がある。

1．4　食品の悪変・腐敗と微生物

　食品の悪変・腐敗に関係する微生物は，穀類，野菜，果実，食肉，魚介などに付着していた一次汚染微生物と食品の加工・包装工程や流通過程で汚染した二次汚染微生物に分けることができる。食中毒やかび毒のように健康被害を引き起こす微生物については，食品衛生学に関する成書を参照願いたい。

（1）微生物による悪変

　食品に腐敗微生物が生育した場合に起こる代表的な悪変・腐敗現象である，変色，異臭，異風味，組織異常と主な原因微生物を表1－4に示した。

（2）主な腐敗微生物

1）細　　菌

　細菌はかびや酵母に比べて増殖力が旺盛である。また，細菌の胞子は，耐熱性が高く，100℃の加熱で死滅しないものが多いため食品の加熱殺菌では注意が必要である。

　Proteus 属：グラム陰性通性嫌気性桿菌。動物の腸管・体表，汚水，堆肥，土などに広く存在し，食品中での増殖が早い。プロテアーゼ活性が高く，動物性食品の腐敗細菌として悪臭物質を生成する。大腸菌群や腸内細菌科菌群として検出される。

　Enterobacter 属：グラム陰性通性嫌気性桿菌。動物の腸管・体表，水，植物，土などに広く存在し，大腸菌群や腸内細菌科菌群として検出される。育児用調製粉乳汚染食中毒菌であるサカザキ菌（*E. sakazakii*）は2008年の分類改定で*Cronobacter* 属に再分類され，現在では，*C. sakazakii* が正式名称である。

表1-4　微生物と食品の悪変

	悪変内容	主な原因微生物		
		細　菌	か　び	酵　母
変　色	黄色, 褐色, 赤色, ピンク, 緑色, 黒色, 青色, 蛍光 (カロテノイド, メラノイジン, フルオレッシンなど)	*Pseudomonas* *Flavobacterium* *Sarcina* *Corynebacterium* *Xanthomonas*	*Penicillium* *Fusarium*	*Rhodotorula*
異　臭	かび臭(1-オクテン-3-オール, 3-オクタノンなど)		各種かび	
	腐敗臭(アンモニア, トリメチルアミン, 硫化水素, メルカプタン, インドール, スカトールなど)	*Pseudomonas* *Proteus* *Morganella* *Bacillus* *Flavobacterium* *Shewanella* *Vibrio* *Alteromonas*		
	油脂の酸敗臭(遊離脂肪酸, アルデヒド, ケトン類など)	*Bacillus* *Pseudomonas* *Flavobacterium*	*Aspergillus*	*Candida*
	異臭 (エタノール, ジアセチル, エステルなど)	乳酸菌		*Saccharomyces* *Candida* *Pichia*
異風味	本来の味の消失	*Bacillus* *Enterobacter* *Pseudomonas*		
	酸敗 (乳酸, 酢酸など)	各種乳酸菌 *Bacillus*		
	苦み (ペプチド)	*Pseudomonas*		
組織異常	ねと (ムコ多糖類, ムコタンパク質)	*Bacillus* *Micrococcus* *Leuconostoc* *Alcaligenes*		*Candida*
	軟化 (ペクチン・タンパク質の分解)	*Bacillus* *Erwinia*	*Penicillium*	*Kluyveromyces*
	ガス発生 (CO_2, H_2)	*Clostridium* *Bacillus*		*Candida*
	皮膜形成			*Candida* *Pichia* *Saccharomyces*

出典) 好井・金子・山口編:『食品微生物ハンドブック』, 技報堂出版, I編, 4章 (1995) を改変

　Serratia 属:グラム陰性通性嫌気性桿菌。動物の腸管・体表, 水, 植物, 土などに広く存在する。鮮やかな赤色の色素を生成するものが多い。

　Erwinia 属:グラム陰性通性嫌気性桿菌。野菜や果実の組織を溶かす軟腐の原因菌である。

　*Shewanella*属:グラム陰性通性嫌気性桿菌で海水魚から検出され, 魚や魚肉製品の異臭(インドール, トリメチルアミン, 硫化水素などの含硫化合物)の原因菌の一つである。

　Pseudomonas 属:グラム陰性好気性桿菌。自然界に広く分布する。生鮮食品の代表的な低温腐敗菌として重要で,多くの菌種は蛍光色素を生成する。耐熱性のリパーゼやプロテアーゼを生産することから, 加熱殺菌した加工食品で生菌が検出されないのに異臭や苦味といった悪変を起こすことがある。

　Flavobacterium 属:グラム陰性好気性桿菌。海洋・土壌などの環境から腸内細菌まで自然界から広く分離される細菌で食品を汚染する機会が多い。魚介類の代表的な腐敗菌の一つである。

　乳酸菌 (lactic acid bacterium):有用菌としても重要であるが, 耐酸性がある *Lactobacillus* 属が, マヨネーズ, ドレッシング, 漬物などの酸性食品, 耐塩性のある乳酸菌 (*Tetragenococcus* 属の一部) が醤油の悪変を引き起こすことがある。悪変は

主に，代謝産物による酸敗，変色，風味劣化，ねと・ガス発生などの組織異常などである（表1−3）。清酒（日本酒）の腐造を引き起こす火落ち菌（*Lb. homohiochii, Lb. fructivorans*）も乳酸菌である。

Bacillus 属：グラム陽性好気性または通性嫌気性桿菌で，耐熱性胞子（芽胞）を形成する。土壌に多いので植物起源の食品には高頻度で検出される。耐熱性胞子を有するため常圧で殺菌した加工食品で食品の悪変を起こすことがある。タンパク質，高分子糖質，脂質などの分解能が高いため，異臭，風味異常，組織異常の原因となる。*Bacillus* 属類縁菌で *Alicyclobacillus* 属細菌は，好熱性（至適45〜65℃だが20〜70℃で生育可能），好酸性（pH 2〜6で生育可能）で，殺菌した酸性飲料（果汁など）で薬品臭（グアイアコール臭）の原因となることがある。

Micrococcus 属：グラム陽性好気性球菌。自然界に広く分布するため食品の悪変では高頻度で検出される細菌の一つである。赤，オレンジ，黄色などの色素を産生したり，肉製品や魚肉製品の表面の組織異常（ねと）を形成したりする。

Clostridium 属：グラム陽性絶対嫌気性桿菌で，耐熱性内生胞子（芽胞）を形成する。酸素のない環境で増殖する偏性嫌気性菌であるため，缶詰，真空包装，レトルトパウチ食品（容器包装詰加圧加熱殺菌食品）といった嫌気的に包装された食品中で増殖し異臭を引き起こす。レトルトパウチ食品の加熱条件は，ボツリヌス毒素を産生する *C. botulinum* の耐熱性胞子を死滅させる条件として設定された。

2）酵　　母

食品腐敗微生物として表1−5のような酵母がある。耐酸性，耐塩性，耐浸透圧性，アルコール耐性を有するものがあり，食品の組織異常（ガス膨張，産膜），風味異常（アルコールやアルデヒドによる風味劣化），変色（色素産生による着色）を引き起こす。

Saccharomyces 属：発酵食品には最も重要な有用菌から，包装食品の膨れ，液状食品の皮膜形成，アルコール醸造中の不快臭など食品の悪変・腐敗を引き起こす菌種もある。

表1−5　腐敗に関係する酵母

酵　　母	分　　類	細胞形	子嚢胞子の特徴	例
Saccharomyces 属	子嚢菌酵母	球形，楕円形	球形，平滑	*S. pastorianus* *S. cerevisiae*
Zygosaccharomyces 属	子嚢菌酵母	球形，楕円形	球形，平滑	*Zygosacch. mellis* *Zygosacch. rouxii*
Debaryomyces 属	子嚢菌酵母	楕円形，長卵形	球形，いぼ状突起	*Deb. hansenii* *Deb. polymorphus*
Pichia 属	子嚢菌酵母	卵円形，長楕円形	帽子型	*P. anomala* *P. membranaefaciens*
Candida 属	子嚢菌酵母 （無胞子酵母）	球形から円筒形 まで多種	―	*C. parapsilosis* *C. tropicalis*
Rhodotorula 属	担子菌酵母 （無胞子酵母）	球形，楕円形	―	*Rh. glutinis* *Rh. mucilaginosa*

出典）清水 潮：『食品微生物 I 基礎編　食品微生物の科学』，幸書房，p.46, 47（2001）

　Zygosaccharomyces 属：耐浸透圧性酵母である。食品表面に膜を作る産膜性を
もつ酵母であり，ジャムやシロップ中に増殖し食品を劣化させる腐敗酵母でもある。

　Debaryomyces 属：耐塩性が高く漬物液に皮膜を形成する産膜酵母である。

　Pichia 属：産膜酵母であり，粉状皮膜を形成する。アルコールや有機酸の資化能が
高く，醸造中やアルコールを殺菌剤として使用している加工食品において異臭（酢酸
エチルなど）の原因となることがある。

　Candida 属：自然界に広く分布する無胞子酵母であるが，子嚢菌酵母に属する。偽
菌糸を形成するものが多く，食品の腐敗に関与する菌種が多い。

　Rhodotorula 属：無胞子酵母であるが，担子菌酵母に属する。カロテノイド（黄か
ら赤）を生成するのが特徴であり，赤色酵母とよばれる。肉やザワークラウトの赤色
斑点の原因になる。

3）か　　び

　食品の悪変・腐敗を引き起こす微生物の中では最も低い水分活性でも生育が可能で
ある。食品原料や副原料として粉体原料，野菜，果実，生鮮魚介類はかびの汚染源と
なりやすい。食品製造工場の多くは高温高湿になりやすく，有機物の付着した壁面，
製造機器，空調内部などでかびが生育し，製造環境内に飛散することがある。粉体原
料（小麦粉，米粉，とうもろこし粉，香辛料など）や土壌の付着した野菜や果実には，飛
散しやすい胞子が付着していることが多く，食品製造環境の汚染原因ともなる。

　Mucor 属（けかび）：接合菌類に属し，灰白色で綿毛上の集落（コロニー）を作る。
かびとしては増殖が早い。

　Rhizopus 属（くものすかび）：接合菌類に属し，集落はくもの巣状を呈する。仮根
を作ることから *Mucor* 属と区別されるが，増殖が早いという性質は似ている。穀類，
果実をはじめ各種食品の汚染菌である。

　Penicillium 属（あおかび類）：不完全菌類に属し，集落は青緑色になるものが多い。
頂嚢を作らず箒状体（penicillus）を形成し，その先に分生子を連鎖状に形成する。自
然界に広く分布し，野菜，果実，パン，餅，魚肉練り製品，乳製品などの食品を汚染
することがある。

　Aspergillus 属（こうじかび類）：不完全菌類に属する。自然界に最もよくみられる
かびの一種である。緑色，黄土色，黄色，黄緑色，褐色，黒色，白色などの集落を作
る。穀類や穀類を使った加工品（パン，ケーキ，和菓子），種実類といった幅広い食品
の悪変・腐敗を引き起こす。

　Fusarium 属：不完全菌類に属する。植物病原菌で農産物の病害や寄生することが
知られている。

1．5　食品の保存と検査法

（1）食品の期限表示

　食品の期限表示（賞味期限または消費期限）は「食品表示基準　第3条第3項」に記

表1－6　期限表示が免除される加工食品（食品表示基準 第3条第3項）

[表示が免除される加工食品]
1. でん粉
2. チューインガム
3. 冷菓
4. 砂糖
5. アイスクリーム類
6. 食塩及びうま味調味料
7. 酒類
8. 飲料水及び清涼飲料水（ガラス瓶入りのもの（紙栓をつけたものを除く）又はポリエチレン製容器入りのものに限る）
9. 氷

載された一部の加工食品（表1－6）を除いて義務表示である。期限表示のうち賞味期限は，開封前の食品が最もおいしく食べられる期限を示すものであり（p.102参照），食品の悪変・腐敗の直接的な指標ではない。食品の期限表示は，国が決めるのではなく，以下に述べる客観的な指標に基づき，商品の製造業者などが決定する。

　食品期限表示の設定のためのガイドライン（2005年2月　厚生労働省・農林水産省）によると，客観的な指標と食品の特性に応じた安全係数を設定した上で期限表示を決定することが求められている。客観的な指標の設定には，理化学試験，微生物試験，科学的手法の管理下で行う官能検査の3種類が示されている。安全係数は1以下の数値で示され，賞味期限を設定する食品では冷凍食品の0.7が，消費期限では5日前後の保存期間があるパンの例として「保存可能期限より1日少ない日数」が示されている。

（2）食品劣化の理化学検査法

　代表的なものとして，粘度，濁度，比重といった物理的な指標，pH，酸度，糖度や栄養成分の消長を食品の理化学的劣化指標を用いて設定する。油脂を含む食品の場合，酸価，過酸化物価を用いることもできる。

（3）食品劣化の微生物検査法

　代表的な検査法として，「一般細菌数」，「大腸菌群数」，「大腸菌数」，「低温細菌数」，「芽胞菌数」がある。

　食品の悪変・腐敗に加え食中毒を起こす可能性のある微生物を網羅的に検査するために，衛生指標菌を測定する場合もある。食品衛生検査指針では食品の代表的な衛生指標菌として，大腸菌群と大腸菌測定法と食品との関係を表1－7のようにまとめている。衛生指標菌検査に使われる用語と，分類上の大腸菌，2011年9月に内臓を除く生食用肉検査に加わった腸内細菌科菌群との関係を図1－7に示した。

　大腸菌群は，グラム陰性の無芽胞桿菌で35℃，48時間以内に乳糖を分解して酸とガスを産生する好気性または通性嫌気性菌である。大腸菌群は加工食品の保存規格とし

表1－7　食品衛生法に基づく大腸菌群または*E.coli* 試験のための培養条件

検査項目	食品名	使用培地	培養温度	培養時間
大腸菌群	アイスクリーム類 発酵乳，乳酸菌飲料 バター，バターオイル，プロセスチーズ，濃縮ホエイ	デソキシコレート寒天培地	32～35℃	20±2 時間
	上記以外の乳および乳製品	BGLB発酵管	32～35℃	48±3 時間
	氷雪，清涼飲料水，粉末清涼飲料	BTB加乳糖ブイヨン発酵管	35±1℃	48±3 時間
	氷菓 冷凍食品（無加熱，冷凍前加熱済み：加熱後摂取，生食用冷凍鮮魚介） 冷凍ゆでたこ・ゆでかに	デソキシコレート寒天培地	35±1℃	20±2 時間
	食肉製品（包装後加熱），鯨肉製品，魚肉ねり製品	BGLB発酵管	35±1℃	48±3 時間
大腸菌 （*E.coli*）	食肉製品（乾燥，非加熱，特定加熱，加熱後包装） 冷凍食品（冷凍前未加熱：加熱後摂取）	EC発酵管	44.5±0.2℃	24±2 時間
	生食用かき	EC発酵管（5本法MPN）*	44.5±0.2℃	24±2 時間

＊　確認培養は行わない。
出典）日本食品衛生協会：『食品衛生検査指針 微生物編』，p.173（2015）

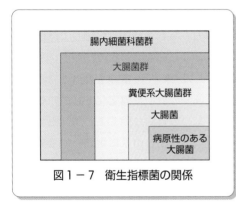

図1－7　衛生指標菌の関係

て表1－7に記載した食品で規定されている。加熱工程がある加工食品での大腸菌群陰性という規格は，食品の製造過程での加熱が適切に行われていること，製造後の二次汚染がないことを示す。つまり，加熱処理のある加工食品では，腸内細菌の存在自体というよりも，食品が衛生的に加工や調理されたことを反映する指標である。

（4）食品劣化の官能検査

　　個人が行う味見には，環境と個人の影響で誤差が生じる可能性が高いため，訓練されたパネラーによる管理された条件下で得た官能検査を統計解析した結果に基づくものであれば，食品の期限表示設定が可能である。ただし，食中毒微生物の中には，わずかな微生物数で感染が起こるものや，食中毒菌の中には増殖しても食品の悪変・腐敗の状態を起こさないものや，耐熱性毒素を生産するものもあり，食品の劣化を官能検査でみる場合は注意しなければならない。

２．水分活性

　　食品の品質保持にはさまざまな要因（表1－8）が関与する。水分量もその要因の一つであるが，単に水分含量だけではなく，水分活性（A_w：water activity）を考慮することが重要である。

表1－8　食品保存技術の分類と具体的対策例

分　類	具体的対策例
(1)　食品の改善および処理 　①　微生物の初期汚染の低減 　②　水分活性の低下 　③　pHの低下 　④　微生物生育阻害物の添加 　⑤　各種殺菌	○食品および包装材料生産工場のクリーン化 ○砂糖，塩漬，Aw調整剤の添加 ○酢漬 ○アルコール，有機酸，殺菌料の添加 ○低温殺菌，レトルト殺菌，マイクロ波殺菌，紫外線殺菌，加速電子線殺菌，ガス殺菌，γ線殺菌，オゾン殺菌，UHT殺菌
(2)　外的条件の改善 　①　雰囲気ガス組成の調整 　②　光線の防止 　③　水分移行の防止	○真空包装，ガス置換包装，品質保持剤封入包装 ○各種遮光性包材，紫外線吸収包材 ○各種防湿包材
(3)　流通保存条件の低温化	○チルド流通，冷凍流通
(4)　その他	○無菌充填包装システム

出典）日本食品工業学会編：『食品工業における科学・技術の進歩Ⅱ』，光琳，p.60（1995）

2.1　食品と水

　水は多くの食品において最も多く含まれている成分であり，食品中ではその存在状態より，自由水と結合水に分けられる。ただし，自由水と結合水に明確な区分はなく，両者は互いに重複する。食品が乾燥を始めると最初のうち水は時間に比例して蒸散するが，やがて蒸散速度は鈍化し，乾燥はなかなか進行しなくなる。初めに順調に蒸散する水が自由水で，食品に単純に付着あるいは混入したもので，水分子の熱運動が束縛されていない状態のものをいう。一方，食品構成成分の表面に固定化されている水を結合水とよび，結合水の外側に結合力は強くないものの自由に動くことが制限されている水を準結合水とよぶ（図1－8）。これら結合水は，①自由水に比較して蒸発しにくい，②凍結しにくい，③微生物により利用されにくい，④溶媒として他の物質を溶解しにくいなどの性質がある。

　結合水は，主として次の4つの方法により形成される。

　①　水分子と食品中の炭水化物，タンパク質，ペプチド，脂肪酸などに含まれる親水性官能基（－OH，－COOH，－NH₂，－CONH₂など）との間で水素結合を形成するもの。

　②　水分子とイオン性基（－COO⁻，－NH₃⁺，－Na⁺，－Cl⁻）との間で正負の荷電が引き合い水和を形成するもの。

　③　水分子と疎水性物質間の疎水性水

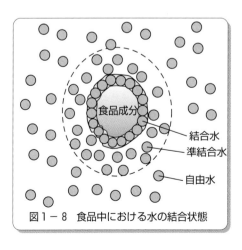

図1－8　食品中における水の結合状態

食品成分
結合水
準結合水
自由水

図1－9　水素結合

和を形成するもの。

④　食品組織の微細孔に吸着されているもの。

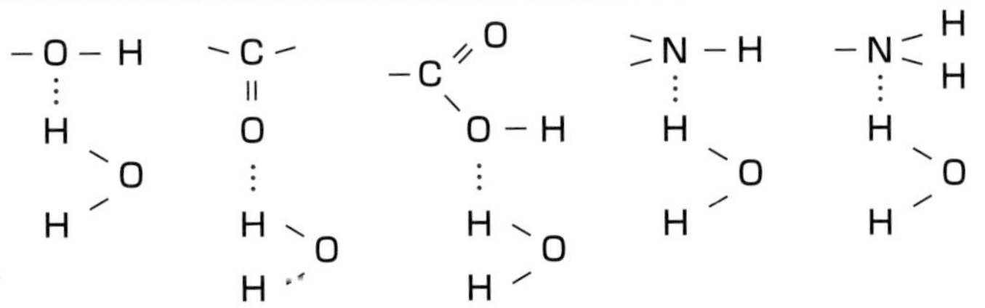

（1）水素結合

共有結合，イオン結合，疎水結合，水素結合の4つの結合方式の中で最も重要なのは水素結合（hydrogen bond）である。水分子中の酸素原子と結合しているHは，正の部分電荷を帯びるため負の電荷をもつ原子との間で静電的引力で引き合う（図1－9）。

この水素結合の結合エネルギーは，最大約5 kcal/molと低いが，食品中では水素結合の数が多いため結果として大きな影響力を及ぼす。水の融点，沸点，蒸発熱などが分子量の類似する他の化合物に比べて異常に高いのもこの水素結合によるものである。

（2）イオン水和

Na^+やCl^-のような無機物の正負イオンは，反対に荷電した水分子に取り囲まれ強く水和して溶解する。

（3）疎水性水和

疎水性物質を水中に分散させると，水の分子は，疎水性物質の周りに秩序だって配列する。この状態を疎水性水和とよぶ。疎水性分子は，水との接触面積をできるだけ小さくしようとして寄り集まり，タンパク質間では会合や凝集が，タンパク質と脂質間では疎水結合（hydrophobic bond）が形成される。

2．2　水分活性

自由水と結合水，準結合水を合わせたものがその食品の水分含量であるが，同じ水分含量でも自由水と結合水の割合が異なると食品の腐敗・乾燥速度や保存性が異なる。食品中の自由水の割合を水分活性（A_w）で示し，食品加工において重要な指標として利用されている。

水分活性は，ある温度における純水の水蒸気圧（P_0）と，同じ温度における食品の水蒸気圧（P）との比であり，次式で表される。

$$A_w = P/P_0$$

A_wが高いほど自由水が多く結合水が少ないことを意味する。A_wは1を超えることはない。各種食品のA_w値を表1－9に示した。

（1）多水分食品

A_wが0.90以上の野菜，果実，魚介類のような生鮮食品では，自由水が多く，微生物の発育が速いので容易に腐敗する。保存性が低いので低温貯蔵や凍結貯蔵のような何らかの保存手段が必要である。

（2）中間水分食品

A_wが0.65～0.85で，水分含量が15～40％程度の食品を中間水分食品（IMF：

表1－9　各種食品と食塩，ショ糖液の水分活性

A_w	食　品　名
1.00～0.95	生鮮魚介類，食肉，野菜，果実，ソーセージ（セミドライ，ドライを除く），牛乳，バター，マーガリン，低塩ベーコン
0.95～0.90	プロセスチーズ，パン類，生ハム，ドライソーセージ，高食塩ベーコン，新巻ザケ（甘塩）*，ノリのつくだ煮
0.90～0.80	加糖練乳，ジャム，砂糖漬の果皮，イカの塩辛*，ショ糖の飽和溶液：$A_w = 0.86$
0.80～0.70	糖蜜，つくだ煮，高濃度の塩蔵魚（新巻ザケの辛口），食塩の飽和溶液：$A_w = 0.75$
0.70～0.60	精白米，パルメザンチーズ，コーンシロップ
0.60～0.50	チョコレート，小麦粉*，乾めん*，菓子
0.50～0.30	ココア，乾燥ポテトフレーク，ポテトチップス，クラッカー
0.20	粉乳，乾燥野菜，緑茶

＊は実測値
出典）J.A.Troller, J.H.B Christian：『食品と水分活性』，学会出版センター（1981）

intermediate moisture foods）という。ジャム，ゼリー，サラミソーセージ，味噌，醤油，羊羹，塩辛，蜂蜜，乾燥果実，干し魚，和菓子，つくだ煮などである。これらの食品では，①食感がソフトで水戻しや加工の必要がなく，そのまま食べられる，②乾燥食品のようなパサパサ感がない，③微生物による腐敗が起こりにくい，などの特徴がある。

（3）低水分食品

A_wが0.65以下で，水分が15％以下の食品が含まれる。ビスケット，脱脂粉乳，チョコレート，緑茶，乾燥野菜，インスタントコーヒーなどは，水分が5％以下である。微生物による腐敗は少ないが，空気中の酸素による脂質の酸化や非酵素的褐変などが逆に起こりやすい。

2．3　A_wと食品の劣化要因

A_wが0.70以上の領域では，かび，酵母，細菌による食品の劣化が進行する（図1－10）。微生物の発芽に必要なA_wの下限値を表1－10に示したが，耐塩性酵母や好塩性細菌などには中間水分領域でも活動するものがある。非酵素的褐変や脂質の酸化が高水分領域で抑制されるのは，自由水が多くなると反応物が希釈されたり，過剰の水が酸素との接触を邪魔するなどのためである。非酵素的褐変化（nonenzymatic browning）や酵素反応（enzymatic reaction）は，A_wが0.65～0.85のような中間水分食品領域を含む範囲で活発に行われ，乾燥果実の褐変化はその一例である。脂肪酸の酸化（oxidation）は，A_wが低下するとともに低下するが，A_wがさらに低下して0.3以下になると逆に酸化が激しくなる。これは，食品を乾燥することで表面に残る単分子層の水までも失われ，脂質が空気中に露出するためで，同時に乾燥食品の復水性は著しく損なわれる。このように，A_w値が低すぎると食品によってはかえって好ましくない変化が生じる場合もある。水分子の単分子層が残っている段階が食品の乾燥限界で，そのときの水分含量は一般に穀類で12％，野菜で5％，動物性食品で3～5％程度である。

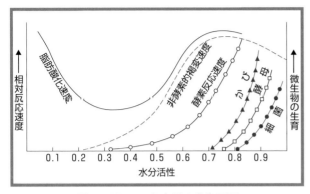

図1−10 A_wと食品の劣化要因

出典）露木英男ほか：『食品製造科学』，建帛社，p.71（1998）

表1−10 微生物の発芽に必要なA_wの下限値

A_w値	微 生 物
0.96	*E.coli*
0.95	*Salmonella* spp.
0.94	*Cl.botulinum*
0.91	細菌
0.88	酵母
0.85	*Staphylococcus* spp.
0.80	かび
0.75	好塩細菌
0.65	耐乾性かび
0.60	耐浸透圧性酵母

出典）並木満夫ほか：『食品成分の相互作用』，
　　　講談社，p.240（1980）

2．4　等温吸湿脱湿曲線

　ビスケットや乾燥野菜のような低水分の食品を徐々に吸湿させ，十分に水を吸収させたところで再び徐々に乾燥させていくと２つの逆Ｓ字曲線が得られる（図1−11，等温吸湿脱湿曲線，adsorption-desorption isotherm）。逆Ｓ字曲線で囲まれた部分を履歴ループとよび，多孔質な食品ほど２つの曲線に挟まれた領域が大きくなる。同一のA_w値でも吸湿曲線上と脱湿曲線上とでは水分含量値に違いがあり，この違いを履歴現象（hysteresis）という。

　図1−11のA領域では，水分含量とA_w値がともに低く，水は単分子層が形成して食品成分と強く結合している。B領域では，水の多分子層吸着が起こり，水分含量のわずかな増減に伴いA_w値が急激に変化する。C領域では，細孔や毛管部に水が取り込まれ，水分含量が変化するほどにはA_w値の変化は大きくない。

　乾燥した食品が吸湿（moisture absorption）を始めると，水分子は食品の表面から浸入する。このため食品の表面に近い部分では水分含量が高く，遠い部分では低いままとなって水分含量に勾配が生じる。逆に十分に湿った食品が乾燥を始めると，食品の表面から水分子の蒸散（transpiration）が起こるため，食品の表面に近い部分では水分含量が低く，遠い部分では高いままとなる。A_w値が同じであってもこのような違いが履歴現象として現れる。

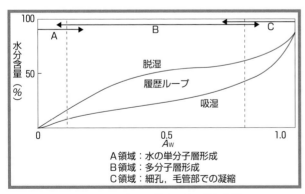

A領域：水の単分子層形成
B領域：多分子層形成
C領域：細孔，毛管部での凝縮

図1−11 食品の等温吸湿脱湿曲線

出典）五明紀春：「食品加工と水」，食品と容器，**42**（7），382（2001）

3. 乾　　燥

3.1 目　　的

　食品を乾燥（drying）させることにより，微生物や酵素の活動を抑制して食品の腐敗・変質を抑制する。干物や乾燥食品の製造に利用され，軽量化・小型化されることにより，包装の簡略化や輸送の迅速化など，経費を節約する。

3.2 乾燥速度曲線

　食品中の水には自由水と結合水があり，結合水や準結合水は乾燥されにくい。加熱して食品の温度を上げていくと水は食品表面から蒸発し，不足した水を補うように食品内部から表面に向かって水が移動する。水は，拡散，対流，浸透圧などにより移動するが，表面からの蒸発量と内部からの移動量が等しい場合はスムーズに乾燥が行われ，得られた乾燥食品の品質もよい。しかし，蒸発量が大きくて水の内部移動が追いつかない場合は，表面部分が先に乾燥し，食品内部は乾燥不十分となる。逆に表面からの蒸発量が少なく，水の内部移動が大きい食品ではムレ現象を起こす。

　乾燥速度曲線（dehydration curve）を図1-12に示した。食品の乾燥が始まると，水分量がある量に低下するまでは乾燥速度は大きく，ほぼ一定の値を示す。この期間を恒率乾燥期（図のAB）といい，この状態で水の蒸発量と内部の移動量は釣り合っている。食品の乾燥をさらに続けると，乾燥速度は低下する。この期間を減率乾燥期（BCおよびCD）といい，BC間では，食品表面の一部が乾燥し，水を蒸発させる有効面積が減少したこと，自由水が減少したことなどのため乾燥速度は低下する。CD間では，この時点までに食品の表面全体が乾燥したため，食品表層の乾燥部分が厚くなり，断熱効果により乾燥に必要な熱の伝達が食品内部に伝わりにくくなる。また内部深くにある水は表層の水に比べ，移動する距離が大きくなるので乾燥速度はさらに低下する。

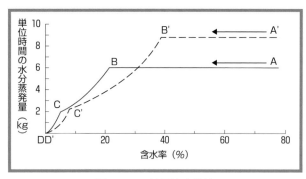

図1-12　乾燥速度曲線

出典）鴨居郁三ほか：『食品工業技術概説』，恒星社厚生閣，p.247（2001）

3.3 乾燥と食品

（1）天日乾燥

　太陽熱を利用して温和な条件下で乾燥するものである。天候に左右されるが，乾燥エネルギーを自然界から得るので特別な設備を必要とせず，経済的である。小規模向きで計画的，大量処理には向かない。果実（アンズ，ブドウ，カキ，ナツメヤシ），野菜（カンピョウ，ワラビ，ゼンマイ，切り干し大根，湯葉，いも切り干し），海産物（アジ，イワシ，サンマ，サバ，干しノリ，海藻），畜肉（干し肉，ビーフジャー

キー）などに用いられる。

（2）熱風乾燥

　食品に熱風（50〜80℃）を当てて乾燥する方式である。箱型乾燥機（図1−13）は，箱型の部屋に棚を作り，食品を並べて熱風を送る方式で，魚介類や野菜などの小規模処理に適する。トンネル乾燥機は，トンネルの一方から品物を送り込み熱風で乾燥させながら他方から製品を取り出すもので，連続，大量処理が可能である。

（3）冷風乾燥

　熱風乾燥と同様に食品に冷風（40℃以下）を当てて乾燥する方式である。高い熱を利用する方法に比べ，素材そのものの色合いや風味を維持した状態の乾燥物を得ることができる。

（4）噴霧乾燥

　液状食品を高速回転する円板やノズルから霧状にして噴霧し，そこに熱風を当てて短時間（数秒〜数十秒）に乾燥させる方法（図1−14）で，果汁，コーヒー，味噌，脱脂乳，ブランデーなどの粉末食品製造に用いられる。固形分含量が低いものの乾燥には，デキストリンなどの賦形剤（取扱いやすくするための添加剤）を加え乾燥する。また，乾燥粉末の分散性・溶解性を高めるため，霧状の水を噴霧して顆粒を形成させ再乾燥させる。この操作を造粒とよぶ。

（5）凍結乾燥

　あらかじめ−30〜−40℃に凍結した食品を真空装置内で乾燥させる方法で，食品中の氷結晶は低い温度で直接気体となって除去される（昇華，sublimation）。処理温度が低いため，ビタミンなどの成分損失や加熱による異臭の発生も少なく，色や香りの保存された高品質の乾燥食品が得られる。乾燥後の食品の収縮や変形も少なく，微細な氷結晶に起因する多孔質構造となるので水を加えたときの復元性がよい。ただし処理経費が高い。インスタントコーヒーや各種の乾燥野菜・果実，インスタント味噌汁などの製造に用いられる。

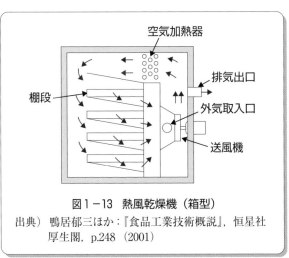

図1−13　熱風乾燥機（箱型）
出典）鴨居郁三ほか：『食品工業技術概説』，恒星社厚生閣，p.248（2001）

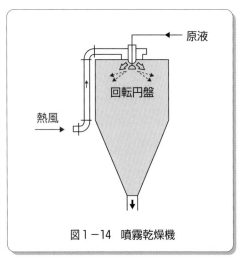

図1−14　噴霧乾燥機

（6）マイクロ波乾燥

　いわゆる電子レンジのことでマイクロ波電場内では，電界の方向に合わせて水分子のプラス端とマイナス端とが回転しながら入れ替わる。家庭用の電子レンジで用いられる2,450 MHzの場合，プラスとマイナスが毎秒24億回以上振動するのに合わせて水分子が振動・回転するため，そのときの摩擦熱で食品は短時間に発熱する。

4．塩蔵と糖蔵

4．1　塩　　蔵

　塩ザケ，シラス干し，塩辛，野菜の漬物のように食塩を用いて貯蔵期間の延長を行うことができる。食塩濃度が5～10％になると一般腐敗細菌の増殖は抑制され，20％以上になると好塩微生物の活動や酵素による自己消化が大部分阻止される。通常，かびが最も高い浸透圧に耐え，次いで酵母，細菌の順になる。このとき，少量の酸が存在して食品のpHが低下すると貯蔵性は一層高まるので，漬物・味噌・醤油のような食塩を含む発酵食品では乳酸菌の活動が重要となる。塩を添加する方法に，立塩法（brain salting）と撒塩法（dry salting）がある。

　立塩法は魚などを食塩水（ブライン）に浸す方法のため，塩濃度が均一な処理ができ，かつ空気に触れることが無い。ただし，設備，管理が必要で食塩濃度（通常ボーメ20～25％）を一定に維持するため食塩の使用量が多くなる。大型～小型の魚類に用いられる。一方，撒塩法は，食塩を魚などに直接振りかける方法で，脱水効率が高く，特別の設備を必要としない，経済的で迅速に処理できるなどの利点がある。簡便で大型，中型の魚類の処理に適する。ただし，食塩の分布が不均一で空気に接する部分が酸化するなど魚の外観が悪くなりやすい。食塩使用量は原料に対し10～35％程度である。塩蔵における塩の役割は，①浸透圧の上昇，②水分活性の低下，③溶存酸素濃度の低下と好気性菌の抑制，④塩素イオンによる静菌作用などである。表1－11に食塩濃度（％）と浸透圧を，表1－12に食品と水分活性，水分（％），および食塩濃度（％）を示した。

4．2　糖　　蔵（sugaring）

　羊羹，ジャム，甘納豆，砂糖漬果実，カステラ，練乳のように，大量の砂糖を添加することで保存性を高めている食品がある。一般に多くの細菌は糖濃度50～60％では生育できない。砂糖の役割は，①浸透圧の上昇，②水分活性の低下であり，浸透圧（P）は，溶質のモル濃度（C）と温度（T）に比例するので，次式で表される。

$$P = R\,T\,C \quad \text{（Rは定数）}$$

　したがって同じ重量ならショ糖より分子量が1/2である転化糖（ブドウ糖と果糖の等量混合物）を用いるほうが浸透圧はより高く，水分活性はより低くなることから効果的である。同様に，食塩は分子量が小さいので同じ重量のショ糖に比較して浸透圧

表 1 −11　食塩濃度と浸透圧

食塩水中の	浸　透　圧	
食塩濃度	0℃	20℃
1%	6.7atm	7.2atm
5	32.5	34.4
10	63.8	68.4
12	72.4	78.8
15	90.0	97.5
18	104.6	111.2
21	117.9	125.2
23	123.9	132.8

表 1 −12　水産加工品のA_wと水分，食塩含量

食　品	A_w	水分(%)	食塩(%)
ア ジ の 開 き	0.960	68	3.5
塩 た ら こ	0.915	62	7.9
ウ ニ の 塩 辛	0.892	57	12.7
塩 ザ ケ	0.886	60	11.3
シ ラ ス 干 し	0.866	59	12.7
イ カ の 塩 辛	0.804	64	17.2
イ ワ シ の 生 干 し	0.800	55	13.6
塩 ザ ケ	0.785	60	15.4
カ ツ オ の 塩 辛	0.712	60	21.1

出典）表 1 −11，表 1 −12ともに，菅原龍幸編著：『食品加工学』，建帛社，p.11（1999）

表 1 −13　ショ糖・食塩の濃度と水分活性

Aw	ショ糖（%）	食塩（%）
0.995	8.51	0.872
0.990	15.4	1.72
0.980	26.1	3.43
0.940	48.2	9.38
0.900	58.4	14.2
0.850	67.2	19.1
0.800	–	23.1

を高める効果が強く，さらに水中で一部がNa^+とCl^-イオンに解離するのでモル濃度が高くなり，浸透圧はさらに上昇する。水分活性0.850〜0.990の間で比較すると，食塩はショ糖より3.5〜9倍効果が高い（表 1 −13）。浸透圧の高い食品では，周囲から水を奪い取ろうとする。このため微生物は水の吸収を妨げられ活動が阻害されるが，殺菌されるまでには至らない（静菌作用, bacteriostatic activity）。

5. 酸 貯 蔵

5.1　食品とpH

　食品中の水には，アミノ酸，タンパク質，有機酸，塩類などが含まれ，それらに由来する水素イオン濃度と水酸イオン濃度との間には〔H^+〕×〔OH^-〕=10^{-14}の関係があり，pH=$-\log$〔H^+〕で表される。つまり，水素イオン濃度を負の常用対数で表したもので，例えばトマトジュース中のpHは，ジュースの水素イオン濃度が0.0002molの場合は，pH=$-\log（2×10^{-4}）$=$-\log 2 + 4$＝3.7となる。pH7.0を中性，7.0未満を酸性，7.0を超えるとアルカリ性という。水素イオン濃度が高く酸性が強いほどpHが低くなる。また，水素イオン濃度が低くアルカリ性が強いほどpHが高くなる。代表的な食品のpH値を表 1 −14に示した。 生物には，生命活動に好適なpHの範囲があり，低いpHに耐える微生物は，かび＞酵母＞細菌の順で，通常かび・酵母で4.0〜6.0の酸性域，一般細菌で7.0付近の中性域が好適である。ピクルスのような酢漬やマヨネーズ，レモンジュースではpH値が低く微生物による腐敗が阻止され保存性がよい。

5.2　pHの制御

　食品に酸を添加してpHを下げることが行われる。この場合，同じpHなら，塩酸，

表1-14　主な食品のpH

食　品	pH	食　品	pH
梅　干　し	2.0～3.0	醤　　　油	5.0～5.5
紅ショウガ	2.5～3.0	イーストパン	5.0～5.8
フルーツジュース	3.0～3.5	コ ー ヒ ー	5.0～6.5
フルーツドロップ	3.0～3.5	煮　　　豆	5.5～6.0
ワ　イ　ン	2.8～3.8	ハム・ソーセージ	5.7～6.2
イチゴジャム	3.2～4.2	か ま ぼ こ	6.5～7.0
ウスターソース	3.2～3.8	エビつくだ煮	7.0～7.4
トマトケチャップ	3.4～4.2	カ ス テ ラ	7.0～8.0
乳 酸 飲 料	3.5～4.0	鶏 卵 白	8.2～8.4
果 物 缶 詰	4.0～4.5	ピ ー タ ン	8.4
刻 み 漬	4.5～5.0	コ ン ニ ャ ク	10.0

出典）岡田幸夫：「酸味料の特徴と効果」，食品と容器，**45**（2），66（2004）

硫酸のような無機酸よりも酢酸，クエン酸，乳酸，酒石酸のような有機酸のほうが微生物の生育阻害効果が大きい。有機酸の抗菌性は，非解離型の比率が高いほど強い。それは非解離型分子は細胞膜を通過しやすく，細胞内で水素イオン濃度が増加しやすいためである。

　発酵食品では，乳酸菌や酢酸菌が酸を生じてヨーグルト，チーズ，酢の製造に活躍するが，味噌，醤油，日本酒，発酵ソーセージ，天然酵母パンの製造に際しても乳酸菌がまず増殖し，食品のpHを下げることで腐敗微生物や食中毒菌の増殖を抑制して順調な発酵の進展に寄与している。

6.　燻　　煙

　燻煙加工は，畜産物（ハム，ベーコン，ソーセージ）や水産物（ニシン，タラ，サケ，ウナギ）のような水分が多く貯蔵性の低い食品の保存手段として古くから用いられてきた。燻煙処理（smoking）の効果は，①加熱による乾燥，②煙成分による抗菌作用，③表層皮膜形成による内部保護などがあるが，冷凍・冷蔵などの貯蔵技術が普及するとともに燻煙処理は珍味類（イカ，タコ，チーズ，鶏卵など）を含め保存効果のほかに風味付けの性格が大きくなっている。

6．1　燻煙方法
　燻煙処理は，樹脂分の少ない堅材の広葉樹，サクラ，ナラ，クヌギ，カシ等を不完全燃焼させて行う。マツやスギのような軟木の針葉樹は，樹脂が多く製品の色を黒くしたり不快なにおいを付けるので好まれない。
　燻煙法には冷燻法，温燻法，熱燻法，液燻法がある（図1-15）。
　冷燻法では，原料を塩漬後，長期間かけて燻煙するので水分は40％以下に低下し保存性が高い。しかし，肉のテクスチャーはその分だけ硬くなるなど風味が温燻法に及

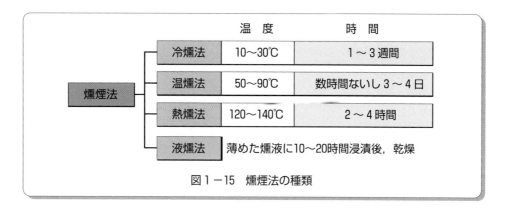

図1-15　燻煙法の種類

ばない。温燻法は，風味付けを主たる目的とし，製品は50％以上の水分を含むので保存性は低く，4～5日程度である。熱燻法は，高温，短時間処理をする方法で，表面のタンパク質は熱凝固するが内部は柔らかな状態を保っている。乾燥が控え目で肉は軟らかく風味もよいが保存性は劣る。液燻法は，薄めた燻液（木酢液）に10～20時間浸漬して乾燥するもので，珍味類など手軽に燻煙の風味を付けることができる。

6．2　燻煙成分の作用

　燻煙の成分は，200以上あるといわれ，主な成分に，フェノール類（グアヤコール，クレゾール，オイゲノール，フェノール），有機酸類（ギ酸，酢酸，プロピオン酸），アルコール類（メチルアルコール，エチルアルコール，イソアミルアルコール），カルボニル化合物（ホルムアルデヒド，アセトアルデヒド，フルフラール），ケトン類（アセトン，ヘキサノン，ジアセチール），炭化水素（ベンゼン，トルエン，キシレン，チモール，ベンズピレン）などがある。

　なかでもアルデヒド（aldehyde）類とフェノール（phenol）類には強い抗菌性があるほか，互いに縮合して製品表面に皮膜を作り，製品にツヤを与え内部を保護する作用がある。また，製品表面はタンパク質の熱変性により硬くなる。フェノール類には抗酸化作用があり，魚製品中の高度不飽和脂肪酸の変敗を抑制する作用もある。有機酸類はpHを下げ，製品に含まれる食塩の微生物抑制作用を高める。カルボニル化合物とアミノ酸によるアミノカルボニル反応（amino-carbonyl reaction）生成物は，抗酸化作用を示すほか，燻製品の表面色形成に関与する。燻製品のにおいは，フェノール類，カルボニル化合物，有機酸類などが影響しあい複雑で強い燻香になる。

7．低　　温

7．1　低温と生命活動

　果実や野菜など腐敗しやすい食品が，冷蔵庫の中でしばらくの間，新鮮な状態を維持することができる。生鮮食品の呼吸や微生物の増殖の速さは，環境温度に依存して

表1−15　各種の反応におけるQ_{10}

反応型	無生物系反応	Q_{10}	温度範囲(℃)	生物の反応	Q_{10}	温度範囲(℃)
熱化学	大部分の反応	2〜3		光合成（真昼）	1.6	4〜30
	酵素（麦芽アミラーゼ）によるデンプンの消化	2.2	10〜20	細菌（*E.coli*）生育	2.3	20〜37
				サトウダイコンの呼吸	3.3	15〜25
				オレンジの呼吸	2.3	10〜20
	酵素（トリプシン）によるカゼインの消化	2.2	20〜30	マメモヤシの呼吸	2.4	10〜20
	タンパク質凝固			加熱殺傷−胞子	2〜10	10〜140
	卵アルブミン	625	69〜76	−細菌	12〜136	48〜59
	ヘモグロビン	14	60〜70			
光化学				細菌の紫外線殺傷	1.06	5〜36

出典）國﨑直道ほか：『改訂初版　食品加工学概論』，同文書院，p.17（2002）

　おり，一般に温度が10℃上がると反応速度は元の2〜3倍に高まり，10℃下がると元の1/2〜1/3に低下する（表1−15）。

　これをQ_{10}＝2またはQ_{10}＝3と表す。例えば，ダイコンの呼吸がQ_{10}＝3であるとすると，25℃の室温から5℃の冷蔵庫に移すと温度差が20℃あるから，呼吸は1/3×1/3＝1/9に減少し，その分だけエネルギーの消耗が抑制される。同様に，酵素反応による成分変化や微生物の増殖による変敗も減少する。

　このように低温下では，①呼吸の抑制，②酵素反応の抑制，③水分蒸散の低下，④微生物増殖の抑制，⑤非酵素的な褐変，酸化反応の抑制などにより食品の保存性が向上する。

7．2　低温と貯蔵

　食品の流通温度帯を図1−16に示した。一般に＋10〜−2℃程度での貯蔵を冷却貯蔵（冷蔵，cooling storage）とよぶ。このうち，特に＋2〜−2℃程度の氷結点に近い温度帯を氷温貯蔵（chilling storage）といい，食品の品質変化が少ないといわれる。チルド（chilled）は，通常＋5〜−5℃での保存を指すが，食肉，魚介類など対象の食品により＋1〜−1℃を指す場合もある。食品を冷却していくとき食品中の水はタンパク質や糖類などを含むため0℃では凍らず，通常およそ−0.5〜−2℃の範囲で凍結する（表1−16）。

　食品が凍結を始めた直後の温度帯である−3〜−5℃をパーシャルフリージング（半凍結，partial freezing）とよぶ。表面は凍結するが内部は未凍結状態である。温度が−5〜−18℃では，食品中の水には未凍結の部分があり，凍結と融解を繰り返している。このためさらに品温を下げ，−18℃以下で完全に凍結した状態での保管を凍結貯蔵（冷凍，frozen storage）とよぶ。冷凍された食品でもホイップクリーム，ケーキ類，デザート類など砂糖や食塩を多く含む食品では，−10〜−15℃の冷凍庫内でも凍らな

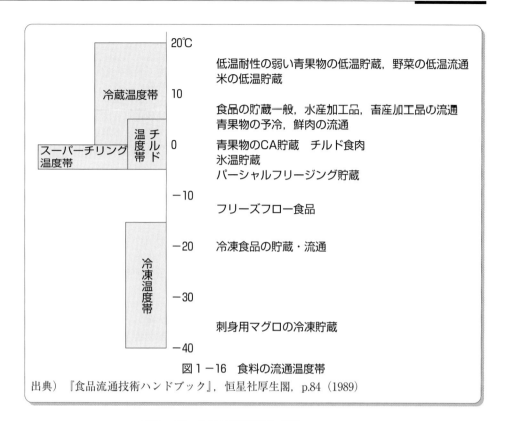

図1-16　食料の流通温度帯

出典）『食品流通技術ハンドブック』，恒星社厚生閣，p.84（1989）

表1-16　食品の凍結温度（℃）

食 品 名	凍結温度	食 品 名	凍結温度	食 品 名	凍結温度
牛　　　乳	−0.5	ジャガイモ	−1.6	ト　マ　ト	−0.9
卵　　　白	−0.45	サツマイモ	−1.9	メ　ロ　ン	−1.7
卵　　　黄	−0.65	タ マ ネ ギ	−1.0	ス　イ　カ	−1.7
チ　ー　ズ	−8.3	ダ イ コ ン	−1.4	マッシュルーム	−1.0
タ　　　ラ	−1.0	ニ ン ジ ン	−1.3	リ　ン　ゴ	−2.0
カ　ツ　オ	−2.0	ホウレンソウ	−0.8	ブ　ド　ウ	−2.2
マ　グ　ロ	−1.3	イ　チ　ゴ	−1.2	オ レ ン ジ	−2.2

出典）『食品流通技術ハンドブック』，恒星社厚生閣，p.85（1989）

いので使用時に解凍の必要がない。この点に注目した貯蔵技術をフリーズフロー（freeze flow）とよぶ。なお果実・野菜などの中には低温に比較的弱く組織の軟化や陥没，変色などの低温障害を起こすものがある（表1-17）。

7.3　冷凍と品質変化

　食品中の水が凍り始める−1〜−5℃の温度範囲を最大氷結晶生成帯（zone of maximum ice formation）（図1-17）とよび，この温度帯で食品中の水の70〜85％が氷に変化して食品は凍結状態になる。このときゆっくり冷却（緩慢凍結）すると氷の結

表1−17　果実・野菜の低温障害を起こす温度とその症状

種　　類	温度（℃）	症　　状
リ　ン　ゴ	2.2〜 3.3	ゴム病，やけ，果肉（果芯）の褐変
バ　ナ　ナ	11.7〜13.3	果肉の黒変，追熟不良
インゲンマメ	7.2〜10.0	ピッティング（斑没，くぼみが生じる），変色
キ　ュ　ウ　リ	7.2	ピッティング，水浸状斑点，腐敗
ナ　ス	7.2	やけ，アルタナリア菌による腐敗
グレープフルーツ	10.0	やけ，ピッティング，水浸状腐敗
レ　モ　ン	14.4〜15.5	ピッティング，果芯の褐変
マ　ン　ゴ　ー	10.0〜12.8	果皮の変化（灰色化），追熟不良
メロン(カンタロープ種)	2.2 〜4.4	ピッティング，表面の腐敗
ス　イ　カ	4.4	ピッティング，不快臭
オ　リ　ー　ブ	7.2	内部褐変
オ　レ　ン　ジ	2.8	ピッティング，褐変
パ　パ　イ　ヤ	7.2	ピッティング，追熟不良，オフフレーバー（香りが抜ける）
ピ　ー　マ　ン	7.2	ピッティング，種子の褐変
パインアップル	7.2〜10.0	追熟時の暗緑色化
ジ　ャ　ガ　イ　モ	3.3〜 4.4	褐変，糖の増加
カ　ボ　チ　ャ	10.0	腐敗（アルタナリア菌）
サ　ツ　マ　イ　モ	12.8	ピッティング，内部変色
トマト　成　熟　果	7.2〜10.0	水浸状軟化，腐敗
トマト　未　成　熟	12.8〜13.9	追熟不良，腐敗（アルタナリア菌）

出典）藤巻正生ほか：『食料工業』，恒星社厚生閣，p.920（1985）

晶は大きくなり，タンパク質が変性したり，細胞組織を破壊して食感を悪くするとともに，解凍時にドリップ量が多くなり呈味を失う原因になる。逆に30分以内で迅速に冷却すると水は微細な氷の結晶となるので組織の損傷を抑制し，解凍時の成分流失を軽減することができる。また，解凍速度も冷凍食品の品質に大きく関与し，最大氷結晶生成帯をゆっくり通過する解凍を行うと大きな氷結晶が生成し，品質劣化を招く。

　冷凍食品（frozen foods）は，表面が乾燥しやすく魚介類など脂質の多い食品では不飽和脂肪酸が酸化していわゆる油やけ（冷凍やけ，freezer burn）を起こして褐変する。

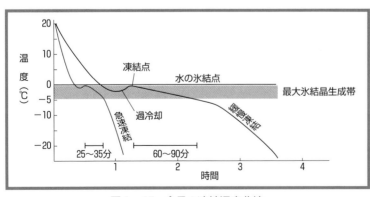

図1−17　食品の凍結温度曲線

出典）菅原龍幸編著：『食品加工学』，建帛社，p.23（1999）

このため，あらかじめ食品表面を5mm程度の氷の皮膜で覆うグレージング（glazing）が行われる。また，冷凍の果実や野菜類では貯蔵中の品質変化を抑制するため，あらかじめ1〜2分程度高温の蒸気や熱水を吹きかけ酵素を不活性化しておく。この操作をブランチング（blanching）とよぶ。

8. 加　　熱

8. 1　加熱処理とD値

　飲料，レトルトパウチ食品，缶詰などでは食品の腐敗微生物を抑制して保存性を高めるため加熱処理が行われる。腐敗にかかわる微生物や食品衛生上有害な微生物を死滅させることを殺菌（pasteurization）とよび，すべての微生物を死滅させることを滅菌（sterilization）とよんで区別する。表1－18に主な微生物の乾熱および湿熱時における熱死滅条件を示した。微生物の胞子は高い耐熱性を示すが加熱時に水が存在する（湿熱）と殺菌は容易になる。また低いpHでは微生物の耐熱性が著しく低下する（表1－19）。加熱時間と生存微生物数との関係を示すと図1－18のようになる。これを加熱死滅致死速度曲線という。ここで，元の菌数を1/10に減少させるのに要する加熱時間をD値とし，例えば $D_{121C} = 2.0$は，121℃で2.0分間加熱すると微生物は元の1/10に減少（90%が死滅）することを示すので，D値が小さいほど（曲線勾配が急なほど），その菌の殺菌に対して効果が高いことを表している。肉や魚類など比較的pH値の高い缶詰の完全殺菌には12D相当の加熱が行われる。

　加熱殺菌に関してはD値のほかにF値やZ値がある。F値は，250度F（121℃）で微生物を死滅させるまでの時間（分）を表す。またZ値（図1－19）は，ある殺菌条件が知られているとき，殺菌時間を1/10に短縮するためには加熱温度を何度高めたら良いかを示す。

8. 2　加熱方法

　食品の保存を目的とする加熱条件は食品の種類，対象微生物，保存期間などにより異なる。表1－20に各種食品の100℃以下での殺菌条件を示した。牛乳の殺菌には原乳の品質を保つために従来は低温保持殺菌（low temperature long time，LTLT殺菌，63～65℃，

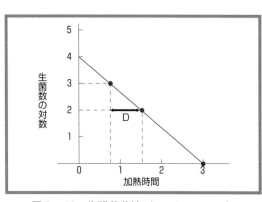

図1－18　生残菌曲線（survivor curve）

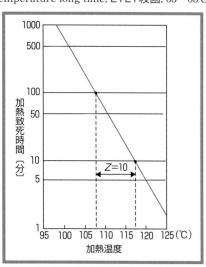

図1－19　微生物の加熱致死曲線

表 1 −18　湿熱と乾熱との耐熱性比較

菌　　種	熱死滅条件（温度，D 値）	
	湿　熱	乾　熱
Staphylococci Micrococci Streptococci	55℃，30〜45分	110℃，30〜65分
Salmonella typhimurium	57℃，1.2分	90℃，75分
Sal. senftenberg 775W	57℃，31分	90℃，36分
Escherichia coli	55℃，20分	75℃，40分
Bacillus subtilis 5230	120℃，0.08〜0.48分	120℃，154〜295分
B. stearothermophilus	120℃，4 〜 5 分	120℃，19分
Clostridium sporogenes PA3679	120℃，0.18〜1.5分	120℃，115〜195分
Bacillus sp. ATCC 27380	80℃，61分	125℃，139時間
Aspergillus niger 分生子	55℃，6 分	100℃，100分
Humicola fuscoatra 厚膜胞子	80℃，108分	120℃，30分

表 1 −19　pHの異なる各種果実, 野菜における Clostridium botulinum の胞子死滅に対する
　　　　　温度および時間

種　類	pH	温　　度		
		90℃	100℃	115℃
ト ウ モ ロ コ シ	6.45	555分	255分	15分
ホ ウ レ ン ソ ウ	5.10	510	225	10
イ ン ゲ ン マ メ	5.10	510	225	10
カ ボ チ ャ	4.21	195	45	10
ヨ ウ ナ シ	3.75	135	30	5
ス モ モ	3.60	60	—	—

出典）荒井綜一ほか：『新エスカ21　食品加工学』，同文書院，p.44（1990）一部改変

30分）が行われた。殺菌時間を短縮するため高温短時間殺菌（high temperature short time,
HTST殺菌，牛乳では72℃以上，15〜20秒）が開発され，さらに処理時間を短くするため
超高温瞬間殺菌（ultra high temperature，UHT殺菌，120〜130℃，1 〜 3 秒）が開発され，
牛乳やトマトペーストの殺菌に用いられている。LL牛乳はUHT殺菌よりも高温（130
〜150℃）で処理され，無菌充塡されている（p.145参照）。

9．品質保持剤

　品質保持剤（quality improving agent）は湿度や各種ガス濃度など食品の貯蔵環境を
整えることで品質保持を図るものである。

9．1　湿度調整剤（乾燥剤）

　防湿包装された食品（ノリ，米菓，クッキー，茶，シイタケなど）の乾燥剤（desiccating

表1−20　各種食品の殺菌温度および時間

食 品 名	温　度	時　間
一般ジュース	85〜95℃	10〜30秒
清　　　酒	60〜62℃	15分
ビ　ー　ル	71.5℃	30分
牛　　　乳	75〜78℃	16秒
牛　　　乳	62〜65℃	30分
ハ　　　ム	中心温度63℃	30分

出典）並木満夫ほか：『現代の食品化学 第2版』，三共出版，p.174（2004）

agent）として，塩化カルシウム，シリカゲル，ゼオライトなどが用いられる（表1−21）。シリカゲルは最も一般的で，塩化コバルトを加えたものは，乾燥時には青色に，吸湿すると淡紅色になるので吸湿状態を知ることができる。加熱乾燥すれば繰り返し使用できる。塩化カルシウムは，安価な素材で紙袋に充填して使用される。二水物は，吸湿性をもつ粒で，六水物は潮解性があり紙から染み出して食品を汚すことがある。合成ゼオライトは，ケイ酸，アルミ，アルカリ金属を含む化合物でいくつかの種類がある。モレキュラーシーブとして無数の細孔があり，細孔の中に径より小さい物質や水を選択吸着する。

　一方，果実・野菜のような生鮮食品が流通・保管中にしおれたりするのを防止する目的で，あらかじめ水を保持させたパルプシートや不織布，高い吸水能をもつポリアクリル酸やポリビニールアルコール系のゲルポリマーが開発されている。これらの素材は，水を蒸散させて食品に適度の水分を与えたり，魚や肉類の流通，解凍において生じたドリップを吸収するのに役立つ。また，ピザやフレンチフライのようなテイクアウト食品の包装容器，生鮮食品輸送用の段ボール箱に結露が生じるのを防ぐ。

9．2　脱酸素剤

　食品包装内の酸素を除去することにより，かびなど好気性微生物の繁殖，酸化，天然色素の変色，害虫の食害などを抑制することができる。

　酸素を除く技術として，1969年にハイドロサルファイト（$Na_2S_2O_4$）を主成分とした脱酸素剤（free oxygen absorber）が開発された。これは水分の存在下に酸素を吸収して$NaHSO_3$と$NaHSO_4$を生成する。このほかに，アスコルビン酸，グルコースオキ

表1−21　乾燥剤の種類

乾 燥 剤	空気1L中に残る水の量(mg)（25℃）	乾 燥 剤	空気1L中に残る水の量(mg)（25℃）
P_2O_5	2×10^{-5}	NaOH（融解）	0.16
KOH（融解）	0.002	CaO（生石灰）	0.2
Al_2O_3	0.003	$CaCl_2$	0.14〜0.25
SiO_2（シリカゲル）	0.5〜0.003	H_2SO_4（95%）	0.3
H_2SO_4（100%）	0.003	$ZnCl_2$	0.8
$CaSO_4$	0.004	H_2SO_4（85%）	1.8
MgO	0.008	H_2SO_4（82%）	3.9
$CaBr_2$	0.14		

出典）石谷孝佑ほか：『食品包装用語辞典』，サイエンスフォーラム，p.133（1993）

シダーゼ，ハイドロサルファイト剤などを用いる方法があるが，最も多く使用されるのは鉄の酸化反応に基づくもので，脱酸素剤中の鉄粉が酸素と水に反応し，水酸化第二鉄となることで酸素を吸着する。

この反応により，鉄1gは酸素300 mL，すなわち，空気1,500 mL相当の酸素を吸収することができる。鉄系の脱酸素剤は，次亜硫酸ナトリウム系に比較して反応が穏やかであるが，低温では反応が遅くなる。脱酸素剤を包装するフィルムには塩化ビニリデンコートポリプロピレン（KOP）／ポリエチレン（PE）のような酸素透過性の低いラミネートフィルムが用いられる。

9.3　ガス置換剤

ガス置換剤（gas exchange reagent）は，酸素やエチレンガスを吸着しながら二酸化炭素を発生または吸着したりアルコールを発生させるもので，カステラのような多孔質で柔弱な食品や発酵食品のように貯蔵中に二酸化炭素ガスを発生する食品に適用される。アスコルビン酸を主剤としたものや，あらかじめ二酸化炭素を吸着させた合成ゼオライトなどが用いられる（表1-22）。

9.4　エチレン除去

果実や野菜の中には，自己の発生する数ppmのエチレンにより熟成が促され，組織の軟化や色調の変化が急速に進むものがある。エチレン除去剤（ethylene scavenger）としては，活性炭やゼオライトのような吸着剤や過マンガン酸カリウムのような化学的消去剤がある。

エチレン除去剤の鮮度保持効果が認められる果実・野菜として，青ウメ，バナナ，キウイフルーツ，カキ，ブロッコリー，タケノコなどがあるが，熟度や温湿度などにより結果の変わる場合がある（図1-20）。

10.　CA貯蔵とMA貯蔵

CA貯蔵（controlled atmosphere storage）およびMA貯蔵（modified atmosphere storage）は，呼吸や酵素反応のような生物的・生理的要因を抑制することにより果実，野菜，畜肉のような生鮮食品の貯蔵期間延長を図ろうとする方法で，貯蔵環境の温度とガス環境を適切に管理することに基づいている。

生鮮食品は収穫後あるいは屠殺後にも細胞内では酵素レベルの活動が続いており，細胞内の水分や糖類が消耗して萎縮し，組織の変色，陥没，異臭の発生などの後，やがて微生物による腐敗に至る。

生鮮食品の呼吸活動を抑制する第一の方法は，貯蔵温度を下げることである。呼吸や酵素反応のような熱化学的反応は，温度が10度低下すると多くの場合，反応速度は$1/2～1/3$に低下する（Q_{10}）。したがって，例えば外気温より20℃低い温度下に貯

表1−22　脱酸素剤，ガス置換包装の応用例とその目的

脱酸素剤封入，窒素置換		脱酸素剤封入，二酸化炭素，混合ガス置換		
削り節	赤味保持，風味保持 酸化防止，褐変防止	洋菓子，和菓子 甘納豆，切り餅	脱酸素剤 CO_2	かび生成防止
ノリ	変色防止，風味保持	チーズ	$CO_2 + N_2$	かびの抑制（密着包装）
乾燥ワカメ	防虫	白米	脱酸素剤	食味保持
乾燥シイタケ	風味保持		$CO_2，N_2$	
茶（緑茶）	ビタミンC の酸化防止 変色防止，風味保持	テリーヌ，ムニエル サンドイッチ，寿司	脱酸素剤 $CO_2 + N_2$	（低温併用） 細菌の生育抑制
コーヒー，ココア 粉末ジュース	酸化防止，香気保持	調理パン，弁当など		風味保持（低温併用）
		無菌米飯	脱酸素剤	かびなど好気性微生物防止
凍結乾燥品	酸化防止，変色防止			風味保持（常温）
油菓子，豆菓子 スナック類， ナッツ類	酸化防止，風味保持	ハム，ソーセージ	脱酸素剤 $CO_2 + N_2$	変色防止，酸化防止 細菌の生成抑制（低温下）
		水産練り製品	脱酸素剤 $CO_2 + N_2$	細菌の生育抑制（低温下）
食用油，粉乳 油揚げ，ドーナッツ	酸化防止	生鮮肉の切り身	脱酸素剤 $CO_2 + N_2$	細菌の生育抑制（低温下） 肉色素保持
凍り豆腐	酸化防止，褐変防止			

出典）鴨居郁三ほか：『食品工業技術概説』，恒星社厚生閣，p.291（2001）

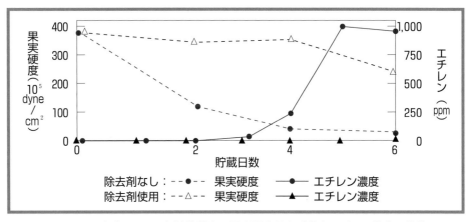

図1−20　青ウメのMA包装貯蔵中の果実硬度および袋内エチレン濃度の推移
（エチレン除去剤：KMnO₄-zeolite）

出典）田中芳一ほか：『食品の低温流通ハンドブック』，サイエンスフォーラム，p.96（2001）

蔵すれば生鮮食品の呼吸や酵素反応は1/4〜1/9に低下させることができ，その分だけ品質低下の抑制が期待できる。CA貯蔵で実施される温度は多くの場合，0〜10℃程度である。

　呼吸は酸素を吸って二酸化炭素と水を放出する反応であるから，細胞の呼吸活動を抑制する第二の方法は，環境中の酸素濃度を下げるか，二酸化炭素濃度を上げることである。大気中の酸素濃度はおよそ20.9%，二酸化炭素濃度は0.03%であるが，CA貯

蔵では，一般に酸素濃度を2～5％に減少させ，二酸化炭素濃度を0.5～10％に増加させて行われ，貯蔵湿度は80～95％の高湿度が保たれる。

10. 1　CA貯蔵

　CA貯蔵は，通常の低温貯蔵よりもさらに長期間の高品質保持を目的としており，多くの生鮮食品で貯蔵期間を2～6か月間に延長することができる（表1-23）。主な効果は以下の通りである。①追熟が抑制され，初期の鮮度が保持される。②低温貯蔵されたものより出庫後の日持ちがよい。③クロロフィルの分解が少なく，緑色が保持される。④果実の軟化が抑制される。⑤かびや細菌による腐敗が少ない。

　CA貯蔵はすべての青果物に対して効果が得られるわけではなく，成熟期の後半に呼吸上昇（クライマクテリックライズ）（図1-21）のあるクライマクテリック型果実の追熟抑制に有効である。実施例は野菜より果実でのほうが多く，リンゴやカキで実用化され，セイヨウナシ，クリなどでも効果が認められている。

　レタスは，酸素濃度が1％以上あれば正常な状態を長く保持できるが，酸素を完全に除去すると無呼吸現象を生じ腐敗する。また，二酸化炭素濃度が高すぎるとガス障害が発生する。

　CA貯蔵を行うには正確に貯蔵施設内の温湿度およびガス濃度を管理する装置が必要であり，経費がかさむことから商品価値の高い生鮮食品がCA貯蔵の対象になる。

10. 2　MA貯蔵

　ポリエチレンやポリプロピレンなど近年さまざまなフィルム包装材が開発され，果実・野菜の包装にも使用される。フィルム包装内では，果実・野菜の呼吸により酸素が消費され，二酸化炭素濃度が高くなる。フィルムの厚さ，気体透過性，フィルムに開けた小穴の数や大きさ，封入する生鮮食品の種類や量などから，フィルム包装内のガス組成が望ましいCA貯蔵に近い条件になるため，手軽な鮮度保持法としてフィルム包装貯蔵が行われる。このような簡易型フィルム包装貯蔵をMA貯蔵という。MA貯蔵ではガス組成が変わりやすく比較的短期間の貯蔵や流通期間中の鮮度保持を目的とする。本格的なCA貯蔵と異なり，包装内のガス濃度は成り行きであるため二酸化炭素濃度が高すぎるなど商品性を損なうことがあるので注意を要する。

10. 3　貯蔵装置

　CA貯蔵装置は低温貯蔵庫に高い機密性をもたせ，倉庫内のガス組成を正確に調整・管理できる機能をもたせたものである。

　普通CA方式は，庫内に貯蔵された生鮮食品の呼吸により自ら酸素を消費し，二酸化炭素を排出することを利用して所定のガス組成を作る方式である。過剰な二酸化炭素はガス除去装置により吸着除去し，不足する酸素は外気を取り入れて補充する。果実自身の呼吸作用を利用するので設定ガス環境に達するまで長時間を要するが，コスト

表1-23　わが国における果実・野菜のCA貯蔵条件と貯蔵可能期間

種類（品種・系統）	温度（℃）	湿度（%）	環境気体組成		貯蔵可能期間
			O₂（%）	CO₂（%）	
リンゴ	0	90～95	3	3	6～9か月
ウンシュウミカン（普通）	3	85～90	10	0・2	6か月
カ　キ（富有）	0	90～95	2	8	6か月
カ　キ（平核無）	0	92	3～5	3～6	3か月
ニホンナシ（二十世紀）	0	85～92	5	4	9～12か月
ニホンナシ（菊水・新興）	0	90	6～10以上	3以下	3～6か月
セイヨウナシ（バートレット）	0	95	4～5	7～8	3か月
モ　モ（大久保）	0～2	95	3～5	7～9	4週
ク　リ（筑波）	0	85～90	3	6	7～8か月
青　ウメ	0	—	2～3	3～5	—
緑熟バナナ	12～14	—	5～10	5～10	6週
イ　チ　ゴ（ダナー）	0	95～100	10	5～10	4週
ト　マ　ト	6～8	—	3～10	5～9	5週
露地メロン（札幌キング）	0	—	3	10	30日
ホウレンソウ	0	—	10	10	3週
サヤエンドウ	0	95～100	10	3	4週
レ　タ　ス	0	95～100	10	4	2～3か月
ハ　ク　サ　イ	0	90	3	4	4～5か月
ニ　ン　ジ　ン	0	95	10	6～9	5～6か月
ニ　ン　ニ　ク	0	85～90	2～4	5～8	10～12か月
ナ　ガ　イ　モ	3～5	90～95	4～7	2～4	8～10か月
ジャガイモ（男爵）	3	85～90	3～5	2～3	8～10か月
ジャガイモ（メイクイン）	3	85～90	3～5	3～5	7～8か月

出典）岩元睦夫ほか：『青果物・花き鮮度管理ハンドブック』，サイエンスフォーラム，p.102（1991）

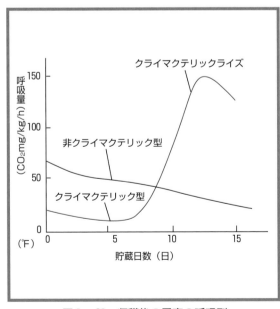

図1-21　収穫後の果実の呼吸型
出典）高野克己編集『食品加工技術概論』
恒星社厚生閣，p.12（2008）

的に安価な方法である。
　再循環方式は，わが国で最も多く用いられる方式である。酸素をプロパンガスとともに燃焼させて除き，過剰な二酸化炭素は活性炭などで吸着除去する。不足する酸素は外気で補給する。短期間で庫内にCA条件を実現できる。装置は高価であるが，維持費は安い（図1-22）。

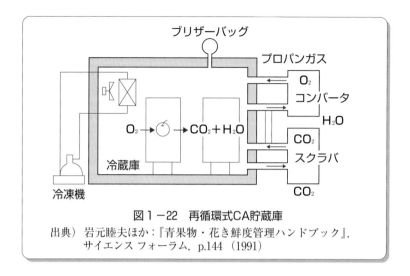

図1-22　再循環式CA貯蔵庫
出典）岩元睦夫ほか：『青果物・花き鮮度管理ハンドブック』，
サイエンス フォーラム，p.144（1991）

11.　放射線照射

11．1　放射線とは

　わが国で食品に照射されることの許されている**放射線**（radiation）は，10 Mev以下の加速電子線，5 Mev以下のX線，コバルト60およびセシウム137からのγ線である。加速電子線は高速の電子の流れ，γ線とX線は波長のごく短い電磁波であり，いわばエネルギーの強い光とみなすことができる。

　これらの放射線が食品中で示す作用は二つに分けて考えられる。一つは直接作用で，放射線が食品に当たって食品を構成する成分をイオン化したり，励起（エネルギーが高い状態へ移行すること）させることによる。その結果，成分分子は切断されたり誤った再結合が発生する。例えば照射微生物は，DNA二重鎖の切断や切断DNAの誤った再結合により死滅する。もう一つは，間接作用で，放射線がまず水に当たって反応性の高いフリーラジカル（・Hラジカル，・OHラジカルなど）を生成し，これらが二次的に作用して脂質を酸化したり，タンパク質のS-S結合を切断したりしてもたらされる効果である。このフリーラジカルは放射線照射にだけ表れる特異生成物ではなく，食品の加熱や光照射など通常の加工工程でも普通に発生する。これらのフリーラジカルは寿命が極端に短く食品中に残留することはない。

　細胞の中では，分裂の激しい幼若な組織ほど照射の影響を受けやすく，植物の発芽組織や害虫の卵などは低線量で照射の効果が表れる。放射線は水分子や食品成分に衝突しながら次第にエネルギーを失って消滅し，食品中に残存することはない。

11．2　放射線と放射能

　両者は，しばしば混同されるので注意が必要である。放射線は放射性同位元素（コバルト60など）の崩壊に伴って放出される粒子線や電磁波，およびこれらと同様な宇宙

線のような高エネルギーをもった粒子線や電磁波のことである。一方，放射能とは放射線を発生させる能力や，その能力をもった放射性物質を指す。放射性物質（radioactive material）には自然と人工の両方があり，C^{14}やK^{40}は代表的な自然の放射性物質で，すべての食品や生物体にも普通に含まれる。人工放射性物質は，原子炉などで人工的に作り出されたものでSr^{90}やCs^{137}が代表的な例で，食品への混入は厳しく規制されている。

11. 3　放射線処理の特徴

　食品の放射線処理は加熱や冷却と同じく物理的処理であり，殺菌剤のような添加物を加えることではない。放射線処理法（radiation irradiation）の特徴は，①殺菌線量を照射しても温度の上昇は無視できる程度なので，例えば冷凍の魚介類や肉などを凍らせたままで殺菌ができる，②照射による品質変化が少ないので風味が損なわれやすい食品（香辛料など）の処理に有効である，③包装したままで処理できるので照射後再汚染の危険性が低い，④燻蒸剤のような食品への残留や環境への汚染がない，⑤放射線は食品の中を均一に通過するので複雑な形態を有する食品でも処理むらなく照射することができる，などである。食品の照射程度は，吸収線量を表す単位グレイ（Gy）が用いられ，1 Gyは，食品1 kg当たり10^3ジュールのエネルギー吸収があったことを示す。

11. 4　放射線処理と安全性

　食品照射（food irradiation）は，これまでにない新技術であるため世界各国で多くの食品について単なる安全性よりも広い概念をもつ栄養学的適格性を含めた食品の健全性について研究が行われた。なかでも，誘導放射能，有害微生物，有害成分の発生，栄養成分の破壊など照射食品の健全性（毒性学的安全性，微生物学的安全性および栄養学的安全性）について詳細な研究が繰り返された。

　これらの健全性試験は，当初，各国がそれぞれ独自に行っていたが，1960年代からはFAO/IAEA/WHO合同専門家委員会により，世界的な規模で統一的な検討が繰り返し行われるようになった。

　その結果，放射線処理による食品成分の変化は通常の加熱処理と同程度と判断され，一定線量（10 kGy）以下ならば，あらゆる食品について放射線照射しても食品の健全性に問題はないとの結論が出され（1980年），香辛料の殺菌など多くの国々で実用化されている（表1－24）。

　わが国では1967～1981年にジャガイモ，タマネギなど7種類の食品について一般毒性試験のほかに，繁殖性試験，催奇形性試験，発がん性試験，抗原性試験，変異原性試験など安全性試験が順次行われ，照射処理に問題はないと結論された。その結果，1972年にジャガイモの放射線による発芽抑制が許可され，1974年に北海道の士幌町で実用照射が開始された。

表1−24　食品照射を実用化している主な国
（2005年）

国　名	食品類	処理量（トン/年）
中　　　国	ニンニク，香辛料等	146,000
アメリカ	香辛料，果実，冷凍肉	92,000
ウクライナ	小麦，大麦	70,000
ブラジル	香辛料，果実等	23,000
南アフリカ	香辛料，蜂蜜等	18,185
ベトナム	冷凍エビ，魚介類等	14,200
日　　　本	ジャガイモ	8,096
ベルギー	カエル脚，鶏肉等	7,279
韓　　　国	香辛料，乾燥野菜	5,394
インドネシア	冷凍エビ，ココア粉末等	4,011
オランダ	香辛料，ハーブ，鶏肉等	3,299
フランス	香辛料，鶏肉，カエル脚等	3,111
タ　　　イ	発酵ソーセージ，香辛料	3,000
イ　ン　ド	香辛料，タマネギ	1,600
カ　ナ　ダ	香辛料	1,400
イスラエル	香辛料	1,300

出典）小林泰彦・菊地正博：「食品照射：放射線による食品や農作物の殺
菌・殺虫・芽止め技術」，放射線化学，88号（2009）より作成

11．5　放射線照射食品

　放射線を各種の生鮮食品や加工食品に照射することにより，発芽抑制，殺虫，成熟遅延，シェルフライフ延長，殺菌，滅菌などさまざまな効果を期待することができる（表1−25）。

（1）発芽抑制（0.05〜0.15 kGy）

　ジャガイモ，タマネギ，ニンニク，ショウガなどは収穫後，休眠期間を過ぎると新芽が活動を開始して商品価値が損なわれる。特にジャガイモの新芽に含まれるソラニンは人体に有害なアルカロイドである。ジャガイモの発芽抑制にはMH（マレイン酸ヒドラジッド）のような薬剤が用いられていたが，現在ではその使用が禁止されている。

　放射線による発芽抑制（sprout inhibition）は，0.05〜0.15 kGy程度の低線量照射で可能であり，わが国では唯一ジャガイモの照射処理が許可され，毎年約1万〜1.5万トンが処理されている。照射ジャガイモは6か月以上貯蔵が可能で，主として加工用原料として使用され原料の安定供給や加工製品の品質向上に寄与している。

（2）殺虫（0.15〜0.5 kGy）

　穀類や果実・野菜類に寄生する害虫やダニの駆除には，臭化メチルや二臭化エチレンのような殺虫用燻蒸剤が使用されているが，抵抗性害虫の出現，食品への残留，作業労働者への薬害，環境への汚染などの点で問題が多い。小麦などの穀類は国際商品として大量に取引され大量の燻蒸剤が使用されるが，なかでも世界的に広く使用されている臭化メチルはオゾン層の破壊や環境汚染問題の観点から先進国で2005年，開発途上国で2015年に使用禁止となった。その代替技術として放射線照射法が取り上げられ，穀類，豆類，香辛料，熱帯果実，乾燥果実，魚干物などの殺虫技術として数か国ですでに許可されている。熱帯産ウリ科野菜のミバエ，マンゴーやパパイヤ果実内部に潜む害虫，また豚肉および豚肉加工品の寄生虫駆除などにも放射線による処理が可能である。

（3）果実・野菜の成熟抑制（0.5〜1.0 kGy）

　果実の中には放射線を照射すると，照射時期により成熟が促進されたり遅延したりするものがある。特に成熟遅延効果（maturity elongation）は重要で，低温と照射を組

表1−25　食品照射の応用例

照射の目的	照射する線量(kGy)	対象食品の例
発芽・発根の抑制	0.03〜0.15	ジャガイモ，甘藷，タマネギ，ニンニク，シャロット，ニンジンなど根茎菜類，クリなど
害虫・寄生虫の制御	0.15〜1.0	穀類，豆類，生鮮／乾燥野菜，乾燥果実，乾燥魚，乾燥肉，生豚肉（寄生虫防除），カカオ豆，ナツメヤシなど
		飼料原料など
熟度調整・貯蔵期間延長	0.5 〜1.5	生鮮果実／野菜，魚，きのこ（開傘抑制）など
食品特性の改善	1.0 〜10	ブドウ（搾汁率向上），乾燥野菜（調理時間短縮），ウイスキー（成熟促進），コーヒー豆（抽出率向上）など
腐敗菌殺菌(radurization)	1.0 〜10	果実，水産加工品，畜肉加工品，魚など
病原菌殺菌(radicidation)		冷凍水産物（エビ，カエル脚など），食鳥肉など
		飼料原料など
殺菌（衛生化）　　　　(decontamination)	3.0 〜50	香辛料，乾燥野菜，乾燥血液，粉末卵，酵素製剤，アラビアガムなど
		ワイン用コルクなど
滅菌（radappertization)	10〜50	畜肉加工品，病人食，宇宙食，キャンプ食など
		実験動物飼料，包装容器，医療用具など

出典）「プレスレリーズ109」，『食品の放射線処理』，㈶日本原子力文化振興財団，p.2（2003）

み合わせればさらに効果が大きい。照射により，マンゴーで約1週間，バナナで約2週間，マッシュルームで5〜7日間の貯蔵期間が延長される。成熟遅延に必要な線量は殺虫に必要な線量に近いので成熟遅延と殺虫の両方を一度に行うことができる。

（4）殺菌，滅菌（1.0〜50 kGy）

　一般にかびや細菌，ウイルスのように細胞当たりのDNA量の少ないものほど照射効果は起こりにくく，殺菌・滅菌には高い放射線量を必要とする。微生物の殺菌効果はDNAの二本鎖らせん構造が同時に同じ場所で切断されることが必要で，一本鎖の切断では修復が始まるため細胞は死に至らず回復する。香辛料は加熱殺菌では風味が損なわれるため，最も広く放射線殺菌が実用化されている食品で，世界の50か国以上で実施されている。

　イチゴはかびにより腐敗しやすいが，照射により貯蔵期間を1〜2週間延長させることができる。冷凍食品や酵素製剤は，加熱殺菌すると熱により変性して商品価値が失われる。そのため熱のかかりにくい放射線処理が有効な殺菌手段となっている。

　サルモネラ，カンピロバクターのような有害菌は比較的低線量で殺菌できる。病気や治療で免疫力の衰えた人を対象に放射線滅菌した食事が検討されており，嗜好性，栄養価などで加熱殺菌食品よりも優れた効果が得られている。このほか鶏肉，ソーセージ，乾燥野菜，漢方薬，宇宙食，無菌動物用飼料などの殺菌や滅菌に放射線を用いることができる。

11. 6　照射食品と表示

わが国では照射ジャガイモは包装容器にスタンプ（図 1 – 23）を押して出荷することになっており，また2005年にJAS法により店頭の小袋にも照射済みの表示が求められたため，毎年15,000トン程度あった出荷量が一時期3,000トン程度まで落ち込んだ。

11. 7　照射食品の検知法

消費者の選択権確保と適正表示の管理から，照射食品の正確な検知技術が必要である。一般に，放射線照射が食品に与える変化は物理的，化学的，生物的に非常に少ないため，照射と非照射食品を確実に区別するのは大変にむずかしい。検討されている方法にはジャガイモでは電気伝導度，香辛料ではデンプンの粘度変化，畜肉では電子スピン共鳴法（ESR），乾燥野菜では熱ルミネッセンス法（TL）などがある。

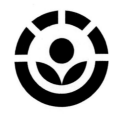
国際的に使用されている照射食品のロゴ

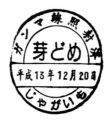
日本での照射ジャガイモ包装容器に押されているスタンプ

図 1 – 23　照射食品パッケージへの表示例
出典）「プレスレリーズ109」,『食品の放射線処理』,
　　　 ㈶日本原子力文化振興財団, p.30（2003）

文　　　献

●参考文献
・ 兒玉　徹監修，川本伸一編著：『食品と微生物』，光琳（2008）
・ 日本食品衛生協会：『食品衛生検査指針　微生物編』（2015）
・ 藤井健夫編：『食品の腐敗と微生物』，幸書房（2012）
・ 日本乳酸菌学会編：『乳酸菌とビフィズス菌のサイエンス』，京都大学学術出版会（2010）
・ 食品微生物学会監修：『食品微生物学辞典』，中央法規出版（2010）

第 2 章

食品加工の操作

　食品加工に用いられている基本操作のうち，主に物理的な処理操作を単位操作（unit operation）といい，輸送，洗浄，粉砕，混合，分離，熱交換，乾燥，蒸発，濃縮，蒸留，抽出，吸着，吸収，包装，冷凍，冷蔵などがある。これに対して，油脂への水素添加，デンプンの酸加水分解など化学反応を伴うものを単位反応過程（unit reaction process）とよんでいる。

　生物的作用を利用した食品の加工法としては，微生物を用いる味噌・醤油などの伝統的な発酵食品の製造がよく知られている。発酵（fermentation）とは，微生物が増殖する過程で多種類の酵素を産生し，それら酵素を利用して有用目的物質を生産することである。ここでは食品に直接微生物を増殖させ加工食品を得る場合，微生物などの生物から酵素を抽出しその酵素を食品加工に用いる場合，そして主として植物由来の酵素であるが食品原材料がもっている酵素作用を利用した場合に分けて説明する。

　食品加工は単位操作，単位反応過程，生物的加工法を目的に応じて組み合わせて加工食品を製造している。ここでは通常の食品工学的な分け方にとらわれず，主に物理的操作によるものと化学物質を使う操作，生物的操作に分けて説明する。

1. 物理的操作

1.1 輸　　送

　食品加工場における輸送（transport）は，粉粒体の輸送と液体の輸送に大別できる。

　粉粒体の輸送には機械式輸送機と空気輸送装置がある。前者の機械式輸送機には上昇輸送に適するバケットエレベーターや，水平の輸送に適するスクリューコンベアー，ベルトコンベアーなどがある。後者の空気輸送装置には上昇輸送，水平輸送いずれにも適している真空吸引式，低圧圧送式，高圧圧送式，吸引圧送式がある。

　液体の輸送はパイプライン輸送が主なもので，動力は各種ポンプを利用している。液体輸送は乳加工工場，醸造工場，清涼飲料水製造工場，デンプン工業において特に重要な輸送手段となっている。

1.2 洗　　浄

　洗浄（wash）は原料から夾雑物（きょうざつぶつ）の分離，食品加工の容器あるいは製品中に含まれる微生物，品質を害する物質を除去する操作である。

　洗浄操作は，乾式洗浄法と湿式洗浄法に大別される。乾式洗浄法には，篩分け（ふるいわ），ブ

ラッシ，吸引，研磨，磁力選別法などがある。湿式洗浄法には浸漬，スプレー，シャワー，浮力洗浄，超音波洗浄，ろ過，静置沈降分離などの種類がある。

図2−1に製粉用小麦についての洗浄例を示した。また洗浄の一例としてコンニャクの精粉をアルコールと超音波を併用し，コンニャク臭の原因であるトリメチルアミンを除却する方法が実用化している。洗浄の他の例としてナイフ，フォーク，皿などの食器類の洗浄がある。これには中性洗剤とともに28 kHz程度の超音波が利用されているが，この方法は，ブラッシ洗浄，シャワー洗浄に比較してさらに効果的な洗浄効果が得られるとされている。回収びんの洗浄には希水酸化ナトリウム溶液が用いられる。

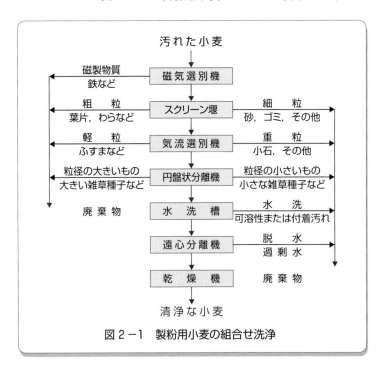

図2−1　製粉用小麦の組合せ洗浄

1.3　選　　別

原料の良否は加工操作中の扱いやすさのみでなく最終製品の良否に直接関係がある。このため食品加工を行う前の最終の分離操作（良い原料と悪い原料の分離）として選別（sorting）が行われる。選別方法としては重量，寸法，形状など原料の外的要因での分別のほか，果実の糖度による選別など内的要因での分別も行われる。果実の糖度測定は，近赤外を利用した非破壊測定が用いられ，一定の糖度を保証する表示が農産物に掲示され，販売される場合がある。また，穀類などの中に混入する異物などは，画像処理によって異物を特定し，噴射ノズルから噴射された高速エアーで異物を弾き飛ばし除去している。他にも風力を使い比重によって選別を行うなど様々な方法が用いられている。

1.4　搗　　精

籾米（もみごめ）をゴムロール式籾摺機で籾殻を除去して得た玄米から果皮，種皮，外胚乳，糊粉層（糠層）と胚芽を除去する操作を搗精（とうせい）（milling），または精白という。

精米法は原理的に摩擦式（まさつ）と研削式（けんさく）がある。摩擦式は米粒に圧力をかけ生じる米粒同士の相互摩擦で糠層（ねかそう）を剥離する方法である。生じる糠は風により除糠する。研削式は金剛砂の砥石の刃物のような尖端で糠層を微細に削りとる。米粒に対する圧力が小さ

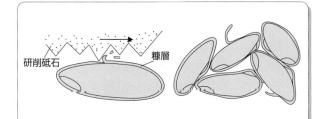

図2-2　研削式精米（左）と摩擦式精米（右）の原理

出典）堀内久弥：『食品工業技術概説』，恒星社厚生閣，
　　　p.3（2001）

研削砥石

糠層

いので米粒が砕けにくい。図2-2に糠
層の剥離原理を示した。新しい精米機は
2つの方式を組み合わせて使用されて
いる。

　精米の表面には凹凸があり，これに糠
（肌糠<ruby>肌糠<rt>はだぬか</rt></ruby>）が付着している。通常，これを
除くために洗米してから炊飯するが，こ
の家庭から排出される磨ぎ汁が環境汚
染の原因の一つとされている。最近環境
保全の観点から無洗米が普及しているが，製法は肌糠には粘性があるので，これを利
用して別に分離した肌糠で凹凸部の肌糠を取り除くのが原理とされている。

1.5　粉　　砕

　粉砕（comminution）は，固体原料を機械力を利用して細かい粒子にする操作である。
食品を粉砕する理由は下記に示すとおりである。

　①　組織を破壊すると，玄小麦から小麦粉を，甘蔗から糖汁を圧搾してしぼり出す
例のように，必要成分の抽出が容易になる。

　②　菓子用のアイシング砂糖[*1]，各種香辛料の製造，チョコレートの精製[*2]工程の
例にみられるように，一定の粒径に細粉化することが製品の品質向上に寄与する。

　③　原粒の粒径が小さくなるほど単位質量当たりの表面積は大となる。その結果，
（a）湿った固体の乾燥速度が速くなる。（b）固体—液体間の接触面積が大となり抽出
速度が大となる。（c）煮沸，ブランチングなどの操作を行う場合，細切すると熱効率
が大となり必要時間が短縮できる。

　④　他材料と混合あるいは調合する場合，粒径の大きさがそろっていると均一にす
ることができる。

　粉砕には乾式と湿式がある。乾式粉砕の例としては図2-3に示すような粉砕ロー
ルを用いる方法があり，小麦を粉に挽く場合やチョコレートの精製用機械として広く
利用されている。湿式粉砕の例としてはデンプン製造におけるイモ類の磨砕，また香
辛料の粉砕においても湿式で行われることがある。主に乾式の粉砕機では，摩擦によ
る熱の発生により製品の品質低下が問題となる場合があるが，粉砕機械中に高速気流
を発生させ，原料同士を衝突させることで微粉末化する気流粉砕機（図2-4）が普及
し，主に穀類粉の微粉末化，高品質化に貢献している。

　　＊1　ケーキ，ペストリー，クッキーなどを飾る砂糖を主としたもの。氷で覆ったよう
　　　　　に真白になるのでこの名がある。
　　＊2　チョコレートの精製工程でチョコレートマスを微粒化する。微粒化が進むと，製
　　　　　品の口溶け，なめらかさ，味が良好となる。

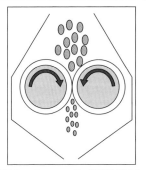

図2-3　ロール式粉砕装置

＊互いに逆方向に回転する2本の
ロールの間に原料を通して圧縮さ
せ，粉砕する。

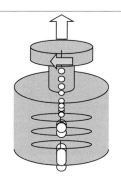

図2-4　気流式粉砕装置

＊ファンが高速回転する気流粉砕機に大量の空気と
ともに原料を送りこむことで，原料粒子同士の衝突
によって粉砕する。
出典）http://www.maff.go.jp/j/pr/aff/1102/spe1_03.htm

1.6　混　　合

　混合（mixing）は，2種類以上の成分が一つの空間内で互いに入り混じり，均一な
状態で存在するようにする操作である。混合には原料の性状から固体と固体，液体と
液体，固体と液体，液体と気体などの場合がある。

　混合・撹拌を行う場合，例えばパン粉とトウモロコシ粉の混合，香辛料の混合など
では容器に原料を入れ回転混合する。飲料工業における配合タンク中の撹拌，発酵工
場の醪（諸味）の撹拌，油脂の脱酸，脱色，脱臭時における撹拌，ジャム，マヨネー
ズ，あん製造時の撹拌には撹拌羽根のついた撹拌機が用いられる。

　固体（粉体）と液体を混合する場合には，①混合物を細片にする，②細片を混合す
る，③せん断する，④内包する気泡を除く各機能をもつ練りまぜ機を用いる。混合の
操作は，小麦加工品，チョコレート，菓子，乳製品，ペースト，練り製品の製造に広
く用いられている。乳化も混合であるが，化学物質を利用した操作であるので化学的
操作の項で後述する（p.53～）。

1.7　分　　離

　多くの場合，成分を分け取ることを目的として行う操作を分離（separation）という。
分離には製粉における例のように，固体粒子の混合物から粒度の差によって篩分けて
分離する場合，あるいは干しシイタケの篩分け操作による等級分けなど，固体と固体
の間の分離，果実の搾汁の例のように圧搾による固体から液体の分離，醤油製造時の
醪から生醤油の分離の例のようにろ過による液体から固体，あるいは固体から液体の
分離，果汁の清澄や動植物油の精製，牛乳からクリーム分離，デンプンの分離と水洗
濃縮，イーストの分離などに用いられる遠心分離（centrifuge）がある。

　このほか乾燥，蒸発，蒸留なども，原理的には相の変化を利用した分離操作である

が，ここでは圧搾，ろ過，蒸留について述べる。

（1）圧　　搾

　果実，野菜，油糧種子などは利用する液状成分を細胞組織の中に含んでいる。そのため液状の有用成分を原料である固体から圧搾力により分離する操作を行う。これが圧搾（compression）である。一般的に圧搾を行う前に細胞組織を破壊するパルプ化や加熱のような予備処理が行われる。圧搾法には次のようなものがある。

　①水圧を利用した圧搾は段階的に圧力を変化できる多板式圧搾機，多くの細孔のある円筒を利用して水圧で圧搾する籠型圧搾機（ケージプレス）などがある。②連続式圧搾：(a)パルプをロールとロールの間に通して圧搾する。甘蔗から糖液の圧搾に用いられている。(b)スクリュープレス式圧搾：果実のパルプまたは油糧種子の破砕物を厚い壁の円筒内に入れる。円筒内に進行方向に向かって細かくなっているスクリューが回転していて次第に原料に高圧がかかるようになっている。搾汁は円筒の網で覆われた細孔から溶出し分離される。油脂工業ではエキスペラーとして知られている。

　以上のほか，遠心力を利用して多孔性の壁を通して果汁をしぼり出す円錐形スクリーン遠心分離機もある。

（2）ろ　　過

　ろ過（filtration）は，液体中にけん濁している固体を多孔質の膜などを利用して液体から分離する操作である。通常，以下の方法をとる。①重力ろ過：重力による少量の分離か固体粒子の液切れのよいものに利用する。②圧力ろ過：原液側に大気圧以上になるように加圧して，ろ過加速度を速める方法である。③真空ろ過：ろ過材の上方は大気圧にし，下方を真空としてろ過速度を速める。④遠心ろ過：原液に遠心力をかけ，固体を沈降させて固体・液体を分離する。

　食品工業ではショ糖・甜菜糖の製造，デンプンの脱水，グルテンのろ過に真空ろ過が用いられる。食用油の製造時原料油から種子や細胞の破片除去，酸性白土を用いた脱色，サラダ油製造時の脱ろう（ウインターリング）やビール，ワイン，酢，果汁，酵母および肉汁の抽出液の清澄ろ過に加圧ろ過が用いられる。清澄ろ過の場合，固体が細かくろ過することが難しいため，活性炭やキトサンなどのろ過助材を用い，吸着させることでろ過効率を高めている。砂糖の精製時の砂糖結晶の回収洗浄・脱水，果汁，野菜ジュースの抽出に遠心ろ過が行われる。

　ミクロ精密ろ過（MF：micro filtration）：膜利用技術の一つである。穴のサイズが0.1μmの高分子膜，多孔質セラミック，焼結ステンレス膜を用いて除菌・微粒子を除くろ過が行われる。他の膜利用技術と異なり母液とろ過液間の圧力差が少ない。清酒，ビール，ワイン，清涼飲料，ボトルウォーターなどの除菌に利用されている。

（3）蒸　　留

　蒸留（distillation）は，2種以上の成分を含む混合液を加熱し，各成分の沸点の差を利用して各成分の分離をはかる操作である。

　蒸留は，その方法により単蒸留，分留（精留），水蒸気蒸留，分子蒸留などに分けら

れている。単蒸留は混合する成分間の沸点に大きな差のある場合に用いられる。精留は蒸留してくる成分をある温度範囲ごとに分ける蒸留方法である。水蒸気蒸留は水蒸気を用い，高沸点で熱分解を起こしやすく，水と溶解しない物質を比較的低温で蒸留する方法である。常圧下と真空下で行う場合がある。また10^{-2}〜10^{-3}mmHgの高真空下で蒸留を行う分子蒸留法がある。

　食品加工において，蒸留はブランデー，ウイスキー，焼酎などの蒸留酒，果汁の濃縮，油脂の脱臭，油脂抽出に用いた溶媒の回収，脂溶性ビタミン，モノグリセライドの蒸留などに利用されている。

1.8　乾　　燥

　乾燥（drying）は，水のような揮発性の液体を含む物体から液体を除く操作である。一般に乾燥によって食品原料から除かれる液体は水である。

　乾燥によって食品原料は，①微生物や酵素の作用を抑制でき保存性がよくなる，②重量が減少し輸送，貯蔵がしやすくなる，③魚の干物，干しシイタケなどのように保存性がよくなるとともに原料にはない新しい風味，テクスチャーをもつ食品となる，などの性質が付与されるようになる。

　乾燥法を大別すると自然乾燥法と人工乾燥法がある。自然乾燥法には魚介類，海藻類，きのこ類，野菜類に用いられる最も単純な日干しや陰干しがある。人工乾燥法には，干しシイタケにみられる，通風し徐々に昇温して加熱する方法，焙乾などの例にみられる加熱法，米菓などに用いられる方法の加熱，加圧，減圧噴出を伴う加圧法，送風法はスキムミルク製造などに用いられる。液体食品原料を高温または低温乾燥気流中に噴霧し瞬間的に乾燥する噴霧法，マッシュポテト製造時のようにロール上に被膜を作らせて乾燥する被膜法，マイクロ波により加熱するマイクロウエーブ法，真空にして乾燥する真空法がある。真空法には比較的低温で行う場合と，凍結後真空にする凍結真空法がある。

1.9　濃　　縮

　濃縮（condensation）は，溶液中の溶質の濃度を高める操作である。通常濃縮は溶媒の蒸発によって達せられるが，逆浸透法のような操作によっても濃縮が可能である。

　濃縮の目的は，①乾燥製品を作るための前処理，②溶質成分の除去，③ジャム，あん製造時のように濃縮による新しい物性，風味の付与，④濃縮によって製品の保存性を高め，同時に貯蔵，輸送経費を軽減することである。

　通常の濃縮にはいろいろな形式の蒸発缶が用いられる。蒸気により加熱されるが，蒸発缶は加熱部と蒸発濃縮された液と発生した蒸気を分離するセパレーターから成っている。濃縮を行う場合常圧下で行うと，着色や成分の分解が起こり，濃縮物の品質が低下する。真空濃縮は，このような着色や成分の分解が少なく，また，濃縮製品の変質が少なく，近年広く利用されるようになった。

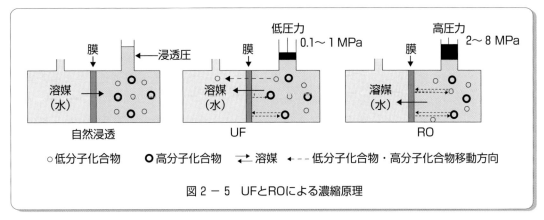

図2－5　UFとROによる濃縮原理

濃縮には加熱による方法のほか，限外ろ過（UF：ultra filtration）や逆浸透（RO：reverse osmosis）によっても濃縮が可能である。これらの方法は，半透膜など膜を利用するので膜処理とよばれている。膜を利用する共通の目的は熱を必要としないためエネルギー消費量が少なく，また加熱を行わないため品質の劣化が最小限に抑えられて，目的とする成分を濃縮あるいは分離することができる。図2－5にUFとROによる濃縮原理を示した。

表2－1に各種膜技術の特徴とその使用例を示す。

表2－1　各種膜技術の特徴と食品への応用例

分離法	分離対象物の分子量	分離対象物のサイズ	圧力(MPa)	対象	食品分野への応用
逆浸透(RO)	50~500	0.4~2 nm	2~8	塩類，アミノ酸，糖類	果汁の濃縮，牛乳の濃縮
ナノろ過(NF)	200~2,000	1~5 nm	1~5	オリゴ糖，ペプチド，色素	調味料の脱色，アミノ酸の脱塩濃縮
限外ろ過(UF)	1,000~500,000	3~500 nm	0.1~1	タンパク質，コロイド	チーズホエーからのタンパク質回収，果汁の清澄化
精密ろ過(MF)	—	20~1,000 nm	0.01~0.3	微粒子，微生物	飲料の除菌，発酵液の2次ろ過
電気透析(ED)				塩類，イオン	食塩の製造，調味料の脱塩

出典）中嶋光敏：「食品加工における膜技術」，日本調理科学会誌，**29**，p.146 (1996)

1.10　冷蔵，冷凍

食品を低温に保持することにより品質劣化を防止貯蔵することを低温貯蔵（low temperature storage）という。この場合，低温の温度帯が氷結点以上15℃以内で貯蔵する方法が冷却貯蔵あるいは冷蔵，2～－2℃の温度帯での貯蔵が氷温貯蔵，食品を凍結し－18℃を目安として貯蔵する方法を凍結貯蔵あるいは冷凍という。低温貯蔵についての貯蔵原理についてはすでに前章で述べた（p.27～）。

食品を冷蔵庫，保冷車に貯蔵する前にあらかじめ冷却し，食品の搬入に伴う庫内の

温度変化を最小に抑えエネルギーを節約する操作を**予冷**（precooling）という。特に果物や野菜について収穫直後に予冷を手早く行い品質の低下を防ぐことが必要である。予冷の方法として，①冷却した空気による空気予冷，②冷却した水を用いる冷水予冷，③減圧庫に野菜，果物を入れ，減圧して食品の表面の水を蒸発させ，その蒸発潜熱により急速に冷却する真空冷却がある。

　低温状態を作る場合，広く利用されている主な方法には融解潜熱の利用と蒸発潜熱利用の 2 方法がある。

　①　融解潜熱を利用するのは氷を用いる場合（icing）がその例であり，これは氷 1 kg が融解するとき周囲から79.68 kcalの熱を奪う性質を利用している。

　②　蒸発潜熱を利用する例をアンモニアにとれば，液体アンモニアは 1 気圧下で −33℃で気化し，アンモニア 1 kgで341 kcalの熱量を吸収する。すなわち液体アンモニアは気体に変わるとき，気化潜熱を周囲から奪い周囲の温度を低下させる。このような性質をもつ物質を**冷媒**（refrigerant）とよぶ。冷媒は同時に，液化しやすい性質をもたなければならない。冷媒にはアンモニアのほかフレオンガス[*1]，メチルクロライド（CH_3Cl），代替フロン（HFCs）[*2]，イソブタン，炭酸ガスなどがある。冷媒に必要な特性は以上のほか，毒性が少なく，起爆性，燃焼性がなく，化学的に安定で，金属に対し腐蝕性がないなどの性質が必要である。冷媒を冷凍装置内で利用する場合，次のように循環して使用する。

$$圧縮 \longrightarrow （冷却） \longrightarrow 液化 \longrightarrow 気化 \longrightarrow 圧縮$$

　これを**冷凍サイクル**という。冷凍サイクルにおいて，液化 $\longrightarrow$ 気化のとき圧縮液化された冷媒を膨張弁を通じて急激に圧力を下げ膨張気化すると，気化潜熱を吸収して低温が得られる。

　　＊1　ClとFを含むCCl_2F_2のような化合物。
　　＊2　フレオン（フロン）ガスはオゾン層を破壊するとして1995年生産が全廃された。
　　　　　代替フロンも地球温暖化作用があり規制対象とされている。

　冷熱の伝達には，空気凍結法，送風凍結法，金属板接触法，ブライン凍結法（浸漬凍結法）などがある。

　①　**空気凍結法**は，断熱された凍結室内に冷却管を棚状に組み込み食品を棚の上に載せ凍結する。冷却管との接触部分は早く凍結するが，他の部分の凍結は遅い。送風し空気を撹拌し凍結を均一にする方法がとられる。

　②　**送風凍結法**は，トンネル状の凍結室内を移動させ冷却した空気を 3 〜 5 m/秒の速度で吹きつける方法である。凍結速度は速い。

　③　**金属板接触法**は，熱伝導のよい金属板を冷却しておき，これに食品をはさみつけて急速凍結する方法である。小型，角型の食品は金属板との接触面積が大きいために凍結速度が速い。

　④　**ブライン**[*]（brine）**凍結法**は，塩化ナトリウム，塩化カルシウム，塩化マグネ

シウム，エチレングリコール，プロピレングリコールなどのブライン中に食品を浸漬して急速に食品を凍結する方法である。ブラインは空気より熱伝導がよく，このため食品を急速に凍結できる。この場合，食品は包装された状態でブラインに浸漬する。

  ＊　二次冷媒のこと。冷媒で各種ブラインを冷却し，冷却ブラインで食品を凍結する方法である。ブラインは，その状態を変えず顕熱の形で冷熱を運ぶ役割をもっている。

　⑤　他に液体窒素（沸点−196℃）を食品に噴霧したり，これに食品を浸漬して瞬間的に凍結する方法もある。

　冷凍された食品を長期間貯蔵すると乾燥や酸化などの品質低下が生じる。これを防止するため，魚介類や野菜を凍結直前に氷水中へくぐらせ，その表面に薄い氷の膜を付けることで防止する技術がある。これをグレーズ（氷衣）とよぶ。

2．化学的操作

2．1　剝　　皮

　剝皮（peeling）は，果実の缶・びん詰製造時に目的に応じて薬品処理を行う。使用される薬品は食品添加物の適正条件に従って製品完成前に除かなければならない。

　ミカン：外果皮を剝いたミカンはジョウノウ（内果皮に包まれた個々の身）が10前後集合しているが，これを個々にバラバラにする身割りを行う。身割りを行ったものにつきジョウノウ膜を除く薬品処理を行う。まず，細胞間物質のプロトペクチンを可溶化してジョウノウ膜とサジョウとの結着を弱めるため0.5〜1％濃度の塩酸で25〜35℃で30〜50分処理を行う。水洗後，セルロース，ヘミセルロースを分解し，ジョウノウ膜を溶解するため0.1〜0.8％濃度の水酸化ナトリウムで25〜35℃で10〜25分間処理を行う。薬品処理後，冷水で30〜50分十分に水さらしを行う。

　モモの場合，黄肉種など果肉がゴム質で剝皮しにくいため2〜4％熱水酸化ナトリウム溶液で剝皮する。剝皮後，酸で中和して水洗する。

2．2　水素添加（硬化）

　水素添加（hydrogenation）は油脂を構成している不飽和脂肪酸の二重結合に水素を添加して飽和結合にする操作である。水素添加の目的は，①油脂の不飽和度を減少させ酸化安定性を付与する。②油脂に可塑性，硬度を付与して物性を改善する。③色調を改善する。④においや風味の改善などである。特に①②を目的とする場合が多い。

　実際には精製油を原料としてNiを触媒（Co，Cu，Cr，Pd，Ptなどの遷移金属も触媒となる）として常圧〜8 kg/cm²の水素圧下（純度の高い水素を用いる）で反応温度を120〜220℃として水素添加を行う。水素添加により脂肪酸はシス(cis)型からトランス(trans)型に変化した立体異性体や二重結合の位置の異なる位置異性体が生じる。

　トランス型脂肪酸の過剰摂取が心疾患のリスク因子として注目され，FAO／WHOでは1日当たりの総エネルギー摂取量の1％未満にすべきとの勧告を出しているが，

日本人の摂取量は摂取エネルギーの0.3~0.6%と欧米と比較して低く問題ないとされている。

2．3　エステル交換

エステル交換反応（transesterification）は，グリセリドの脂肪酸の配置を変える反応である。次の３種に大別される。①油脂と脂肪酸の反応のアシドリシス（acidolysis），②油脂とアルコールとの反応のアルコリシス（alcoholysis），③油脂と油脂との反応のインターエステリフィケーション（interesterification）に分けられる。

②③の反応が実用上重要で，反応例を図２－６に示した。②のアルコリシスでは，油脂にグリセロールを混合した場合はモノグリセリドやジグリセリド，ショ糖を加えた場合ではショ糖脂肪酸エステルを生成する。界面活性剤の製造に用いられる。この場合，触媒としてはナトリウムメチラートCH$_3$ONaが一般的に使用される。

インターエステリフィケーションは油脂の品質改良に利用される。例えばラードについて品質を改良して，製菓，製パン用のショートニング製造に利用されている。

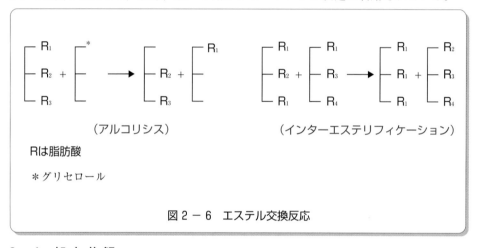

（アルコリシス）　　　　　　　（インターエステリフィケーション）

Rは脂肪酸

＊グリセロール

図２－６　エステル交換反応

2．4　加水分解

デンプンをシュウ酸で加水分解（hydrolysis）した後，炭酸カルシウムで中和し，ろ過，濃縮，脱色・脱塩，濃縮してグルコースとデキストリンが主成分の水飴を製造する。

また脱脂大豆の主成分のタンパク質を20%塩酸で加水分解し，中和後，得られるアミノ酸の混合物に加塩し，ろ過して化学醤油を製造する。また脱脂大豆を7.2%の比較的薄い塩酸で加水分解してペプチドを含むアミノ酸混合液として中和後加塩する。一方小麦と麩を原料として麹を作る。両者を混合して１～２か月の短期間熟成すると天然醸造醤油に近い醤油ができる。しかしこれらの方法は最近ではあまり行われない。

2．5　沈　　殿

デンプンは比重が重く常温では水に溶けにくい性質がある。これを利用してジャガイモやサツマイモ，穀類などからデンプンが分離される。サツマイモの例ではロール

で細胞を破砕してデンプン乳，皮，繊維が混合しているデンプン粕を得る。次に水中でデンプンを沈殿（precipitation）させタンパク質の細胞壁を分離する。あるいはデンプン粕を水とともに斜面を緩やかに流して比重の重いデンプンを先に沈殿させてデンプンを得る。最近は遠心分離機で沈殿させて製造することが多い。

タンパク質は等電点で沈殿する性質がある。これを利用して大豆タンパク質，牛乳タンパク質の調製をする。

また豆乳に凝固剤として硫酸カルシウム，塩化マグネシウム，グルコノ-δ-ラクトン（加熱するとグルコン酸となる）を加えるとタンパク質は沈殿凝固して豆腐となる。

2．6　ゲ ル 化

食品の食感にゲル化（gelatinization）は重要である。ソーセージや魚肉練り製品などは，塩可溶性タンパク質であるアクトミオシンが畜肉または魚肉に添加される食塩にて溶解し，加熱されることでネットワークを形成し，ゲルを形成する。また，コンニャクはグルコマンナンが主成分である精粉に水を加え糊状にし，消石灰を加え加熱することでゲル状のコンニャクが形成される。このように食品の主成分がゲルの主体をなすものもあるが，食品添加物としてゲル化剤が利用されることもある。ゲル化剤には多糖類が多く，一部タンパク質も用いられる。寒天，ペクチンはゲル化剤・増粘剤として，またアルギン酸，植物種子から分離したローカストビンガム，グアーガム，微生物産生のキサンタンガム，プルランなどは増粘剤・安定剤，デンプンは増粘剤，コラーゲンを熱変性したゼラチン（gelatin）はゲル化剤・増粘剤として利用されている。

2．7　乳　　　化

普通の状態では混合しない2種の液体を緊密に混合する操作を乳化（emulsification）という。この場合，液の一方は他方の液に小滴となって不連続に分散しており，他方は小滴を包み込み連続して存在している。この場合，前者を不連続相，分散質，内相などとよび，後者を連続相，分散媒，外相などとよんでいる。水と油の混合物のマヨネーズソース，バターなどが乳化された状態は典型的な例である。

乳化には，通常乳化剤（emulsifying agent）を用いる。乳化剤は構造的には疎水基，親水基の両者を一つの構造の中にもっている。乳化型には図2-7に示したように，マヨネーズソースに代表される水中油滴型（O/W：oil in water type）と，バター，マーガリンに代表される油中水滴型（W/O：water in oil type）の2つがある*。乳化型を決める主な要因は乳化剤であり，親水性の強い乳化剤はO/W型を，疎水性の強い乳化剤はW/O型を作りやすい。このほか2成分の割合も影響する。

＊　マーガリンには，逆相型として油80%以上を内相に水17%以下を外相にした，硬いが延びやすい性質のO/W型のもの，淡白であるが微生物が繁殖しやすい欠点のあるO/W型，ホイップ性・保型性・保存性のよいW/O型の両者の長所を兼ね備えた二重乳化型O/W/O型をもつものもある。

　　乳化剤としてはW/O型を作るグリセリン脂肪酸エステル，プロピレン脂肪酸エステル，O/W型を作るショ糖脂肪酸エステル，ステアロイル乳酸カルシウム，両型のいずれかを作るソルビタン脂肪酸エステル（脂肪酸エステル化度でいずれかの型となる）がある。天然の乳化剤としては大豆レシチン（O/W型，W/O型），タンパク質のカゼイン，アルブミン（O/W型），卵黄（O/W型）などがある。

　　乳化分散に用いられる装置は，**ホモジナイザー**（homogenizer）とよばれるが，これには圧力式乳化機，超音波を利用した乳化機などがある。乳化分散をした食品例には，肝油乳剤，植物油乳剤，均質牛乳，マヨネーズ，サラダドレッシング，果汁，乳化香料，アイスクリーム，ベビーフード，トマトケチャップ，ピーナッツバター，香油などの多くの例がある。

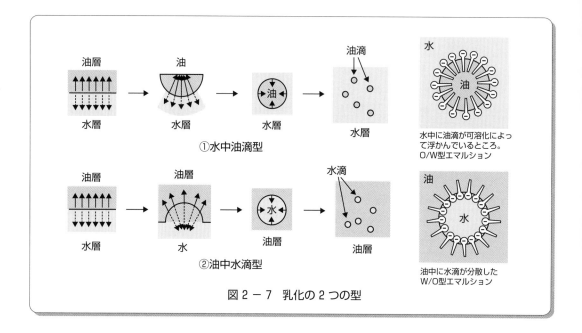

図2－7　乳化の2つの型

２．８　色調の安定化

　　食品の二次機能（嗜好特性）として食品の色は重要な要素である。色素類が調理，加工の過程で加熱，酸・アルカリなどにより変色して著しく品質を低下させることがある。これを防止するため食品添加物の着色料以外の化学薬品で処理を行う。

　　ハム，ソーセージなどの畜肉加工の例では筋肉組織に存在する色素タンパク質の鮮赤色のオキシミオグロビン，暗赤色のミオグロビンはそのまま加熱するとメトミオクロモーゲンとなり灰褐色となる。これを防止するため硝酸カリウム・亜硝酸ナトリウムを発色剤として用いると色素タンパク質はニトロシルミオグロビン（ニトロソミオグロビン）となる。これは加熱すると変性グロビンニトロシルヘモクロム（ニトロソミオクロモーゲン）に変化するが色は鮮赤色に保たれる。

　ナスの青紫色色素のナスニンは不安定で漬物の加工時に退色しやすい。このため
ミョウバン（マグネシウム，鉄，アルミニウムなどのミョウバン）を使用し，その金属イ
オンと色素のキレートを作り色を固定化する。黒豆を煮るとき黒豆に含まれるクリサ
ンテミンを金属イオンで固定化して色抜けを防ぐ。
　梅干し製造時，赤シソのシソニンを利用して原料のウメをウメに含まれるクエン酸
で酸性として赤く着色する。
　また緑色野菜の色素のクロロフィルはそのままではフェオフィチン（pHが低いと作
りやすい）となり褐色になる。これを防ぐためには重炭酸塩を加えアルカリ性として
からブランチングすると変色が防げる。グリーンピースの缶詰製造時，グリーンピー
スに含まれるクロロフィルのマグネシウムを鉄，銅などの金属イオンで置換した金属
クロロフィリンとして色を固定化している。

２．９　抽出，吸着，吸収

　抽出は固体あるいは液体原料から溶媒を用いて目的物質を溶出分離する操作である。
吸着は気体または液体を多孔質あるいは，イオン交換能をもった固体に接触させたと
き，気体または液体中の特定の成分が固体に特異的に捕捉されることを利用した一種
の特定成分の分離操作である。吸収は溶媒を混合気体に接触させ，混合気体の溶解度
の差を利用して，目的とする気体を溶媒に溶解しガス溶液を作る操作である。

（１）抽　　出

　食品加工において抽出（extraction）に用いる溶剤は，①目的とする成分を選択的に
よく溶解する，②化学的に安定であると同時に毒性，機材に対し腐蝕性がない，③沸
点が比較的低く，蒸発潜熱，比熱が小さい，④融点が低く，引火の危険がない，⑤安
価，⑥製品に悪影響を及ぼさない，などの諸性質を具備したものが理想的であるが，
実際にはこれらを十分満足している溶剤はない。したがって，これらの各項目のうち
最も必要とする性質をもつ溶剤を選択し利用している。
　抽出に用いられる溶剤は水，有機溶剤としてヘキサン，ベンゼン，エタノール，ア
セトンなどが用いられている。抽出を効率よく行う場合，原料の形状や大きさが問題
となる。一般に粉砕し粒度を小さくすると表面積が大となり抽出効率がよくなる。ま
た種実から油脂を抽出する場合，粗砕してから圧扁しフレーク状にするが，これは粗
砕により種実の組織が破壊され，抽出効率がよくなるためである。
　抽出の代表的な例を示すと，種実から油脂の抽出，インスタントコーヒー・紅茶・
ウーロン茶・緑茶飲料の製造工程での原料からの**エキス分の抽出**，甜菜糖製造工程で
の原料からの**ショ糖の溶解・抽出**などがある。油脂の場合は先述したようにヘキサン
で抽出している。溶媒は蒸留により回収する。コーヒー・紅茶・ウーロン茶・緑茶な
どのエキス分の抽出にはイオン交換樹脂などによって純化した水を用いて抽出してい
る。甜菜糖抽出の場合は，原料を波型の刃を用いてスライスし，70〜75℃の熱水で抽
出し，15〜16°Bx（ブリックス：糖度の単位）の抽出液を得ている。

（２）吸　　着

吸着（adsorption）に用いる吸着剤には活性炭，酸性白土，シリカゲル，骨炭，イオン交換樹脂などが使われている。

活性炭（active carbon）は多孔質で内部の表面積が大きい特徴があり，油脂，水，水溶液の脱色，精製に広く利用されている。酸性白土（Japanese acid clay）は含水ケイ酸アルミニウムを主成分としているが，油脂の脱色，脱臭に用いられている。シリカゲル（silica gel）は二酸化ケイ素で多孔質の網状組織をもつ。空気中の水分除去，加工包装食品では除湿剤として利用されている。骨炭（bone black）はリン酸カルシウムを主成分として，水溶液の脱色に利用されている。イオン交換樹脂（ionexchange resine）は多孔質の陰・陽両イオン吸着能をもつ合成樹脂で，陰イオンを吸着するものを陰イオン交換樹脂，陽イオンを吸着するものを陽イオン交換樹脂とよぶ。これら両樹脂を組み合わせ水や水溶液の精製に，また溶液中の目的物質を吸着させた後脱着し目的物質を分離することにも広く利用されている。

（３）吸　　収

吸収（absorption）は，食品加工においては，例えば炭酸飲料製造時のように二酸化炭素を水に吸収させるのがその例となっている。この場合，ガスの吸収をよくするためポンプで加圧したり，用水を冷却して溶解度を高めている。

3．生物的操作

3．1　微生物を利用した加工法

味噌・醤油・清酒など日本の伝統的な発酵食品以外にも海外で発達したパン・チーズ・ヨーグルトなど，広範囲の発酵食品の製造に微生物が利用されている。食品加工に用いられる微生物は真菌類のかび・酵母と細菌に分類できる。表２－２に主な微生物の食品加工への利用例を示す。納豆やヨーグルトのように単独の菌を利用する場合と醤油や味噌（いずれもこうじかび・酵母・乳酸菌）のように複数の微生物を混在させて利用する場合がある。個々の食品製造については各論を参照されたい。

3．2　酵素を利用した加工法

酵素技術は近年めざましく発展し，その応用範囲は拡大しつつある。最近は遺伝子組換え技術により酵素を比較的安価に製造する技術も確立している（p.70 参照）。この技術は現在のところ食品への適用に対して社会的認知が低いが，将来，新しい食品製造の一つとして期待されている。酵素反応の最大の特徴は，穏和な条件下で，特定の成分に作用して特定の化学反応のみを選択的に行うことができることである。微生物由来の酵素製剤が最も開発されているが，植物由来酵素および動物臓器由来酵素も大量に調製され利用例も多岐にわたっている。加工食品への利用例を表２－３に，食品素材調製への利用例を表２－４に示す。今後，機能性食品の製造などにも利用頻度が

表2－2　発酵食品への微生物の利用

食品名	原　料	主な微生物		
		か　び	酵　母	細　菌
ワイン	ブドウ		*Saccharomyces*属（ワイン酵母）	
ブランデー	ブドウ		*Saccharomyces*属（ワイン酵母）	
ビール	大麦，麦芽		*Saccharomyces*属（ビール酵母）	
ウイスキー	大麦，麦芽		*Saccharomyces*属（ビール酵母）	
清酒	米，米麹	*Aspergillus*属（こうじかび）	*Saccharomyces*属（清酒酵母）	
焼酎	米，米麹，麦，そば，サツマイモ	*Aspergillus*属（こうじかび）	*Saccharomyces*属（清酒酵母）	
みりん	米，アルコール	*Aspergillus*属（こうじかび）		
味噌	大豆，麹（米，麦，大豆）	*Aspergillus*属（こうじかび）	*Zygosaccharomyces*属*Candida*属（耐塩性酵母）	*Tetragenococcus*属（耐塩性乳酸菌）
醤油	大豆，小麦	*Aspergillus*属（こうじかび）	*Zygosaccharomyces*属*Candida*属（耐塩性酵母）	*Tetragenococcus*属（耐塩性乳酸菌）
うま味調味料	グルコース,糖蜜硫安,尿素など			*Corynebacterium*属*Bacillus*属
米酢	米	*Aspergillus*属（こうじかび）	*Saccharomyces*属（清酒酵母）	*Acetobacter*属（酢酸菌）
かつお節	カツオ	*Aspergillus*属（こうじかび）		
納豆	大豆			*Bacillus*属（納豆菌）
チーズ	牛乳	*Penicillium*属（青かび）		*Streptococcus*属*Lactobacillus*属（乳酸菌）
ヨーグルト	牛乳			*Streptococcus*属*Lactobacillus*属*Leuconostoc*属（乳酸菌）
漬物	野菜			*Lactobacillus*属*Leuconostoc*属*Tetragenococcus*属（乳酸菌，耐塩性乳酸菌）
パン	小麦		*Saccharomyces*属（パン酵母）	

表2－3　食品への酵素の利用

食　品	酵素（起源）	酵素作用	使用目的
パン	α－アミラーゼ（かび）	デンプンの分解	パン生地粘度の調節，発酵の促進，生地体積の増加，鮮度・軟らかさの保持
	プロテアーゼ（かび，細菌）	小麦グルテンの分解	パン生地伸展性の増強，混捏時間の減少，生地体積の増加，焼き上がり色調の改善
ビール	パパイン（パパイヤ）プロテアーゼ（かび，細菌）	タンパク質の分解	ビール中の冷却凝固物（タンパク質－タンニン複合体）の沈殿防止
	β－グルカナーゼ（かび，細菌）	β－グルカンの分解	麦芽由来β－グルカンの分解によるろ過の目詰まりの防止
清酒	アミラーゼ（かび）	デンプンの分解	四段掛けにおける蒸し米の糖化とエキスの増加
	プロテアーゼ（かび，細菌）	タンパク質の凝集	タンパク質性沈殿（白ボケ）の沈降促進
味噌	プロテアーゼ（かび，細菌）	タンパク質の分解	大豆タンパク質の分解促進
醤油	プロテアーゼ（かび，細菌）	タンパク質の分解	タンパク質分解促進による速醸
チーズ	レンニン（キモシン）（子牛胃，かび）	カゼインの部分分解	カードの生成
	リパーゼ（かび，膵臓）	脂肪の分解	脂肪酸の生成によるチーズフレーバーの改良
	カタラーゼ（かび）	過酸化水素の分解	牛乳の殺菌に用いた過酸化水素の除去
果汁	ペクチナーゼ（かび）	ペクチンの分解	果汁混濁原因物質ペクチンの分解，搾汁効果の増強，果皮分解物の除去
	ナリンギナーゼ（かび）	ナリンギンの分解	柑橘類苦味成分の分解除去
	ヘスペリジナーゼ（かび）	ヘスペリジンの分解	ミカン缶詰の白濁原因物質の分解
	アントシアナーゼ（かび）	アントシアンの分解	過剰色素を含む果汁・ジャムの脱色
アイスクリーム・牛乳	ラクターゼ（酵母）	乳糖の分解	乳糖の晶析防止，牛乳の乳糖除去
肉	パパイン（パパイヤ）プロテアーゼ（かび，細菌）	タンパク質の分解	調理前または缶詰前の肉の軟化，自己消化の促進
茶	タンナーゼ（かび）	カテキンガレートの分解	茶の混濁防止

増すと考えられる。なお，食品加工分野で用いられる酵素製剤は加水分解酵素が圧倒的に多い。

３．３　その他の利用法

食品原材料中にも酵素が存在する場合が多く，食品加工に利用する場合もある。その一例として，麦芽中のアミラーゼによるデンプンの糖化反応を利用したビール製造，茶葉中の酸化酵素による紅茶製造などが挙げられる。

表２-４　食品素材への酵素の利用

食品素材	酵素（起源）	酵素作用	使用目的
麦芽糖	β-アミラーゼ（かび，細菌）	デンプン，デキストリンの分解	麦芽糖の製造
ブドウ糖	グルコアミラーゼ（かび，細菌）	デンプン，デキストリンの分解	ブドウ糖の製造
果糖	イヌリナーゼ（かび，酵母）	イヌリンの分解	果糖の製造
果糖濃縮液	グルコースイソメラーゼ（放線菌）	グルコースの異性化	果糖・異性化糖の製造
転化糖	インベルターゼ（酵母）	ショ糖の分解	転化糖の製造，糖の晶析防止
シクロデキストリン	シクロデキストリン合成酵素	デンプンのデキストリン環状化	苦味や不快臭等のマスキング，香料の安定化や徐放等
イノシン酸	リボヌクレアーゼ（放線菌，かび）	RNAの分解	イノシン酸の製造

第 3 章

食品の包装

　食品の包装は，食品が製造され消費者に届くまで，その品質や安全性を保持するために最適な包装材料と包装技術が考慮され，また商品として運搬しやすさや取り扱いやすさといった利便性を与える役割を持つ。一方で，食品表示法により包装された食品の情報を示すことが定められている。

　そのような食品の包装は，食品衛生法において，清潔で衛生的でなければならないと定められている。また工業製品としての規格がJIS（日本産業規格）により定められており，3種類に分類されている。

1．包装の種類

　包装とは，容器とそれらを施す技術を示し，商品として消費された場合，不要となるものを容器包装という。容器包装は3種類に分類される。食品と包装材料が直に接触している単位包装を個装（一次包装）という。湿気や温度，衝撃から保護するため，個装間の仕切りとなる包装を内装という。輸送や保管の際の損傷を防ぐための外部包装を外装（二次包装）という。

2．包装材料

　食品の個装に用いられる主な包装材料は，紙，金属，ガラス，プラスチックなどである。これらの包装材料が持つべき性質は，食品の品質を保持し，貯蔵性や運搬性を高め，かつ衛生的でなければならない。

2．1　包装材料の種類
（1）紙

　紙は，印刷性・軽量性・遮光性に優れ，ある程度の強度もある。一方で，防水性・接着性がない。外装としては段ボールなどの用途があり，個装では，ポリエチレンとの複合包装材として利用することが多い。併用したプラスチックのヒートシール性（加熱および加圧による溶着のしやすさ）を利用して，飲用乳や果汁飲料を密封する。

（2）セロファン

　セロファンは，木材パルプから作られるビスコース（アルカリセルロース）をフィル

ム状に押し出し，希硫酸で中和（再セルロース化）したフィルムである。透明で印刷し
やすい。防湿性に欠けるため，ラミネート加工セロファンなどがある。粉末食品用の
袋，菓子・パンなどの包装に用いられる。

（3）ガ ラ ス

　ガラスは，耐熱性・耐薬品性・気体遮断性に優れ，洗浄や滅菌が容易である。一方，
光透過性があり，重く，割れやすい欠点がある。ガラスびんには，原料としてソーダ
石灰ガラスが主に用いられる。光遮断性や強度を与えるために，着色びんやプラスチッ
クをコーティングした強化びんがある。

（4）金　　属

　金属の包装材料は，耐熱性・熱伝導性・気体遮断性・光遮断性に優れる。一方，酸
やアルカリに弱い。食品との接触面は，塗料やプラスチックで被膜塗装されることが
多い。
　鉄（鋼合金）は，一般的にスチール缶として利用される。古くから缶詰に利用され
るブリキ缶（スズメッキ鋼板）や，スズを使わないティンフリースチール（TFS）缶
（クロムメッキ鋼板）がある。TFS缶はブリキより経済的で，耐食性が高いため，酸性
食品に適する。また，魚介類や卵製品で生じる硫化黒変を起こしにくい。
　アルミニウムは鋼板に比べると価格が高く，強度が劣る。しかし，軽量で耐防腐性
があり，薄く圧延することができる。また，プラスチックとの複合包装材などにも利
用される。開缶を容易にするために蓋にアルミニウムを用い，刻み線をつけたものを
イージーオープン缶といい，飲料用，缶詰などに利用される。
　構造上，3ピース缶（缶蓋，缶胴体，缶底からなる），2ピース缶（缶体，缶蓋からなる）
に大別され，後述の通り密封される（p.66）。近年では，プレス加工技術の進歩により，
ボトル型缶なども開発され，飲料の容器として利用されている。

（5）プラスチック

　プラスチックは，石油を原料に製造する重合体（ポリマー）である。電気を通さな
い絶縁体であり，光透過性に優れる。プラスチックフィルムは，紙・セロファン・ア
ルミ箔などに貼り合わせることで複合包装材として利用されることも多い。主な食品
包装用プラスチックと構造式を表3－1に示す。
　ポリエチレンは，とくに防水性・ヒートシール性に優れ，気体透過性・低温耐性が
ある。一方，軟化点が85℃であり，耐熱性が劣っている。ポリエチレンは，ポリ袋や
マヨネーズ容器，牛乳パック内面に貼り合わせて利用される。鎖状構造に分岐の少な
い高密度ポリエチレン（0.942～0.956）は，低密度ポリエチレン（0.910～0.942）に比べ
強度や耐熱性（120℃）は増すが透明性に欠ける。食品の個装やレジ袋に利用される。
　ポリスチレンは，硬質で脆く透明性に優れ，気体透過性がある。軟化点が70～90℃

表3－1　主な食品包装プラスチックと構造式

プラスチックの種類	構造式
ポリエチレン polyethylene, PE	$-\!\!\left[CH_2-CH_2\right]_{\!n}\!-$
ポリスチレン polystyrene, PS	$-\!\!\left[CH_2-CH\right]_{\!n}\!-$ （ベンゼン環）
ポリプロピレン polypropylene, PP	$-\!\!\left[CH_2-CH\right]_{\!n}\!-$ $\quad\quad\quad CH_3$
ポリ塩化ビニル polyvinyl chloride, PVC （別名：塩ビ）	$-\!\!\left[CH_2-CH\right]_{\!n}\!-$ $\quad\quad\quad Cl$
ポリ塩化ビニリデン polyvinylidene chloride, PVDC	$\quad\quad\quad Cl$ $-\!\!\left[CH_2-C\right]_{\!n}\!-$ $\quad\quad\quad Cl$
ポリエステル polyester, PET （別名：ポリエチレンテレフタート）	$-\!\!\left[\overset{}{C}-\bigcirc-\overset{}{C}-O-CH_2CH_2-O\right]_{\!n}\!-$ $\quad\ \overset{\|}{O}\quad\quad\quad\overset{\|}{O}$
ポリアミド polyamide, PA （別名：ナイロン）	$\quad\ \overset{O}{\|}\quad\quad\quad\quad\overset{O}{\|}$ $-\!\!\left[C-(CH_2)_4-C-NH-(CH_2)_4-NH\right]_{\!n}\!-$ ナイロン66

　で耐熱性に劣る。果物や野菜の包装，使い捨ての透明カップ容器・スプーンなどに利用される。衝撃に弱いためゴムを添加し，アイスクリームなどの容器として利用される。ポリスチレンを数倍から数十倍発泡させたものが発泡ポリスチレン（発泡スチロール）で，魚・肉のトレー，カップ麺容器に利用される。

　　ポリプロピレンは，強度・防水性・透明性に優れ，耐油性・耐熱性（120℃）・耐寒性があるが，気体遮断性に乏しい。ポリプロピレンの無延伸フィルムは，レトルトパウチなどの耐熱性包装材料の接着層（ヒートシール層）として用いられるが，二方向へ

コラム　ラップフィルム

　　ラップフィルムは，包装材料別に3つに分類される。ポリ塩化ビニリデン製ラップフィルムは，水分や酸素の透過性が最も少なく，保存性に優れ，匂い漏れも少ない。比較的固めなタイプである。ポリ塩化ビニル製ラップフィルムは，塩化ビニリデンに比べると気体透過性があるが，硬度が低く，皿などへの接着がよいので，業務用として利用される。ただし，ポリ塩化ビニリデン・ポリ塩化ビニルは，焼却時にダイオキシンを生じる。ポリスチレン製ラップフィルムは，ダイオキシンの発生がないので環境にやさしく，安価であるが，気体透過性が高いので，目的に応じて利用するとよい。

の延伸した延伸フィルムは，物理的強度や気体遮断性などが高まり，乾燥食品の防湿包装などに利用される。

　ポリ塩化ビニルは，硬質で透明性に優れ，卵パックやトレーとして利用される。可塑剤を加えたものは軟化してフィルム加工でき，ラップフィルムとして利用される。ただし，軟化点が65℃程度と耐熱性に乏しい。

　ポリ塩化ビニリデンは，透明性・耐熱性（140℃）・気体遮断性に優れている。家庭用ラップフィルムやハム・魚肉ソーセージの人工ケーシングに用いられる。また，気体遮断性から複合包装材としても有用である。

　ポリエステルは，透明性・防水性・耐熱性（200℃）・保香性に優れ，ペットボトルやレトルトパウチ，電子レンジ用容器として飲料容器に利用され，複合包装材としても有用である。ヒートシール性はない。

　ポリアミドは，透明性・耐寒性（-18℃）・耐熱性（120℃）があり，気体透過性も比較的少ない。ナイロン袋や複合包装材としてレトルトパウチ，冷凍食品包装に利用される。吸水性があるため，食品に接触させる利用方法はほとんどなく，またヒートシール性はない。

　ポリエステルやポリアミドのように，複数の単量体（モノマー）を重合させることで，性能が高められたプラスチックもある。例えば，ポリエチレンより強度や透明性の優れたエチレン・酢酸ビニル共重合樹脂（EVA樹脂）や，最も気体遮断性の高いエチレン・ビニルアルコール共重合樹脂（EVOH樹脂）などがある。

2．2　複合包装材

　複合包装材は，2種類以上の包装材料を複合して，それぞれの欠点を補っている。複合法には，図3-1のように2種類のプラスチックフィルムまたはアルミ箔を重ね合わせるラミネート法，塗布して被覆加工するコーティング法，溶融状態のプラスチック樹脂を同時に押し出し機に加え複合包装材とする共押し出し法がある。

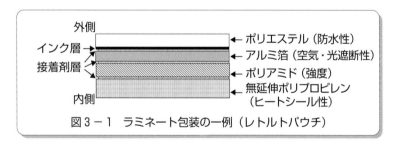

図3-1　ラミネート包装の一例（レトルトパウチ）

外側　→　ポリエステル（防水性）
インク層　→　アルミ箔（空気・光遮断性）
接着剤層　→　ポリアミド（強度）
内側　→　無延伸ポリプロピレン（ヒートシール性）

コラム　可食性フィルム

　食用の薄膜のことを可食性フィルムといい，代表的な天然の可食性フィルムには，ウインナソーセージのケーシング（羊腸）などがある。また，動物の皮・骨・腱から抽出したコラーゲンを袋状に成形したコラーゲンケーシングや糊化したデンプンを加熱されたドラムロールでフィルム状にしたオブラートなど，タンパク質，多糖類を人工的にフィルム状に加工したものがある。

2．3　食品包装材料と循環型社会

　食品の包装材料は，食品を消費した段階で廃棄される。循環型社会形成推進基本法においては，一般廃棄物の焼却および埋め立て処理量を減ずることを目的としており，3R（Reduce，Reuse，Recycle）に基づいて，容器包装の再利用が課題となっている。

　現在，資源の有効な利用の促進に関する法律に基づいて「識別表示マーク」の表示が義務化された。また容器包装に係る分別収集及び再商品化の促進等に関する法律（容器包装リサイクル法）により消費者は分別排出，市町村は分別収集，事業者は再利用が義務付けされている。再利用が義務化されている包装材料は，①無色ガラス製品，②茶色ガラス製品，③その他の色のガラス製品，④ペットボトル，⑤段ボール・紙パック以外の紙製容器包装，⑥ペットボトル以外のプラスチック製容器包装である。アルミ缶，スチール缶，段ボール，紙パックは容器包装リサイクル法における市町村の分別収集の対象になるが，市町村が分別収集した段階で有価物となるため，事業者の再利用の義務対象ではない。

　近年，環境に負荷を与えないプラスチック（生分解プラスチックやバイオマスプラスチック）などの開発もなされている。

3．食品包装と成分・品質の変化

3．1　加工食品の変質要因と防止方法

　加工食品の個装を行う場合，食品の変質要因を把握する必要があり，食品に応じた個装を行う必要がある。食品の変質要因には物理的要因，化学的要因，生物学的要因がある。

（1）物理的要因

1）水分変化による変質

　乾燥食品や粉末食品が吸湿した場合，軟化，食感の変化，膨張，凝集・固化，糖の析出や白濁などが起こる。対処方法として，防湿包装や乾燥材入り包装を行う。

　一方，食品が乾燥した場合，香気成分の損失やひび割れなどが起こる。対処方法として，防湿包装，肉などのドリップ吸水用トレー中敷のような高分子吸水剤（吸水性ポリマー）が利用される。

2）損傷による変質

　運搬中の衝撃，落下などによる外観の損傷などが起こる。対処方法として，包装材料の強化，内装の改良などを行う。

（2）化学的要因

　食品の品質劣化の要因には，油脂の酸化や色素・ビタミン類の変質，褐変反応などがある。その結果，食品の味や栄養価，品質の低下につながる。

　食品における酸化は，油脂の種類と酸素濃度，温湿度，金属イオンの存在，光線など様々な条件による。一般的に，酸素や酸化促進物質の除去が対処方法となる。具体

的には，真空包装，不活性ガス充填包装，脱酸素剤封入包装，光線の遮断（金属箔，印刷インク，遮光フィルムなど）などがある。

（3）生物学的要因

1）微　生　物

細菌，酵母，かびによる腐敗[*1]は，食品における品質劣化の大きな要因となる。一般的に腐敗防止には，水分活性やpHの低下，殺菌・滅菌，低温流通などが重要である。食品包装では，レトルト殺菌（120℃，4分間以上の加圧加熱殺菌），超高温瞬間殺菌（120～130℃，1～3秒）などと組み合わせることにより，比較的長期保存を可能としている[*2]。

> *1　食品が腐敗した場合，一般的にガス膨張を示す。缶詰の場合は打検検査を行うが，芽胞形成菌などの一部にはガス膨張を示さない変敗（フラットサワー変敗）を起こす。
> *2　殺菌条件は封入した食品の性状により異なる。果実類などpHが低いものは比較的低温で殺菌を施すが，pH4.6以上，水分活性0.94以上の一般的な食品においては，レトルト殺菌が必要となる。

2）果実・野菜の呼吸

リンゴなどから発生するエチレンガスによる過熱の防止には，ポリエチレンやポリスチレンのような気体透過性の高い包装材料が利用される。また，果実や野菜など生鮮食品の呼吸による品質の劣化には，気密性の高いフィルム内で生鮮食品の呼吸を抑制するMA（modified atmosphere）包装などを行う。

3．2　容器包装の溶出物

容器包装には，包装材料の原料や添加剤など様々な物質が残存する可能性がある。例えば，重金属類（鉛，カドミウムなど），発がん性物質（ホルムアルデヒド，塩化ビニルなど），内分泌かく乱物質（ビスフェノールA，ノニフェノールなど）が食品に移行することにより衛生上問題となることがある。容器包装のポジティブリスト制の導入（p.67）により，食品用途の製品は安全性の高い原料や添加材が利用され，残存量や溶出量は低くなるよう製造されている。

4．食品の包装技術

4．1　びん詰・缶詰

びん詰および缶詰の製造法は，原料を調整し，容器に充填，脱気，密封，加熱殺菌の工程をとる。加熱や真空巻き締め機などにより空気を除き，減圧状態にすることを脱気という。脱気は容器の腐食，容器内の食品の腐敗や酸化防止，加熱時の熱膨張による破裂防止，熱伝導性の向上などの目的で行われる。びん詰・缶詰の加熱殺菌は，微生物による変敗や酵素による変質を防止する目的として行う。

びん詰は，加熱殺菌したびんに食品を詰め，軽くふたをかぶせた状態で，蒸し器で

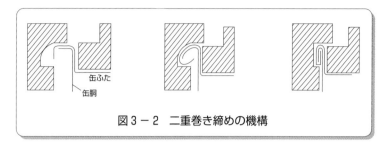

缶ふた
缶胴

図3－2　二重巻き締めの機構

殺菌と脱気を同時に行い，速やかにふたを閉めて密封する。冷却後，へこみ方で脱気の状態を確認できるセーフティボタン付きのふたもある。また，飲料などのびん詰では，加熱した搾汁液を殺菌消毒したびんに充填し，すみやかに打栓機で密封する。缶詰に利用される金属缶の多くは，二重巻き締めにより密封される（図3－2）。

4.2　ハイバリア包装

包装する食品の特徴や目標とする保存期間を考慮し，フィルムの種類と包装技術が選択されている。

食品の品質劣化を抑える上で，気体透過性が低いフィルムを利用した包装をハイバリア包装といい，食品のフィルム包装の際に，内部の空気を除去し，酸化や好気性微生物の増殖を抑える包装技術を真空包装という。

内部の空気を除去後，一定量の不活性ガス（窒素・二酸化炭素）を封入して，酸化や好気性微生物の増殖を抑える包装技術をガス置換包装という。

食品と脱酸素剤をともに包装する方法を脱酸素剤充填包装といい，空気遮断性の高い包装材料が用いられる。

包装材料としては，気体遮断性の高いポリ塩化ビニリデンやEVOH樹脂，アルミ箔，紙，ヒートシール性のあるポリエチレン，無延伸ポリプロピレンなどを組み合わせたラミネート包装材料が利用される。近年は，ラミネート包装材料中に鉄系の酸素吸収層を重ね，容器内の酸素を吸収するアクティブバリア容器なども使用される。

コラム　冷凍食品と電子レンジ対応食品の包装

冷凍食品における包装材料には，耐寒性とヒートシール性が求められる。また，冷蔵・冷凍保存される食品は加熱調理されることが多く，耐熱性も要求される。したがって，広範囲の温度帯に耐性が必要となる。近年は，電子レンジでの調理も大幅に需要が増加しており，ポリプロピレン，ポリ塩化ビニリデン，ポリエチレン，ポリアミドなどを組み合わせたラミネート包装材料が利用される。

4.3　無菌充填

容器と充填食品を別々に殺菌して，無菌環境で密封包装する方法を無菌充填（無菌包装）という。ロングライフ牛乳（LL牛乳）や果汁などに利用される。また，無菌に近い食品を充填する場合は，無菌化包装という。スライスハムやスライスチーズ，米飯（無菌化包装米飯）などの包装に利用される。

4．4　レトルト殺菌包装

　レトルトパウチ食品は，食品衛生法において「容器包装詰加圧加熱殺菌食品」と定義されている。食品衛生法に定められた条件として，プラスチックや金属箔をラミネートした気密性の高いフィルム容器に食品を詰め，レトルト殺菌を行うことが求められている。近年，平袋型や自立性のパウチ，トレー容器など，さまざまなタイプの容器包装が流通している。

| コラム | 食品用器具・容器包装におけるポジティブリスト制度の導入 |

　近年の世帯構造や食を取り巻く環境，ニーズの変化を受けて，2018年6月に約15年ぶりに食品衛生法が改正され，食品用器具・容器包装のポジティブリスト制度の導入が定められた。
　食品用器具・容器包装におけるポジティブリスト制度とは，包装材料のプラスチックの基本をなすもの（合成樹脂の基ポリマーおよび添加剤）を対象に，規格が定まっていない原材料を使用した器具・容器包装の販売等を規制し，安全性が担保された物質のみが使用できる制度である。なお，食品に直接接触する部分の合成樹脂またはその成分が一定量を超えて食品に移行する場合に対象となる。プラスチック以外の包装材料は，今後の検討課題となっている。
　この改正に伴い，原材料メーカーの情報をもとに容器包装等製造および販売メーカーがポジティブリスト適合性を確認できる情報を示し，容器等使用者（食品製造および販売事業者等）は規格に適合するものを使用しなければならない。

| 文　献 |

●参考文献
・河村洋子・馬場二夫：『食品安全性セミナー7 器具・容器包装』，中央法規出版（2002）
・厚生労働省：「食品衛生法の改正の概要」（2019）
　https://www.mhlw.go.jp/content/11131500/000481107.pdf
・鳥居貴佳：「食品の品質劣化の要因と包装による品質保持」，食品と科学，**57**（7），pp. 57－62（2015）
・西村公雄・松井徳光編：『食品加工学 第2版（新 食品・栄養科学シリーズ 食べ物と健康3）』，化学同人（2012）
・日本食品保蔵科学会：『食品保蔵・流通技術ハンドブック』，建帛社（2006）
・日本プラスチック工業連盟：「食品用プラスチック容器包装の利点」（2014）
　https://www.jpif.gr.jp/00plastics/conts/riten.pdf
・日本容器包装リサイクル協会：「資料1. 容器包装リサイクル制度について」（2018）
　https://www.jcpra.or.jp/Portals/0/resource/manufacture/text/seido-h30.pdf
・水口眞一：『食品包装－包装が食品の安全・安心を守る！』，日本食糧新聞社（2012）
・六鹿元雄：「食品用器具・容器包装におけるポジティブリスト制度の導入について」，産衛誌，**61**，p.155（2019）

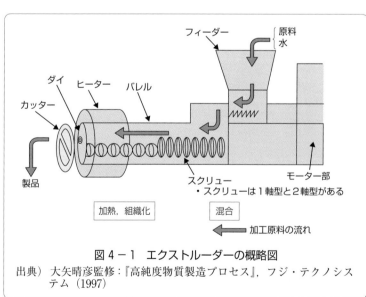

第 4 章

食品加工の技術

　第2章で紹介した物理的操作，化学的操作ならびに生物的操作により食品加工を行うため，さまざまな技術が開発されている。この章ではエクストルーダー，超高圧処理，超臨界ガスの利用，過熱水蒸気の利用について概説する。

　バイオテクノロジー（biotechnology）は，生体（bio）のもつ複雑で精巧な生命現象の機能（生体内酵素反応）を，工学（technology）的に利用して物質変換を行う技術のことである。ここでは先端的技術に的を絞り，バイオリアクター・細胞融合・遺伝子操作の技術について概説する。これらの技術がすべて食品の加工操作に適用されているわけではないが，今後これらの技術が食品加工に用いられることが予想される。

1．エクストルーダー

　エクストルーダー（extruder）は，圧縮，混合，剪断_{せんだん}，融解，反応，組織化，殺菌，成形および膨化を一つで行う機械（図4−1）である。エクストルージョン・クッキングとは，エクストルーダーを用いた加工法のことを指し，押し出し加工，押し出し調理ともいわれる。スクリュー軸は1軸型と2軸型があるが，2軸型はギアポンプのような気密性が得られるので，従来の1軸型では困難であった水分や油脂分の多い原料あるいは高粘度の原料の加工を可能とした。機械エネルギーと摩擦熱による熱エネルギーが同時に得られるので，デンプンの糊化やタンパク質の変性などの加熱調理が短時間（約5分間）に進む。発泡状食品，菓子，パン粉，肉様食品，タンパク質素材，米を原料とする食品生地，スナックの膨化，丸大豆の組織化，マカロニ・スパゲッティ，ビールモルト，おからの乾燥などの食品製造，加工処理など広範囲な食品加工分野に利用されている。

図4−1　エクストルーダーの概略図

出典）大矢晴彦監修：『高純度物質製造プロセス』，フジ・テクノシステム（1997）

2．超高圧処理

　　水を圧力媒体として100～1,000 MPaほどのいわゆる超高圧で食品を処理する技術
である。この処理により加熱を伴わずデンプンは糊化し，タンパク質は変性して消化
性がよくなる。多糖類もゲル化を起こす。熱処理と異なり共有結合には影響を及ぼさ
ないので，ビタミンや色素などを分解，変色させない特徴がある。つまり加熱処理に
よる栄養素の崩壊，有害物質の生成，風味の消失などの欠点を補える可能性がある。
また，この処理は殺菌作用があり酵素反応の制御も行え，エネルギー効率も良いとい
う利点もある。連続処理の問題，装置の軽量化，コストなどの課題も解決されつつあ
り，ジャム，ジュース，生ハム，無菌包装米飯などの食品加工に利用されている。

3．超臨界ガスの利用

　　超臨界ガスを抽出媒体とする抽出法を超臨界ガス抽出（supercritical gas extraction）
法という。超臨界ガスは，気体と液体とが共存できる臨界状態を超えた状態で存在し，
高密度に圧縮しても液化せず，液体と気体の中間の性質をもつ。超臨界状態で圧力・
温度を調節して，特定成分に対する溶解特性の差を利用し成分抽出を行う。食品に繁
用されるガス媒体は二酸化炭素である。二酸化炭素は比較的低温で容易に超臨界状態
にすることができ，しかも安価で無公害性などの利点を有する。この場合，①気体の
二酸化炭素を加圧して臨界状態にする。次いで②原料の入った抽出炉に入れて目的成
分の抽出を行う。③圧力・温度を調節し目的成分の分離・解析を行う。

　　本抽出方法は液体溶媒抽出に比べてマイルドな処理であることから，天然物の芳香
を失うことなしに化学的に不安定な成分を分離する方法として優れている。コーヒー・
茶の脱カフェインが最初の実用例であり，ホップレンジからのホップの抽出や調味液
のエキス抽出などにも用いられている。装置やランニングコストの課題も解決されつ
つあり，香料・天然色素・スパイスなどの抽出に利用されている。

4．過熱水蒸気技術の利用

　　過熱水蒸気とは,100℃の飽和水蒸気をさらに加熱して沸点以上の温度にした完全に
気体状態の水蒸気のことである。過熱水蒸気の製造は大気圧の飽和水蒸気を再加熱す
るか，または加圧飽和水蒸気を断熱膨張させた後，再加熱する方法で行われる。過熱
水蒸気は，短時間に温度のムラがなく加熱が可能であり，無酸素状態に近い状態にで
きるという利点を有している。また常圧での利用が可能であることから安全である。
家庭用オーブンに採用されたことで社会的認知度が高まっているが，焼き魚，水産練
り製品，照り焼き,唐揚げなどの調理加工,さらに野菜のブランチング処理にも使用さ
れている。

5．バイオテクノロジー

5．1　バイオリアクター

　酵素は水溶性物質なので，反応液に溶かして用いるのが一般的であり，再利用は困難である。そこで酵素を何らかの方法で固定化（固定化酵素）し，カラムなどに充填することにより反応器（reactor）として連続反応を進めることが可能となり，製造工程の簡略化や自動化および製造コストの節減につながる。酵素のみならず，目的とする酵素を有する微生物菌体を固定化（固定化微生物・固定化菌体）し，各種食品素材の製造や食品の改良にも実用化されている。

　表2－3（p.58）および表2－4（p.59）に示した酵素のほとんどはバイオリアクター（bioreactor）として使われている。さらに，ビール，醤油，食酢，大豆タンパク質の加水分解物やカゼイン分解物の製造，アミノ酸の生成など，食品の製造にも開発が進んでいる。特にオリゴ糖生産にはこの技術の導入が進んでおり，異性化糖・パラチノース・エリスリトール・シクロデキストリンなどを生産している。酵素を固定化する方法には，酵素を不溶性物質（セラミックなど）に結合（吸着）する担体結合法，酵素間に架橋することで固定化する架橋法，およびポリマー（アルギン酸ゲル，キトサンゲルなど）の中に封じ込める包括法などがある。

5．2　細胞融合

　ある種の酵素で細胞壁を溶解すると，細胞は原形質膜だけで包まれたプロトプラストになる。細胞融合（cell fusion）促進剤（ポリエチレングリコールなど）や電気パルスを使用して2つのプロトプラストを融合すると，それぞれの細胞がもっていた有用性を併せ持つ1つの新しい細胞が作られる可能性がある。冷凍耐性とマルトース発酵能を有する製パン用の酵母が実用化されている。ポマト（トマトとジャガイモ）やオレタチ（オレンジとカラタチ）などの作物もある。

5．3　遺伝子組換え

　生物の遺伝情報やその伝達方法は，基本的にすべての生物種で同じであり，DNA（deoxyribonucleic acid）が担っている。異種の生物のDNA同士であっても制限酵素やDNAリガーゼなどの酵素処理をすることにより組換えDNA（キメラDNA）を作ることができる。あるベクター（運び屋）DNA（プラスミドやファージ）に別の遺伝子断片（外来DNA）を組み込み宿主細胞に取り込むと，その宿主細胞には本来なかった遺伝形質が発現する（形質転換）。

　宿主細胞に植物を適用したのが，組換え作物（GMO：genetically modified organism）であり，その作物を原料として作られた食品が組換え食品（GM食品）である。現在，世界各国の食料事情から，食料の大幅な量的（生産性）および質的（栄養性，加工性，

保存性，安全性，生理機能性，嗜好性）改変が必要となり，従来の食料ならびに生産法に依存しない抜本的な技術開発が必要とされている。遺伝子操作を主体としたバイオテクノロジーは，種を超えた多くの動植物の性質を遺伝子レベルで改変することを可能とした。この技術によって作られるGM食品を，今後の食料として実用化することが課題となってきている。

　現在，GMOの開発が最も進んでいる国はアメリカである。大豆，ナタネ，ジャガイモ，トウモロコシなどであり，主に除草剤耐性農作物，害虫抵抗性農作物を作出している。わが国では2022年10月現在，表4－1に示したように9作物331品種のGMOが厚生労働省より安全性が確認され認可されている。GMOの代表的な作物として除草剤耐性大豆があげられるが，除草剤耐性の遺伝子を組み込むことにより他の雑草に影響を与える除草剤散布では枯死しないので，雑草処理などの作業性が改善され，また結果的に除草剤など農薬全体の使用量も減るというメリットがある。しかしながら，生態環境への影響などマイナス面を問題視する意見もあり，安全性や倫理面に対する社会的認知度を高めるためにも情報公開も含めて今後の課題が山積している。

　これまでGMOの作出は，生産者側本位の側面が強かったが，例えば，スギ花粉抗原のT細胞抗原決定基をコードする遺伝子を導入したスギ花粉症緩和米など消費者のメリットとなる開発も進みつつある。また，GM食品の安全性議論における最も大きな争点は表示の問題である。GM食品の表示義務対象について表4－2に示す。表示方法については図8－4（p.105）を参照されたい。

　また，元々その生物種が保有している形質を改変するため，特定の部位を切断するなどの技術を用いて効率良く遺伝子を改変したゲノム編集食品の開発も進んでいる。ただ，従来の品種改良とは異なる安全性審査や表示方法を求める声も強く，市場に流通するまでに多くの検討を要すると思われる。

表4－1　厚生労働省が安全性審査を経た旨，公表したGMO（2022年10月現在）

作　物	品種数	性　質
ジャガイモ	12	害虫抵抗性，ウイルス抵抗性
大　豆	29	除草剤耐性，害虫抵抗性，高オレイン酸形質，低飽和脂肪酸，ステアリドン酸産生
テンサイ	3	除草剤耐性
トウモロコシ	209	除草剤耐性，害虫抵抗性，高リシン，耐熱性α－アミラーゼ産生，乾燥耐性
ナタネ	23	除草剤耐性，稔性回復性，雄性不稔性
ワタ	48	除草剤耐性，害虫抵抗性
アルファルファ	5	除草剤耐性，低リグニン
パパイヤ	1	ウイルス抵抗性
カラシナ	1	除草剤耐性，捻挫回復性

表4－2　GM食品の表示義務対象

対象農産物[*1]	加工食品[*2, 3]
大豆（枝豆及び大豆もやしを含む）	1.　豆腐・油揚げ類 2.　凍り豆腐，おから及びゆば 3.　納豆 4.　豆乳類 5.　みそ 6.　大豆煮豆 7.　大豆缶詰及び大豆瓶詰 8.　きなこ 9.　大豆いり豆 10.　1から9までに掲げるものを主な原材料とするもの 11.　調理用の大豆を主な原材料とするもの 12.　大豆粉を主な原材料とするもの 13.　大豆たんぱくを主な原材料とするもの 14.　枝豆を主な原材料とするもの 15.　大豆もやしを主な原材料とするもの
とうもろこし	1.　コーンスナック菓子 2.　コーンスターチ 3.　ポップコーン 4.　冷凍とうもろこし 5.　とうもろこし缶詰及びとうもろこし瓶詰 6.　コーンフラワーを主な原材料とするもの 7.　コーングリッツを主な原材料とするもの（コーンフレークを除く。） 8.　調理用のとうもろこしを主な原材料とするもの 9.　1から5までに掲げるものを主な原材料とするもの
ばれいしょ	1.　ポテトスナック菓子 2.　乾燥ばれいしょ 3.　冷凍ばれいしょ 4.　ばれいしょでん粉 5.　調理用ばれいしょを主な原材料とするもの 6.　1から4までに掲げるものを主な原材料とするもの
なたね	
綿　実	
アルファルファ	アルファルファを主な原材料とするもの
てん菜	調理用のてん菜を主な原材料とするもの
パパイヤ	パパイヤを主な原材料とするもの
からしな	

*1　従来のものと組成，栄養価等が同等のもの
*2　組換えDNA等が残存し，科学的検証が可能と判断された品目
*3　表示義務の対象となるのは主な原材料（原材料の重量に占める割合の高い原材料の上位3位までのもので，かつ，原材料及び添加量の重量に占める割合が5％以上であるもの）の場合
★　しょうゆや植物油などは，最新の技術によっても組換えDNA等が検出できないため，表示義務はない。任意で表示は可能だが，義務対象品目と同じ表示ルールに従って表示
出典）「食品表示基準」（別表17）

第 5 章

食品加工と成分変化

　　食品中の成分は，生産から消費に至る間に，物理・化学的要因，生化学的要因および生物学的要因によって変化するとともに，種々の成分間反応が起こる。このような成分変化は，製品の栄養性，安全性および嗜好性の品質向上に関与する一方で，腐敗要因ともなる。食品加工・保蔵技術とは品質の制御にあるため，品質の向上あるいは劣化要因を知ることが大切である。本章では食品における成分変化について解説する。

1．タンパク質の変性

　　タンパク質（protein）は，一次構造，二次構造，三次（四次）構造から成っている。このうち，α－ヘリックスやβ－シート，ランダムコイルなどの二次構造は，立体的に近接するポリペプチド鎖のアミノ酸側鎖間でさらに水素結合，イオン結合，疎水性相互作用，ジスルフィド（S–S）結合などを形成している（図5－1）。このように生理的条件下では各々規則正しい高次構造を維持しているが，この規則的な立体構造は，ペプチド結合に比べて弱く，種々の作用によってこれらの結合が切断されると立体構造が維持できなくなり，タンパク質が有する本来の性質が変化する。このような立体構造の変化あるいは破壊によって，タンパク質の状態や性質が変化する現象を変性（denaturation）という。一般に二次構造以上の高次構造に変化をきたしたものをいい，共有結合の切断などの化学反応による一次構造上の変化は，変性には含めないが，ジスルフィド結合の還元的な開裂は変性に含まれる場合がある。

　　タンパク質の変性要因には，物理的要因（熱，凍結，紫外線，X線，高圧，超音波，振盪など）と化学的要因（酸，

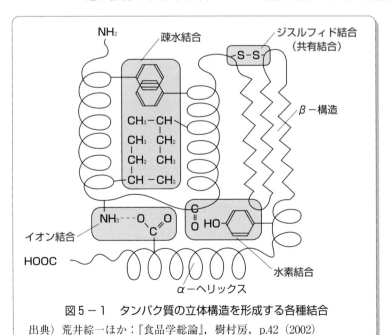

図5－1　タンパク質の立体構造を形成する各種結合

出典）荒井綜一ほか：『食品学総論』，樹村房，p.42（2002）

アルカリ，アルコールなどの有機溶媒，種々のアミド，有機酸，界面活性剤，重金属など）があり，前者はイカを乾燥させスルメに，豆腐を凍結後，脱水させ凍り豆腐にするなどに利用され，後者には，アルカリ処理によるタンパク質の変性を利用した皮蛋〈ピータン〉などがある。変性したタンパク質はタンパク質分解酵素の作用を受けやすくなる。変性は可逆的な場合もあるが，多くの場合不可逆的である。

1.1　加熱変性

　食品は一般に水分を有し，加熱処理によって水およびタンパク質分子間の運動が促進される。この際ポリペプチド鎖の立体構造が変化した結果，主に疎水性相互作用によって，水分子を閉じこめ三次元的な網目構造を形成してゲル化（凝固）する。

　加熱変性（heat denaturation）は，タンパク質の種類（表5-1）によって異なり，水や塩溶液に可溶なアルブミン，グロブリンに起きやすい。なお，ゼラチンは水素結合によってゲルを形成するため，熱可逆性ゲル（加熱時ゾル化，冷却時ゲル化）を形成する。

　凝固温度についても，タンパク質の種類（表5-1）によって異なり，アルブミンやグロブリンは比較的低い温度で凝固するが，糖タンパク質であるオボムコイドやオボムチン（卵白）は加熱変性しにくい。このような温度差を利用した加工品として，温泉卵などがある。

　また，等電点（isoelectric point）がアルカリ側にあるタンパク質や，牛乳中のリンタンパク質カゼインのようにシステインやシスチンをほとんど含まないタンパク質は変性後もジスルフィド結合しないため熱変性しにくい。加熱変性には水分量，pH，塩濃度なども関与し，水分が多いほど熱凝固温度は低く，乾燥食品などは熱凝固しにくい。また，等電点では熱凝固しやすい。

　ラセミ化：生体内で合成あるいは利用されるアミノ酸は，ほとんどがL-体のアミノ酸であり，食品のタンパク質もL-体のアミノ酸から構成されている。ローストチキンや焼き肉の表面などタンパク質を高温（200℃）で加熱するとL-アミノ酸の一部がラセミ化してD-アミノ酸に変化する。この変化はグルタミン酸など酸性アミノ酸では著しく起こる。D-アミノ酸は栄養性がないものが多く，タンパク質の栄養価は低下する。

　リシノアラニン（lysinoalanine）：タンパク質中のシスチンやセリン残基は，アルカリ処理によってβ-脱離反応を起こし，開裂しデヒドロアラニンが生じる。これがリシンのε-アミノ基との間に架橋結合を形成し，リシノアラニンが生成される。このような架橋結合は，消化性の低下およびシスチン，セリン，リシンの非有効化につながり，栄養価値が低下する。また，リシノアラニンはラットを用いた動物試験において，腎臓障害や尿排泄機能障害が認められたとされている。

　変異原性（mutagenicity）物質：加熱処理によって，変異原性物質や発がん物質が生

表5－1　タンパク質の分類

		存　在	性　質
単純タンパク質	アルブミン	オボアルブミン（卵白） ラクトアルブミン（乳）	水，塩溶液，酸・アルカリに可溶，熱凝固する，硫酸アンモニウム飽和時沈殿
	グロブリン	オボグロブリン（卵黄） リゾチーム（卵白） ラクトグロブリン（乳） ミオシン（筋肉） グリシニン（大豆）	水に不溶，塩溶液，酸・アルカリに可溶，熱凝固する，硫酸アンモニウム半飽和時沈殿
	グルテリン	グルテニン（小麦） オリゼニン（米）	水，塩溶液，70％アルコールに不溶，酸・アルカリに可溶
	プロラミン	グリアジン（小麦） ツェイン（トウモロコシ）	水，塩溶液に不溶，酸・アルカリ，70％アルコールに可溶，熱凝固しない
	アルブミノイド （硬タンパク質）	ケラチン（爪，毛髪） コラーゲン（皮，軟骨）	普通の溶媒には不溶，熱凝固しない，酵素分解を受けない
	ヒストン	胸腺，生殖細胞	水，塩溶液，酸に溶解，熱凝固しない，塩基性タンパク質，アンモニアに不溶
	プロタミン	サルミン（サケの白子） クルペイン（ニシンの白子）	水，塩溶液，酸・アルカリに可溶，熱凝固しない，塩基性タンパク質・アンモニアに可溶
複合タンパク質	リンタンパク質	カゼイン（乳） ビテリン（卵黄）	リン酸とエステル結合 酸性タンパク質
	色素タンパク質	ミオグロビン（筋肉） ヘモグロビン（血液）	Fe，Cuなど含有色素と結合
	糖タンパク質	オボムコイド（卵白） ムチン（唾液）	糖類を含む（Asn型とムチン型） 酵素分解を受けにくい
	リポタンパク質	ビテリン（卵黄）	レシチン，ケファリンなど脂質を含む
	核タンパク質	細胞の核，ウイルス	核酸とタンパク質の複合体

成されることがある。食肉や魚肉の焦げや煙から検出される環状構造（炭素と窒素）を有するヘテロサイクリックアミン（heterocyclic amine）は，強い変異原性や発がん性を示す。焼き魚や炭火焼きステーキから発がん物質であるベンゾピレン（benzopyrene）が検出されているが，通常のこれらの摂取量は少ないこと，キャベツなどに含まれるペルオキシダーゼにより不活化される場合もあることから，通常問題にならないとされている。

1．2　凍結変性

　一般に冷凍処理した畜肉や魚肉は解凍後，ドリップが生じるなど水分量の減少，タンパク質の保水性低下，タンパク質周辺の水和水の減少，タンパク質および塩濃度の増加，分子間相互作用の増加などによって品質が劣化する。凍結変性（freezer denaturation）は－20℃以上の比較的高い温度で時間をかけて冷凍したいわゆる緩慢凍結の場合に起こりやすい。このようなタンパク質の凍結変性は，急速凍結によって最小限に抑制できる。逆に，この凍結変性を利用した加工品に凍り豆腐がある。

1．3　酸，アルカリ処理による変性

タンパク質は＋，－の両方の電荷を有する両性電解質（ampholyte）である。タンパク質は，等電点よりも酸性側では＋に帯電し，アルカリ側では－に帯電するため，酸性下やアルカリ性下では電荷が変化し，静電的反発を生じて凝固が起こる。これを利用した食品として，酸性側ではシメサバ，等電点ではヨーグルト，アルカリ性では中華めんや皮蛋（ピータン）などがある。

1．4　その他の変性

表面変性：卵白を激しく撹拌すると泡状に凝固しメレンゲとなるが，これは表面張力によって卵白アルブミン分子の構造が広がり変性することを利用したものである。

塩類による変性：魚肉などは，多量の食塩あるいは高濃度の食塩水によって，身がしまり硬化するが，筋肉タンパク質アクトミオシンが塩によって変性することを利用している。

加圧変性：数千気圧で食品を高圧処理すると凝固することがある。高圧処理によって，食肉タンパク質は低塩濃度でもゲル化する性質を利用して，減塩ハムなどが製造されている。

2．デンプンの糊化・老化

デンプン（starch）はα－D－グルコースが脱水重合した多糖類で，高等植物において普遍的に分布しており，人類の主要なエネルギー源である。D－グルコースがα－1,4結合にて10^3程度重合した直鎖状分子で，グルコース6分子で一巻きするらせん構造のアミロース（amylose）と，α－1,4結合の直鎖構造にα－1,6結合の分岐構造（房状構造）をもつ重合度10^4～10^5のアミロペクチン（amylopectin）の2種類がある。（図5－2）

両分子の存在比率は植物によって異なるが，平均的にアミロースが15～30％（表5－2），アミロペクチンが70～80％含まれ，このようなデンプン食品を粳種（うるち）という。これに対し，ほとんどアミロペクチンのみから成るデンプン食品を糯種（もち）といい，イネ，大麦，トウモロコシ，アワなどに存在する。高アミロースコーンスターチのように，アミロースが約70％を占めるものもある。

ヨウ素デンプン反応によって，アミロースは青色を，アミロペクチンは赤紫色を示すが，これは直鎖部分の平均単位鎖長による。工業的には，ジャガイモやサツマイモなどのイモ類およびトウモロコシなどを水とともに摩砕後，比重が大きいため沈殿する性質を利用して分離し，洗浄，精製，乾燥して製造される。

2．1　糊化（α化）

一般にデンプン質食品の調理・加工の目的は，硬く消化しにくい生デンプン（β－

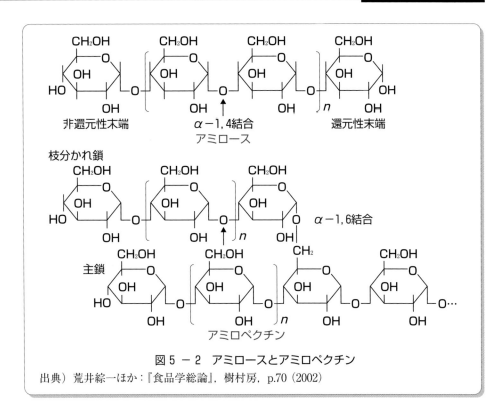

図５－２　アミロースとアミロペクチン

出典）荒井綜一ほか：『食品学総論』，樹村房，p.70（2002）

表５－２　各種デンプンの主な特性

特性 \ 種類		サツマイモ デンプン	ジャガイモ デンプン	コーン スターチ	小麦 デンプン	米デンプン （うるち）	タピオカ
性状	粒　状	多面形 つりがね 形，複粒	卵形 単粒	多面形 単粒	凸レンズ形 単粒	多面形 複粒	多面形 つりがね 形，複粒
	粒　径（μm）	2～40	5～100	6～21	5～40	2～8	4～35
	平均粒径（μm）	18	50	16	20	4	17
	アミロース（％）	19	25	25	30	19	17

出典）倉田忠男ほか編：『食品加工学』，朝倉書店，p.66（1997）

デンプン）を，水を加え加熱することによって，粘性のある半透明の糊とし（糊化，α化，gelatinization），消化されやすいエネルギー源とすることにある。糯種生デンプンではアミロペクチンは規則正しい配列によって結晶領域〔ミセル（micell）構造〕を構成している。粳種ではアミロースはアミロペクチン間の非結晶領域に存在している。水を加え50～80℃で加熱処理すると，結晶領域では分子間の水素結合が分子運動により切断され，結晶構造が崩壊し，水分子が入り込みデンプン分子と水和するため，半透明なコロイド状態の糊となり粘りが生じる。これを糊化（α化）といい，このような状態のデンプンを糊化デンプン（α－デンプン）という。

　一般に，マメ科のように高アミロース含量のデンプンほど糊化温度は高く，膨潤し

ても粒構造は保持されやすく，あんなどの製造に利用されている。糊化デンプンはアミラーゼの作用を受けやすく，ほぼ100％消化される。

２．２　老化（β化）

糊化デンプンを50℃以下の低温で放置しておくと，再びミセル構造が形成され，白濁，硬化および離水しはじめ，生デンプンに近い状態に戻るが，結晶性は低い。これをデンプンの老化（β化，retrogradation）といい，このような状態のデンプンを老化デンプン（β－デンプン）という。一般に老化は２～５℃，水分30～60％のとき起こりやすく，分岐構造のアミロペクチンに比べ，直鎖構造のアミロースは老化が起きやすい。また，その進行は温度，水分，pH，デンプンの組成，糊化の程度，共存物質などに影響を受ける。老化デンプンは糊化デンプンに比べ，味，消化性ともに著しく低下する。老化デンプンを100℃で再糊化させた場合，糯種は100％糊化するが，粳種では約５％老化分が残る。

老化の防止法として，デンプンを糊化状態のまま60℃以上に保持し，水分を除き乾燥する。または，糊化デンプンを凍結後に乾燥させる真空凍結乾燥法（α化米，ビスケット，即席めん），凍結処理（冷凍飯およびパン），単糖，二糖，オリゴ糖，糖アルコールなどの添加（大福餅，羊羹，求肥など），pH処理，界面活性剤の添加，アミラーゼ処理などがある。いずれも再会合を防止することで，老化を遅らせる。

３．脂質（油脂）の酸化

加工・貯蔵中に起こる食品の化学的な品質劣化は，分解や重合などの酸化反応が主体であり，代表的なものに脂質（脂質：水に不溶であり有機溶媒に可溶な有機化合物の総称。油脂：グリセロールのトリエステルの集合体）の酸化がある。食用油脂，魚の乾製品などの食品は，保存時に粘度の増加，固化，不快臭，苦味，着色を生じ品質低下する場合がある。これは主に不飽和脂肪酸が酸化されて起こるものであり，これを変敗や酸敗（酸を生成する場合が多い）とよぶ。油脂の酸化には自動酸化，熱酸化，光増感酸化，酵素による酸化などがある。

３．１　自動酸化

食用油脂中の不飽和脂肪酸（分子中に二重結合：Fをもつ。F×1：オレイン酸系，F×2：リノール酸系，F×3：リノレン酸系，F×4≦：高度不飽和脂肪酸とよぶ）は光や紫外線などによって，ラジカル反応（共有結合切断時に共有する電子対を各原子が一つずつ分け合いラジカルを生じる反応　A：B→A・+B・）を起こし，水素原子が引き抜かれラジカル（不対電子をもつ粒子）となる（開始反応）。ラジカルは極めて不安定で反応性に富み酸素と結合してペルオキシラジカルになる。これはさらに他の脂肪酸より水素原子を引き抜いて新たにラジカルを生成し，自身は過酸化物（ヒドロペルオキシド）となる。こ

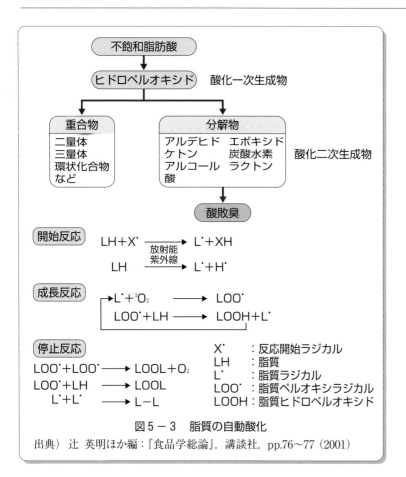

図5－3　脂質の自動酸化

出典）辻 英明ほか編：『食品学総論』，講談社，pp.76〜77（2001）

のラジカル反応は酸素と不飽和脂肪酸がある限り連鎖反応的に継続する（成長反応）。不飽和脂肪酸が減少するとラジカル同士が反応し，非ラジカルとなって反応が停止する（停止反応）。

　このように開始，成長，停止反応からなる一連のラジカル連鎖反応を油脂の自動酸化（autoxidation）といい（図5－3），変敗，戻り臭，着色，毒性の発現などを引き起こす。自動酸化は熱，光，水分，重金属イオンなどによって促進される。

3．2　熱　酸　化

　油脂を高温にすると，酸素と接触し酸化反応を起こすが，これを熱酸化（thermal oxidation）という。過酸化物を生成する過程までは自動酸化と同じであり，ラジカル反応である。生成された過酸化物は高温処理のため，速やかにアルデヒドやケトンなど低分子カルボニル化合物やラジカルに分解される点が自動酸化とは異なる。粘度増加，泡立ち，発煙，着色などのほか，酸化分解物や重合油等による栄養性や安全性（嘔吐，下痢など）の低下も問題となる。

3．3　光増感酸化

　クロロフィル，リボフラビンなどの色素は可視光が照射されると励起状態（最低のエネルギーから高エネルギー状態へ移行する）となり，この励起状態の色素分子を通して空気中の三重項酸素（$^3O_2$）は1,000倍以上反応性の高い一重項酸素（$^1O_2$）となる。一重項酸素は不飽和（二重）結合の炭素に直接付加して過酸化物を生成する。これを光増感酸化反応（photosensitized oxidation）という。

3．4　酵素による酸化

　豆類や穀類などを保存・加工する際，豆乳のように青草臭を生じることがある。こ

れは植物中に含まれるリポキシゲナーゼの作用による。この酵素はリノール酸，リノレン酸などシス型の不飽和結合の間にあるメチレン基より水素を引き抜き，酸素を付加して各々植物に特有の過酸化物を生成する。この過酸化物はさらに分解して，ヘキサナール，ヘキサノールなどを生成する。

3．5　酸化防止法

　酸化防止法は物理的方法と化学的方法の 2 つに分けられる。物理的方法として，油脂の酸化には必ず酸素が必要であることから，窒素充填や真空包装など酸素を遮断し，同時に包装材によって光も遮断する方法がある。また，低温貯蔵によって反応を遅らせる方法もある。最近では鉄粉を利用した脱酸素剤などもある。一般的な化学的方法として抗酸化剤の添加がある。抗酸化剤（antioxidant）には天然と人工とがあり，安定性および効力では人工のほうが上回るが，消費者の天然指向に加え，安全性の面から天然素材が多く用いられる。

4．食品の褐変

　食品の調理，加工，貯蔵中に黄色や褐色に着色することがあるが，これを褐変^{かっぺん}（browning）という。食品は多種多様な成分の混合系であり，成分間反応を起こすが，褐変は代表的な成分間反応であり，酵素的褐変（enzymatic browning）と非酵素的褐変（nonenzymatic browning）とに大別される。

4．1　酵素的褐変

　植物の組織を切断や摩砕すると，切断面が次第に褐色に着色する。これは細胞組織の破壊によって，細胞中のポリフェノール類（分子内に水酸基を 2 個以上もつフェノール）がポリフェノールオキシダーゼ（銅含有金属酵素）などに酸化されキノンを生じ，非酵素的に縮合や重合して褐色のメラニン色素を生成する。この反応を酵素的褐変とよぶ。

　一般に果実や野菜などの褐変は好まれない場合が多く，ポリフェノールオキシダーゼ（polyphenol oxidase）は外観，臭いなど嗜好性の低下のほか，栄養性も低下するなど，生鮮食品の加工や保存において重要な問題となる。ポリフェノール類はクロロゲン酸（ゴボウ，コーヒー），カテキン類（紅茶，リンゴ），チロシン（ジャガイモ），タンニン（緑茶）など数多く存在する。ポリフェノールオキシダーゼは酸化酵素であり，酸化するポリフェノールによって，チロシナーゼ，カテコールオキシダーゼ，ラッカーゼに分類される。リンゴなどを剥皮後，食塩水や酢水などに漬けるが，これは酵素活性が食塩や酢酸によって阻害されるためである。防止法として，ブランチングのほか，アスコルビン酸（チロシナーゼ）などの還元剤，食塩などの活性阻害剤の使用などがあるが，完全に防止することはできない。

　逆に酵素的褐変を利用したものには紅茶があり，茶葉中のカテキン類を十分に酸化

させ，テアフラビン（赤色色素）や香気成分を生成させる（p.203，204参照）。

4．2　非酵素的褐変
（1）アミノカルボニル反応
　アミノカルボニル反応（amino-carbonyl reaction）は非酵素的褐変として知られ，食品における代表的な成分間反応である。この反応は1912年にL. C. Maillardによって発見されたため，メイラード反応ともいう。食品中に存在するアミノ化合物（タンパク質，ペプチド，アミノ酸，アミン類など）とカルボニル化合物（還元性を示す単糖，二糖，オリゴ糖類，多糖の還元末端など）とが反応し，複雑な反応を通して最終的に褐変物質メラノイジンを生成する。反応は初期，中期，終期反応の3段階に分類される（図5－4）。

　味噌，醤油，クッキー，コーヒーなど反応を利用する場合と，粉乳，果汁などにおける着色や臭いなど好ましくない場合もある。なお，反応によって糖やアミノ酸量が減少するため栄養価は低下し，特にリシンのε－アミノ基は反応初期段階で生成されるシッフ塩基と反応するなど塩基アミノ酸の反応性が高く，還元糖では五炭糖のほうが六炭糖に比べ反応性が高い。反応中間段階で生成されるレダクトン類や反応終期のメラノイジンは抗酸化作用が強く，食用油脂に含まれると酸敗臭を防止するほか，難消化性のため食物繊維のような生理作用をもつ。

（2）反応の条件
　アミノカルボニル反応はさまざまな要因で変化する。
1）水　　分
　水分含量10～15％，水分活性（A_w）0.65～0.85の中間水分食品において，最も反応が起こりやすい。
2）温　　度
　他の化学反応と同様に温度が高温になるほど反応は速やかに進行し，温度が10℃上昇すると3倍以上速く進むのに対し，10℃以下で保存すると反応は極めて遅い。
3）pH
　pH3以下ではほとんど進行しないが，これよりアルカリ性側になるほど反応は速く進行する。
4）金属イオン
　鉄や銅イオンは反応を促進する。
（3）ストレッカー分解
　パン，クッキー，麦茶，コーヒーなど糖とアミノ酸を含有する食品を加熱した際，特有の香気成分が生成する。これはアミノカルボニル反応の中間生成物であるα－ジカルボニル化合物がα－アミノ酸と反応し，脱炭酸を経てアルデヒドやアミノレダクトンが生成され，さらに，アミノレダクトン同士で縮合，環状化しピラジン化合物に変化する。この一連の反応をストレッカー分解（Strecker degradation）という。各々

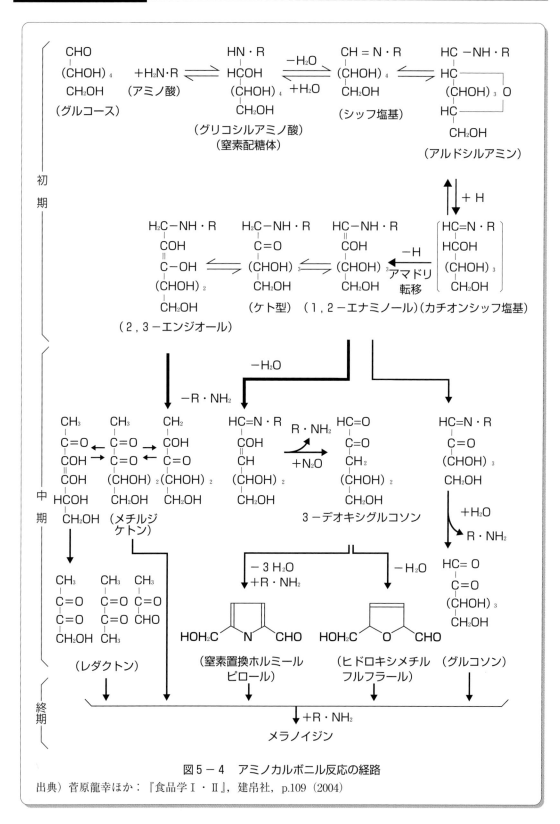

図 5 － 4 アミノカルボニル反応の経路

出典）菅原龍幸ほか：『食品学Ⅰ・Ⅱ』，建帛社，p.109（2004）

特有の香気はアルデヒドやピラジン化合物の種類や割合などに影響され，高温ほど反応が進行するなど，食品の色や香りの生成に大きく関与する。

（4）カラメル化

グルコース，スクロースなど糖質を加熱すると特有の焙煎香（カラメル臭）とともに甘味と苦味のある褐色物質に変化する。これをカラメルといい，この反応をカラメル化（caramelization）という。この特有の香りは，糖の加熱，脱水によって生じたマルトール，イソマルトール，2,5－ジメチル－4－ヒドロキシデヒドロフラノン，2－ヒドロキシ－3－メチルシクロペンテノンなどによる。

（5）アスコルビン酸の褐変

アスコルビン酸（ascorbic acid）はビタミンCとして，果実や野菜において重要な成分であるとともに，抗酸化剤，発色助剤，パン生地における物性改良材などとして使用されているが，野菜や果汁などの赤色化に関与することがある。アスコルビン酸は代表的なレダクトンであり，酸素によって酸化型アスコルビン酸になり，ストレッカー分解を経て赤色色素を生じる。また，アスコルビン酸は酸素などの酸化物質が存在しなくても，非酸化的に分解し，フルフラールを生成し，これがアミノ酸とアミノカルボニル反応によって褐変物質を生成する。

5．有害物質と製造副生成物

食品における安全性の確保は食品の保蔵，加工において極めて重要である。食品には本来原料由来の有毒な成分が含まれ，これを除去するためさまざまな調理，加工技術が進歩してきたが，完全に除去した食品が存在しないことも事実である。したがって，安全な食品とは体内で毒性が発現しない程度に抑えた食品といえる。しかし，食品は多成分の混合系であり，加工処理中において各種化学反応や反応を抑制するために添加する添加物，また，これらと二次的に反応し，人体に有害な物質を生成することがある。

5．1　天　然　毒

（1）動物性毒素

アルカロイドでは，代表的なものに天然のフグの内臓，卵巣などに含まれるテトロドトキシン，麻痺性貝毒のサキシトキシンなどがある。ポリエーテル化合物ではシガトキシンがあり，熱帯，亜熱帯の珊瑚礁周辺に生息する魚に含まれる。その他，下痢性貝毒ではオカダ酸とジノフィシストキシン群が，巻貝唾液腺毒としてテトラミンなどが知られている。

（2）植物性毒素

植物性中毒の代表的なものは毒きのこに起因し，タマゴテングタケ，シロタマゴテングタケ，ドクツルタケなどに含まれる。α－アマニチンなどのアマトキシン類（環

状ペプチド）系，ドクスギタケやベニテングタケに含まれる胃腸型症状を示すムスカ
リン（アルカロイド）などが知られる。またジャガイモの新芽や緑色部に含まれるソラ
ニン（アルカロイド），青酸配糖体ではキャッサバに含まれるリナマリン，ウメやアン
ズに含まれるアミグダリンなどが，銀杏ではビタミンB_6の類縁体であるギンコトキシ
ン（4′-O-メチルピリドキシン）などが知られる。また，本来食品ではないが，ニラと間
違え，スイセンを食したリコリン中毒（アルカロイド），コンフリー（ハーブ：肝臓障害
を起こすピロリジジンアルカロイドを含む）と誤食し，ジギタリスを食したジギトキシン
（強心配糖体）中毒などがある。

5．2　製造副生成物

　食品を製造する際の加熱など加工処理中に生成する有害化学物質が近年注目され，
世界保健機関（WHO）の専門機関である国際がん研究機関（IARC：International Agency
for Research on Cancer）は，発がん状況の監視，原因の特定，メカニズムの解明，制
御の科学的戦略の確立を目的とし活動している。IARCは人に対する発がん性を表5-
3のように4段階に分類し，IARC発がん性対象一覧として公開している。この分類は，
人に対する発がん性について証拠の強さを示したものであり，物質の発がん性の強さ
や暴露量に基づくリスクの大きさを示したものではない。

（1）ニトロソアミン

　肉製品の保蔵，加工には硝酸塩，亜硝酸塩（IARC分類：グループ2A）が古くから発
色剤として広く利用されている。亜硝酸と食品中のアミン類が反応するとN–ニトロソ
アミンという発がん性物質が生成される。この反応はpH3付近で起こりやすく，胃な
ど体内で生成される可能性もあるが，還元性物質であるアスコルビン酸，フェノール
類，また，アミノカルボニル反応で生成されるメラノイジンなども食品中に含まれる
ことから，実際にはN–ニトロソ化合物の生成量は少ないと考えられている。また，硝
酸は緑黄色野菜に多く含まれ，摂取量では発色剤より生鮮食品から多く摂取しており，
通常の食生活では問題は少ないとされる。

（2）複素環式芳香族アミン（HCAs，ヘテロサイクリックアミン）と多環芳香族炭化
水素（PAHs）

　食品の加熱や燻煙は人類にとって必要な処理であるが，変異原性物質や発がん性物
質が生成されることがある。HCAsは，タンパク質やアミノ酸を多く含む肉類や魚類
などを150℃以上で調理した際に生成する。トリプトファン（Trp）ではTrp-P-1およ
びTrp-P-2，グルタミン酸（Glu）ではGlu-P-1およびGlu-P-2が，大豆グロブリンの
加熱分解物としてAαCおよびMeAαCが，イワシ（焼魚）ではIQおよびMeIQが，焼肉
（牛肉）ではMeIQxなど発がん性物質が検出されているが，食品中のHCAs存在量は極
微量とされている（図5-5）。

　PAHsでは，ベンゾ［a］ピレン（ベンツピレン）が代表的でIARC分類ではグループ
1に分類される。しかし，ペルオキシダーゼで分解されること，含有量が極めて低く，

表5－3　国際がん研究機関（IARC）による発がん性対象一覧の区分

	分類	種類
グループ1	人に対し発がん性がある （人への発がん性について十分な証拠がある場合）	121
グループ2A	人に対しおそらく発がん性がある （人への発がん性については限られた証拠しかないが，実験動物の発がん性については十分な証拠がある場合）	90
グループ2B	人に対して発がん性がある可能性がある （人への発がん性については限られた証拠があるが実験動物では十分な証拠のない場合，人への発がん性については不十分な証拠しかない，あるいは証拠はないが，実験動物は十分な発がん性の証拠がある場合）	322
グループ3	人に対する発がん性について分類できない （人への発がん性については不十分な証拠しかなく，実験動物についても不十分又は限られた証拠しかない場合，他のグループに分類できない場合）	498

2021年12月時点
出典）最新の情報は，https://monographs.iarc.who.int/agents-classified-by-the-iarc/を参照

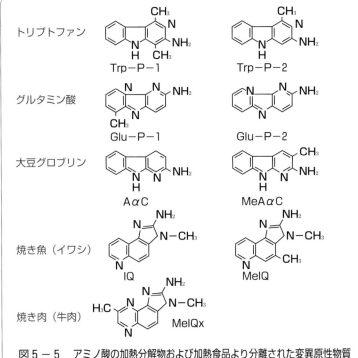

図5－5　アミノ酸の加熱分解物および加熱食品より分離された変異原性物質
出典）並木満夫ほか：『現代の食品化学　第2版』，三共出版，p.194（2004）

検出される食品も限られることから，通常の食生活においては問題にならないとされる。

（3）アクリルアミド

アクリルアミド（IARC分類：グループ2A）は，食品中のアミノ酸（アスパラギン等）と還元糖（グルコース等）が加熱された際にアミノカルボニル反応により生成する。ポテトチップスから数ppm（mg/kg）とやや高濃度で検出され，コーデックス（CODEX）委員会で製造の実施規範を策定するとともに，国際的に低減措置が検討・実施されているが，長期間食した歴史がある食品を規制する必要はないという意見もある。

5．3　アレルゲン（第8章6., p.105～参照）

　アレルギーとは免疫反応による全身または局所の組織障害で，抗原で感作されたために起こる異常反応をいい，このアレルギー反応を誘発する物質をアレルゲンという。アレルゲンとなる食品のうち，特定原材料（卵，乳，小麦，そば，落花生，カニ，エビ）を含む食品では表示義務が，特定原材料に準ずるもの（アワビ，イクラなど21品目）では可能限り表示することが奨励されている。

6．食品成分の損失

6．1　水分の損失

　収穫後の野菜は導管から水分が供給されないが，一方で蒸散によって水分を損失する。水分損失は萎凋（いちょう）や肉質変化を起こす。顕著な野菜にはセロリー，アスパラガス，ナス，キュウリ，ホウレンソウなどがある。

6．2　リシノアラニン

　加熱やアルカリ処理によって，リシンとデヒドロアラニンが非ペプチド状に結合し，リシノアラニンを生成する。有効リシンは減少する。この物質はラットにおいて腎臓障害が認められているが，人体への影響は不明である（p.74参照）。

6．3　ビタミン類の損失

（1）酸化による損失

　レチノール（ビタミンA），アスコルビン酸（ビタミンC），トコフェロール（ビタミンE），カロテノイド（プロビタミンA）は過酸化脂質と反応し，ビタミン効力を失う。この性質を利用して抗酸化剤として利用されている。

（2）溶出による損失

　水溶性ビタミンは水への溶出による損失が大きい。加熱処理によってその溶出はさらに増大するが，豚肉などでは比較的少ない。特にビタミンCは溶出しやすく，加熱処理によっても見かけ上は減少するほか，加工，保蔵中にも種々の要因により非酵素的褐変を起こし損失する。ビタミンB_2（リボフラビン）は光によっても分解する。

文　献

●参考文献
・荒井綜一編：『食品学総論』，樹村房（2002）
・辻　英明ほか編：『食品学総論』，講談社（2001）
・小原哲二郎ほか編：『簡明　食辞林』，樹村房（1991）
・杉田浩一ほか編：『日本食品大辞典』，医歯薬出版（2003）

第 6 章

食品添加物と加工食品の安全性確保

　食品添加物は，食品の嗜好性の向上や食品の品質の劣化を防いだり，食中毒や食品の腐敗や劣化に関与する微生物の増殖を抑えたり，資源の有効利用などに役立つ。加工食品が大量に生産・消費される現在，食品添加物の需要は増える傾向にあり，食品加工に携わる製造者や消費者は食品添加物に関する正しい知識が必要である。

1. 食品添加物

1.1 定　　義

　食品衛生法において，食品添加物（food additive）とは「食品の製造の過程において又は食品の加工若しくは保存の目的で，食品に添加，混和，浸潤その他の方法によって使用する物をいう」と規定されている。食品は，通常，それ自身をそのままで飲食，または加工・調理することにより飲食できるものである。一方，食品添加物は，食品を加工，保存するために一定の目的をもって意図的に使われるものである。

1.2 種　　類

　わが国では，食品添加物は，「指定添加物」，「既存添加物」，「天然香料」，「一般飲食物添加物」に分類される。

　「指定添加物」は，指定制度に基づいて指定されるもので，原則として使用が認められる食品添加物は個々に指定し，指定されてない食品添加物は食品に使用することを禁ずるものである。指定添加物は，食品安全委員会でリスク評価が行われ，薬事・食品衛生審議会の意見を聴いて，安全性と有効性が確認されたものを厚生労働大臣が指定することになっている。2021年1月現在，472品目が指定されている。

　「既存添加物」は，1995年5月，食品衛生法などを改正する際に，現に，販売，製造，輸入，使用が行われ，長い食経験のあるものについて例外的に使用が認められている天然系の添加物（品目が決められている）で，からし抽出物やキトサンなどがある。なお，その後の調査で安全性に問題のあることが明らかとなった既存添加物は削除されることになっている。「既存添加物名簿収載品目リスト」には，2020年2月現在，357品目が記載されている。

　「天然香料」は，リンゴ，緑茶，乳など，果実や動植物から採取される着香を目的とした添加物で，通常，使用量が微量で，食経験があり，健康被害がないものとして使用が認められているものである。「天然香料基原物質リスト」には約600品目が例示

されている。

「一般飲食物添加物」は，通常，食品として食べられているものを，食品添加物と同様の効果を期待し，食品加工や保存などに使用する場合は，一般飲食物添加物として扱われる。赤キャベツを着色の目的で使用する場合や醸造酢を保存目的で使用するために加える場合などが該当する。「一般飲食物添加物品目リスト」には約100品目が例示されている。

1.3　役　　割

食品添加物は，それらを食品の製造や加工に用いることで，より品質の優れた食品となることが期待できるものである。食品添加物の役割には，食品の製造や加工を行う際に必要な製造用剤，食品の形状を保ったり，食感をもたせるために必要な増粘剤，糊料，食品の色，風味などを良くするための着色料，甘味料，香料，食品の保存性を良くするための保存料，酸化防止剤，食品の栄養成分を強化するのに用いる栄養強化剤などがある。主な食品添加物の種類，目的，食品添加物名を表6-1に示した。

表6-1　主な食品添加物と使用目的

種　類	主な使用目的	主な食品添加物名
甘味料	甘味の付与	アスパルテーム，アセスルファム，カリウム，キシリトール
着色料	着色	クチナシ黄色素，コチニール色素，食用赤色2号
保存料	保存性の向上	ソルビン酸カリウム，しらこ蛋白抽出物，ポリリジン
増粘剤，安定剤，ゲル化剤または糊料	粘性の付与，分離防止	カラギナン，キサンタンガム，グアーガム，カルボキシメチルセルロースナトリウム
酸化防止剤	油脂類の酸化防止，変色防止	アスコルビン酸ナトリウム，トコフェロール
発色剤	食肉加工品の色調改善	亜硝酸ナトリウム，硝酸ナトリウム
漂白剤	漂白	亜硫酸ナトリウム，亜塩素酸ナトリウム
防かび剤	輸入柑橘類等のかびの発生防止	イマザリル，オルトフェニルフェノール
乳化剤	水と油との均一化	グリセリン脂肪酸エステル，レシチン
膨張剤	パン，ケーキ類の膨張促進	炭酸水素ナトリウム，ミョウバン
調味料	うま味の付与	L-グルタミン酸ナトリウム，DL-アラニン，5'-イノシン酸ナトリウム
酸味料	酸味の付与	酢酸，乳酸，クエン酸，リンゴ酸
苦味料	苦味の付与	カフェイン，ナリンジン，ニガヨモギ抽出物
光沢剤	食品に光沢を付与	シェラック，パラフィンワックス，ミツロウ
ガムベース	チューインガムの基材	酢酸ビニル樹脂，チクル
栄養強化剤	栄養素の強化	ビタミン類，ミネラル類，アミノ酸類
製造用剤等	食品の製造・加工助剤	かんすい，結着剤（ポリリン酸ナトリウム），豆腐用凝固剤（塩化マグネシウム，硫酸カルシウムなど）
香料	着香	合成香料，天然香料

1．4 安　全　性

　食品添加物の指定は，事業者からの要請に対し，食品安全委員会での科学的なリスク評価，評価結果についての意見の募集（パブリックコメント）や厚生労働大臣の諮問機関である薬事・食品衛生審議会での添加物としての必要性・有効性の検討などを経て，その安全性や有効性が確認されることで認可される。したがって，現在使用されている食品添加物は，このような審議を経て認可されたものである。

　食品添加物を新たに指定する際は，図6－1で示すような法的に定められた一定の安全性試験結果や安全性にかかわる資料を検討しなければならない。検討後，食品添加物として使用しても安全と認められたものだけが指定される。なお，薬事・食品衛生審議会での審議・検討では，国際的な食品添加物の検討機関である国連のFAO/WHO合同食品添加物専門家委員会（JECFA）での安全性評価の結果も参考にされている。

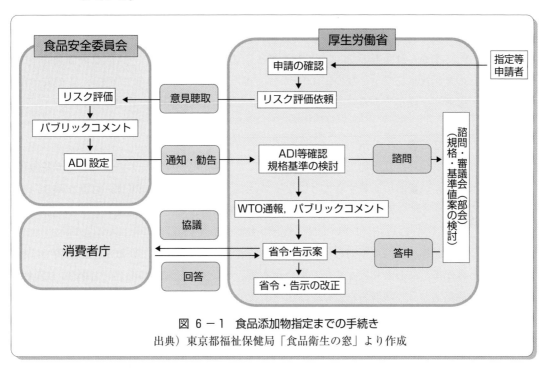

図 6－1　食品添加物指定までの手続き
出典）東京都福祉保健局「食品衛生の窓」より作成

　安全性評価の原則は，「添加物について絶対的に有害性がないという証拠を示すことは不可能だが，科学的立場から慎重に企画された試験によって，特定の用量で使用される添加物の安全性の評価は可能である」（原則1）および「添加物は必要最低量を用いるべきであり，そのためには使用の上限量を設定すべきである」（原則2）であり，これに基づいて添加物のリスク評価が行われる。原則2はADI（1日摂取許容量）の設定の基礎となっている。

（1）添加物のリスク評価

　添加物のリスク評価に用いられる主な動物試験には，体内での吸収・分布・代謝・

排泄など，体内に入った添加物が生体内でどうなるかを調べる**体内動態試験**，ある一定期間，毎日添加物を投与して一般的な毒性を調べる**反復経口投与毒性試験**，生殖機能や新生児に影響が出るか調べる**繁殖試験**，妊娠中の母動物に投与して，奇形の児が生まれてくるかどうか調べる**催奇形性試験**，**発がん性試験**，遺伝子や染色体を障害するかどうか調べる**遺伝毒性（変異原性）試験**，中枢神経，自律神経，呼吸・循環器，消化器，電解質代謝，血液などに対する影響を調べる**一般薬理試験**などがある。

（2）Ａ Ｄ Ｉ

ADI（acceptable daily intake：1日摂取許容量）は，ヒトが食品中に含まれるある食品添加物を一生涯にわたって毎日摂取しても健康に悪影響がないと推定される1日当たりの摂取量で，mg/kg体重/日で示される。ADIは各種毒性試験で得られた**無毒性量**（NOAEL：no observed adverse effect level）を比較し，その中から最小の無毒性量を選び，**安全係数**（safety factor）を考慮して設定される。安全係数は，各種動物試験から求められた無毒性量からヒトのADIを求める際に用いる係数で，動物からヒトへデータを当てはめる際の不確実性（吸収，代謝，排泄，毒性作用機序の違いなど）を考慮して求められたもので，1/100を基本としている。したがって，ADIは評価食品添加物の無毒性量に安全係数の1/100をかけて得た値を安全量とみなしている。この安全量を参考に，使用できる食品と使用できる量を決めた**使用基準**を設定している。

1.5　表　　示

容器包装された加工食品は，原則として，使用したすべての添加物名を容器包装の見やすい場所に記載することになっている。表示方法については，可能な限り，わかりやすくするための方策がとられており，**栄養強化剤**，**加工助剤**および**キャリーオーバー**（carry over）については，表示が免除されている。

食品添加物は，原則として物質名を表示することになっているが，化学名では馴染みが薄く，わかりにくくなる場合がある。そこで，添加物の品名（名称および別名），簡略名および類別名を定め，添加物を表示する場合は，これらの名前を使用することとしている。一例を表6-2に示した。また，保存料や甘味料など8種類の用途に使用されるものは，その用途名を併せて表示し，理解しやすいようにしている。例えば「保存料（ソルビン酸K）」，「甘味料（ステビア）」などのように，用途名と物質名が表示される。また，表6-3に示すように，イーストフード，ガムベース，かん水，苦味料，

表6-2　食品添加物名が簡略名，類別名で表示される場合の一例

食品添加物名	簡略名または類別名
Ｌ－アスコルビン酸ナトリウム	ビタミンC，V.C
炭酸水素ナトリウム	重曹
ビートレッド	アカビート，野菜色素

表6-3　一括名としてわかりやすく表示できる食品添加物名

表示される一括名	食品添加物の例
イーストフード	塩化アンモニウム, 塩化マグネシウム, グルコン酸カリウムほか
ガムベース	エステルガム, グリセリン脂肪酸エステル, 酢酸ビニル樹脂ほか
かん水	炭酸カリウム(無水), 炭酸ナトリウム, 炭酸水素ナトリウムほか
苦味料	イソアルファー苦味酸, カフェイン(抽出物), ホップ抽出物ほか
酵素	アガラーゼ, アクチニジン, アクロモペプチダーゼほか
光沢剤	オウリキュウリロウ, カルナウバロウ, カンデリラロウほか
香料または合成香料	アセト酢酸エチル, アセトフェノンほか(および天然香料)
酸味料	アジピン酸, クエン酸, クエン酸三ナトリウムほか
軟化剤(チューインガム軟化剤)	グリセリン, プロピレングリコール, ソルビトールほか
調味料 (その構成成分に応じて種類別を表示) 　調味料(アミノ酸), 調味料(アミノ酸等) 　調味料(核酸), 調味料(核酸等) 　調味料(有機酸), 調味料(有機酸等) 　調味料(無機塩), 調味料(無機塩等)	アミノ酸：L－アスパラギン酸ナトリウム, DL－アラニンほか 核酸：5′－イノシン酸二ナトリウム, 　　　5′－ウリジル酸二ナトリウムほか 有機酸：クエン酸カルシウム, クエン酸三ナトリウムほか 無機塩：塩化カリウム, リン酸三カリウムほか
豆腐用凝固剤または凝固剤	塩化カルシウム, 塩化マグネシウム, グルコノデルタラクトンほか
乳化剤	グリセリン脂肪酸エステル, ショ糖脂肪酸エステルほか
pH調整剤	アジピン酸, クエン酸, クエン酸三ナトリウムほか
膨張剤, ベーキングパウダー, ふくらし粉	アジピン酸, L－アスコルビン酸, 塩化アンモニウムほか

酵素, 光沢剤, 香料, 酸味料, 軟化剤, 調味料, 豆腐用凝固剤, 乳化剤, pH調整剤, 膨張剤などの14種類の用途で使用する場合は, 使用目的を表す「一括名」で表示することが認められている。

　食品添加物の表示が免除される場合は, 栄養強化の目的で使用される添加物, 加工助剤, キャリーオーバーに該当する添加物である。栄養強化の目的で使用されるビタミン類, ミネラル類, アミノ酸類については, 表示が免除されるが, 栄養強化の目的以外で使用する場合は, 表示する必要がある。加工助剤は, 食品の加工の際に添加されるもので, 次の3つに該当する場合は, 表示が免除される。①食品の完成前に除去されるもので, 油脂製造時の抽出溶剤のヘキサンなど, ②最終的に食品に通常含まれる成分と同じになり, かつ, その成分量を増加させるものではないもの。水質を調整するための炭酸マグネシウムなど, ③最終的に食品中に微量しか存在せず, その食品に影響を及ぼさないもの。例えば, 大豆汁を加熱する際の消泡目的で使用されるシリコーン樹脂などがある。

　原則として, 食品の原材料に使用された添加物についても, 表示する必要があるが, 食品の原材料の製造または加工の過程で使用され, その食品の製造過程では使用されないもので, 最終食品に効果を発揮することができる量より明らかに少ない場合は, キャリーオーバーとして表示が免除される。例えば, 保存料の安息香酸を含む醤油でせんべいの味付けをした場合, この安息香酸は含有量が少なく, せんべいには効果をもたない場合は, キャリーオーバーとなり, 表示の必要はない。一方, 着色料を使ったメロンソースをメロンアイスに使用した場合, 最終製品にも色としての効果がある

場合は,キャリーオーバーとならず,表示する必要がある。また,店頭でバラ売りする食品や表示面積が30 cm²以下の食品については,通常,表示の義務はないが,かんきつ類やバナナに防かび剤として使用されるイマザリル(imazalil),オルトフェニルフェノール(o‐phenylphenol),ジフェニル(diphenyl)およびチアベンダゾール(thiabendazole)と甘味料のサッカリン(saccharin)およびサッカリンナトリウム(sodium saccharin)については,バラ売りであっても売り場で表示しなければならない。

　食品表示法では,食品添加物以外の原材料と添加物は明確に区分して表示することになっており,具体的には原材料と添加物を別欄で示す,スラッシュ(／)を入れる,改行するなどがある。

2．加工食品の安全性確保

2．1　安全性確保のしくみ

　腸管出血性大腸菌O‐157,ブドウ球菌などの大規模食中毒事件の発生,BSE(牛海綿状脳症)問題,食肉の偽装表示問題などが起こったことから,食品の安全に対する国民の不安や不信が深まった。これを契機に,食品の安全性確保のための施策の充実を通じ,国民の健康の保護を図る機運が高まった。その結果,食品安全基本法(2003年5月)の制定,食品衛生法および健康増進法の一部改正(2003年5月)が行われた。食品安全基本法の基本理念は,「①国民の健康の保護が最も重要であるという基本的認識の下に,食品の安全性の確保のために必要な措置が講じられること,②食品供給行程の各段階において,食品の安全性の確保のために必要な措置が適切に講じられること,③国際的動向及び国民の意見に配慮しつつ科学的知見に基づき,食品の安全性の確保のために必要な措置が講じられること」である。この基本理念に基づき,食品安全委員会が設立(2003年7月)され,リスク評価(risk assessment),リスク管理(risk management),リスクコミュニケーション(risk communication)を通して,食の安全への取り組みが行われるようになった。これらの食品の安全性確保のしくみについては図6‐2に示した。

2．2　HACCP

　HACCP(hazard analysis and critical control point)とは,食品の製造,加工工程のあらゆる段階で発生するおそれのある微生物汚染や金属片混入などの危害をあらかじめ分析(hazard analysis)し,その結果に基づいて製造工程のどの段階でどのような対策を講じればより安全な製品を得ることができるかという重要管理点(critical control point)を定め,これを連続的に監視(monitoring)することにより製品の安全を確保する衛生管理の手法である。この手法は,国連のFAOとWHOの合同機関である国際食品規格(コーデックス)委員会から発表され,各国にその採用を推奨している国際的に認められた衛生管理方式である。従来の抜取検査だけでは,安全性が問題となる食

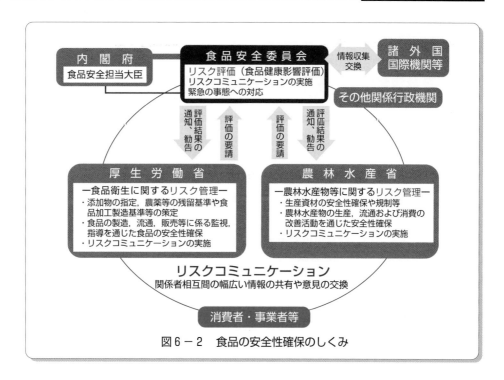

図6－2　食品の安全性確保のしくみ

品が市場に出て食中毒などを引き起こす可能性を完全に排除することができなかったが，1960年代に米国においてアポロ計画で用いられる宇宙食の安全性を確保するためにHACCPによる衛生管理の方式が開発された。

　HACCP方式による衛生管理を食品の製造に導入する方法として，図6－3で示すように「7原則12手順」がある。このうち後半の7手順はとくに重要で7原則とよばれている。

　わが国では2021年6月1日から，原則としてすべての食品等事業者が，HACCPに添った衛生管理に取り組むこととなった。

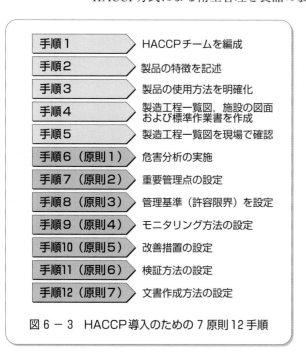

手順1	HACCPチームを編成
手順2	製品の特徴を記述
手順3	製品の使用方法を明確化
手順4	製造工程一覧図，施設の図面および標準作業書を作成
手順5	製造工程一覧図を現場で確認
手順6（原則1）	危害分析の実施
手順7（原則2）	重要管理点の設定
手順8（原則3）	管理基準（許容限界）を設定
手順9（原則4）	モニタリング方法の設定
手順10（原則5）	改善措置の設定
手順11（原則6）	検証方法の設定
手順12（原則7）	文書作成方法の設定

図6－3　HACCP導入のための7原則12手順

第 **7** 章

保健機能食品・特別用途食品

　保健機能食品制度は，国が設定した一定の基準を満たした食品を「**保健機能食品**」と称し，医薬品や一般食品と区別するものである（表7-1）。これらの食品は健康の維持・増進に役立つ機能や栄養成分を表示することが認められている。この制度は，食生活が多様化する中，消費者が自らの食生活の状況に応じた食品の選択ができるよう，適切な情報提供をすることを目的とする。保健機能食品には，従来の「**特定保健用食品**」と，「**栄養機能食品**」に加え，2015年4月から新たに「**機能性表示食品**」が追加された。「**特別用途食品**」は，栄養学的な配慮が必要な対象者の発育や健康の保持・回復に適するという「特別の用途の表示が許可された食品」のことで，表示には，消費者庁の許可が必要である。なお，特定保健用食品も特別用途食品の一つに含まれる。

1．保健機能食品

1．1　特定保健用食品

　特定保健用食品とは，身体の生理学的機能や活動に影響を及ぼす特定の保健機能成分を含有している食品のことで，1991年に制度化された。特定保健用食品は，特定の保健の目的で摂取する人に対して，その摂取により当該保健の目的が期待できる旨を表示した食品で「**特定保健用食品**」（個別許可型），「**特定保健用食品**」（規格基準型），「**特定保健用食品**」（疾病リスク低減表示），「**条件付き特定保健用食品**」の区分がある。

　「**特定保健用食品**」（個別許可型）は，製品ごとに食品の有効性や安全性について国の審査を受け，表示について消費者庁の許可を受ける必要がある。許可を受けたものには特定保健用食品あるいは条件付き特定保健用食品の許可マークを付けることができる。「**特定保健用食品**」（規格基準型）は，特定保健用食品としての許可実績が十分であるなど，科学的根拠が蓄積されている関与成分について規格基準を定め，消費者委員会の個別審査なく，消費者庁規格基準に適合するか否かの審査を行い許可する特定保健用食品である。「**特定保健用食品**」（疾病リスク低減表示）は，関与成分の疾病リ

表7-1　保健機能食品の位置づけ

医薬品	食品			
医薬品 （医薬部外品 を含む）	保健機能食品			一般食品 （いわゆる健康食品 を含む）
	特定保健用食品	栄養機能食品	機能性表示食品	

スク低減効果が医学的・栄養学的に確立されている場合，疾病リスク低減表示を認める特定保健用食品で，関与成分はカルシウムと葉酸（プテロイルモノグルタミン酸）の2つが挙げられている。「条件付き特定保健用食品」は，審査で要求している有効性の科学的根拠のレベルには届かないものの，一定の有効性が確認される食品を，限定的な科学的根拠である旨の表示をすることを条件として許可対象と認められた食品で，その許可表示として，「○○を含んでおり，根拠は必ずしも確立されてはいませんが，△△に適している可能性がある食品です」のように表示することが認められている。

　特定保健用食品では，「お腹の調子を整える」，「血圧が高めの方に適する」，「コレステロールが高めの方に適する」，「血糖値が気になる方に適する」，「ミネラルの吸収を助ける」，「食後の血中の中性脂肪を抑える」，「虫歯の原因になりにくい」，「歯の健康維持に役立つ」，「体脂肪がつきにくい」，「骨の健康が気になる方に適する」などの表示が許可される。認可を受けた食品は特定保健用食品のマーク（図7－1）を掲載して販売することができる。また，表示に関しては，科学的根拠に基づく健康の維持・増進や特定の保健の用途に有用である内容などの表示は認められているが，医薬品と誤解されるような病気の診断，治療，予防などに関する表示は認められていない。

　諸外国においても食品の規制について種々の議論がなされており，特にコーデックス委員会（FAO/WHO合同国際食品規格委員会）においては，一定の機能をもつ食品について規格基準を定め，それらに対しての健康強調表示も種々検討されている。特定保健用食品として表示が許可されている商品は，2022年9月現在，1,060品目ある。表7－2に主な特定保健用食品の表示内容およびそれらの保健機能成分について示した。

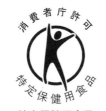
特定保健用食品
（疾病リスク低減表示・規格基準型を含む）

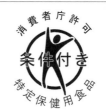
条件付き特定保健用食品

図7－1　特定保健用食品の許可マーク

1．2　栄養機能食品

　栄養機能食品は，身体の健全な成長，発達，健康の維持に必要な特定の栄養成分（ミネラル，ビタミン等）の補給・補完を目的としたもので，高齢化や食生活の乱れ等により，通常の食生活を行うことが難しく，1日に必要な栄養成分を摂取できない場合等に，栄養成分の補給・補完の目的で摂取する食品である。栄養機能食品と称して販売するには，国が定めた規格基準に適合する必要があり，その規格基準に適合すれば国等への許可申請や届出の必要はない。

表7−2　主な特定保健用食品の表示内容および保健機能成分

表示内容	保健機能成分
お腹の調子を整える食品	イソマルトオリゴ糖，ガラクトオリゴ糖，ポリデキストロース，キシロオリゴ糖，グアーガム分解物，サイリウム種皮，ビール酵母由来の食物繊維，フラクトオリゴ糖，ポリデキストロース，ラクチュロース，寒天由来の食物繊維，小麦ふすま，大豆オリゴ糖，低分子化アルギン酸ナトリウム，難消化性デキストリン，乳果オリゴ糖，ビフィズス菌，乳酸菌　等
血圧が高めの方に適する食品	カゼインドデカペプチド，かつお節オリゴペプチド，サーデンペプチド，ラクトトリペプチド，杜仲葉配糖体
コレステロールが高めの方に適する食品	キトサン，サイリウム種皮由来の食物繊維，リン脂質結合大豆ペプチド，植物スタノールエステル，植物ステロール，低分子化アルギン酸ナトリウム，大豆タンパク質
血糖値が気になる方に適する食品	ʟ−アラビノース，グァバ葉ポリフェノール，難消化性デキストリン，小麦アルブミン，豆鼓エキス
ミネラルの吸収を助ける食品	CCM（クエン酸リンゴ酸カルシウム），CPP（カゼインホスホペプチド），フラクトオリゴ糖，ヘム鉄
食後の血中の中性脂肪を抑える食品	ジアシルグリセロール，グロビンタンパク分解物
虫歯の原因になりにくい食品	マルチトール，パラチノース，茶ポリフェノール，還元パラチノース，エリスリトール
歯の健康維持に役立つ食品	カゼインホスホペプチド−非結晶リン酸カルシウム複合体，キシリトール，マルチトール，リン酸−水素カルシウム，フクロノリ抽出物（フノラン），還元パラチノース，第二リン酸カルシウム
体脂肪がつきにくい食品	ジアシルグリセロール，ジアシルグリセロール植物性ステロール（β−シトステロール）
骨の健康が気になる方に適する食品	大豆イソフラボン，乳塩基性タンパク質

出典）東京都福祉保健局：「食品衛生の窓」より作成

　　栄養機能食品では，ある栄養素について定められた量の上限量および下限量の基準を満たしている場合には，その栄養成分について機能を表示することができる。機能性を表示できる栄養成分は，13種類のビタミン，6種類のミネラル，1種類の脂肪酸である（表7−3）。栄養機能食品の表示は，特定保健用食品のように，それぞれの商品を個別に国が審査したものではなく，あくまでも国が定めた基準に合っていれば，製造業者が自らの責任で表示することができることが大きく異なるところである。

　　現在，表7−3に示すような栄養成分の上限・下限値と機能表示が定められている。

　　なお，栄養機能食品の表示にあたっては，「本品は，多量摂取により疾病が治癒したり，より健康が増進するものではありません。1日の摂取目安量を守ってください」，という内容の注意事項の記載が必要である。また，ビタミンAは，「妊娠3か月以内又は妊娠を希望する女性は過剰摂取にならないよう注意してください」という表示，葉酸は，「葉酸は，胎児の正常な発育に寄与する栄養素ですが，多量摂取により胎児の発育が良くなるものではありません」という内容の表示が必要である。

表7－3　栄養機能食品の表示対象となる栄養成分および規格基準

栄養成分	規格基準		表示できる内容	
	下限値	上限値	栄養成分の機能	注意事項
〈共通〉	——	——	——	本品は，多量摂取により疾病が治癒したり，より健康が増進するものではありません。1日の摂取目安量を守ってください。
n－3系脂肪酸	0.6 g	2.0 g	n－3系脂肪酸は皮膚の健康維持を助ける栄養素です。	——
亜鉛	2.64 mg	15 mg	亜鉛は，味覚を正確に保つのに必要な栄養素です。亜鉛は，皮膚や粘膜の健康維持を助ける栄養素です。亜鉛は，タンパク質・核酸の代謝に関与して，健康の維持に役立つ栄養素です。	亜鉛の摂りすぎは，銅の吸収を阻害する恐れがありますので，過剰摂取にならないよう注意してください。乳幼児・小児は本品の摂取を避けてください。
カリウム	840 mg	2,800 mg	カリウムは，正常な血圧を保つのに必要な栄養素です。	腎機能が低下している方は本品の摂取を避けてください。
カルシウム	204 mg	600 mg	カルシウムは，骨や歯の形成に必要な栄養素です。	——
鉄	2.04 mg	10 mg	鉄は，赤血球を作るのに必要な栄養素です。	
銅	0.27 mg	6.0 mg	銅は，赤血球の形成を助ける栄養素です。銅は，多くの体内酵素の正常な働きと骨の形成を助ける栄養素です。	乳幼児・小児は本品の摂取を避けてください。
マグネシウム	96 mg	300 mg	マグネシウムは，骨や歯の形成に必要な栄養素です。マグネシウムは，多くの体内酵素の正常な働きとエネルギー産生を助けるとともに，血液循環を正常に保つのに必要な栄養素です。	多量に摂取すると軟便（下痢）になることがあります。乳幼児・小児は本品の摂取を避けてください。
ナイアシン	3.9 mg	60 mg	ナイアシンは，皮膚や粘膜の健康維持を助ける栄養素です。	——
パントテン酸	1.44 mg	30 mg	パントテン酸は，皮膚や粘膜の健康維持を助ける栄養素です。	
ビオチン	15 μg	500 μg	ビオチンは，皮膚や粘膜の健康維持を助ける栄養素です。	
ビタミンA	231 μg	600 μg	ビタミンAは，夜間の視力の維持を助ける栄養素です。ビタミンAは，皮膚や粘膜の健康維持を助ける栄養素です。	妊娠3か月以内又は妊娠を希望する女性は過剰摂取にならないよう注意してください。
ビタミンB₁	0.36 mg	25 mg	ビタミンB₁は，炭水化物からのエネルギー産生と皮膚や粘膜の健康維持を助ける栄養素です。	——
ビタミンB₂	0.42 mg	12 mg	ビタミンB₂は，皮膚や粘膜の健康維持を助ける栄養素です。	
ビタミンB₆	0.39 mg	10 mg	ビタミンB₆は，タンパク質からのエネルギー産生と皮膚や粘膜の健康維持を助ける栄養素です。	
ビタミンB₁₂	0.72 μg	60 μg	ビタミンB₁₂は，赤血球の形成を助ける栄養素です。	
ビタミンC	30 mg	1,000 mg	ビタミンCは，皮膚や粘膜の健康維持を助けるとともに，抗酸化作用を持つ栄養素です。	
ビタミンD	1.65 μg	5.0 μg	ビタミンDは，腸管でのカルシウムの吸収を促進し，骨の形成を助ける栄養素です。	
ビタミンE	1.89 mg	150 mg	ビタミンEは，抗酸化作用により，体内の脂質を酸化から守り，細胞の健康維持を助ける栄養素です。	
ビタミンK	45 μg	150 μg	ビタミンKは，正常な血液凝固能を維持する栄養素です。	血液凝固阻止薬を服用している方は本品の摂取を避けてください。
葉酸	72 μg	200 μg	葉酸は，赤血球の形成を助ける栄養素です。葉酸は，胎児の正常な発育に寄与する栄養素です。	葉酸は，胎児の正常な発育に寄与する栄養素ですが，多量摂取により胎児の発育が良くなるものではありません。

出典）消費者庁：「食品表示基準における栄養機能食品」より作成

1．3　機能性表示食品

　2015年4月の新食品表示制度の開始に伴い，新たに保健機能食品の一つとして機能性表示食品が追加された。機能性表示食品は，疾病に罹患していない者に対し，機能性関与成分によって健康の維持および増進に資する特定の保健の目的が期待できる旨を科学的根拠に基づいて容器包装に表示する食品のことで，特別用途食品，栄養機能食品，アルコールを含有する飲料，ナトリウム・糖分を過剰摂取させる食品は除かれる。表示内容，安全性および機能性の根拠に関する情報，生産・製造および品質の管理に関する情報，健康被害の情報収集体制など，必要な事項を販売日の60日前までに消費者庁に届け出る必要がある。機能性表示食品では，科学的根拠を有する機能性関与成分が有する機能性に関し，「○○を含み，お腹の調子を整える機能があることが報告されています」などと表示することが認められる。そのほかには，1日当たりの摂取目安量，機能性および安全性について，国による評価を受けたものではない旨，疾病の診断，治療，予防を目的としたものではない旨などの表示が義務付けられている。

　機能性表示食品制度については，活用する企業や積極的に取り組む動きが増えてきており，2022年10月までに5,998件の届出が出ている。一方，届出を撤回する商品も596件ある。

　各保健機能食品の特性について表7-4でまとめた。

表7-4　各保健機能食品の特性

	特定保健用食品	栄養機能食品	機能性表示食品
制　　　度	個別評価型（国が安全性・有効性を確認），一部に規格基準型がある。	規格基準型	届出型（科学的根拠など，一定の用件を満たせば事業者責任で表示）
表　　　示	機能性表示，疾病低減表示など。（「お腹の調子を整える」など）	栄養機能表示（「カルシウムは骨や歯の形成に必要な栄養素です」など）	事業者責任で機能表示。そのほかに1日摂取量や疾病の治療目的ではない旨などの表示を義務付け。
対象成分	乳酸菌，ビフィズス菌，オリゴ糖，難消化性デキストリンなど。	ビタミン13種，ミネラル6種，n-3系脂肪酸	機能性関与成分を含む食品。特別用途食品，栄養機能食品，アルコールを含有する食品などを除く。
許可マーク	特定保健用食品と条件付き特定保健用食品に消費者庁許可のマーク。	無	無

2．特別用途食品

　特別用途食品は，乳児，妊産婦・授乳婦，病者など，医学的あるいは栄養学的な面からの配慮が必要な対象者に対し，発育や健康の維持・回復に適している「特別の用途の表示が許可された食品」のことである。特別用途食品であることを表示する場合

は，健康増進法に基づいて消費者庁長官の許可が必要である。特別用途食品のうち，許可基準のあるものはその適合性を審査し，許可基準がないものは個別に評価が行われる。特別用途食品は図7－2に示すように，「病者用許可基準型」（低タンパク質食品，アレルゲン除去食品，無乳糖食品，総合栄養食品，糖尿病用組合せ食品，腎臓病用組合せ食品）と「病者用個別評価型」，「妊産婦，授乳婦用粉乳」，「乳児用調製粉乳」，「えん下困難者用食品」，「特定保健用食品」に分類されている。このなかで，特定保健用食品以外の食品は，図7－3に示す消費者庁の「許可証票」が表示される。

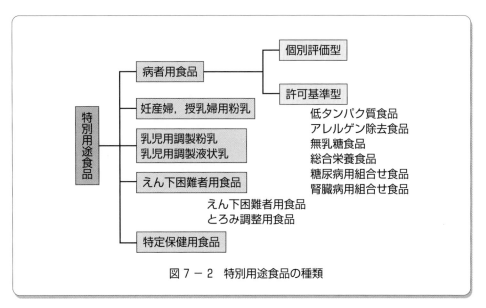

図7－2　特別用途食品の種類

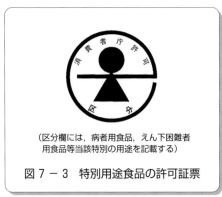

（区分欄には，病者用食品，えん下困難者
用食品等当該特別の用途を記載する）

図7－3　特別用途食品の許可証票

第 8 章

食品の表示と規格

　従来，食品の表示に関しては，「食品衛生法」「日本農林規格等に関する法律（JAS法）」（改正前の旧法律名は「農林物資の規格化及び品質表示の適正化に関する法律」）「健康増進法」により，それぞれ個別に食品表示基準を策定していたため，消費者にとって複雑でわかりにくい制度であった。そこでわかりやすい表示基準として，これらの3つの法律から食品表示にかかわる規定を独立させ，包括的かつ一元的な制度として「食品表示法」が創設され，2015年4月に施行された。

1．加工食品と生鮮食品

　食品表示法では，表示の基準をわかりやすくするために，食品を「加工食品」，「生鮮食品」，「添加物」（販売の用に供される場合）に分けている。従来，JAS法と食品衛生法で異なっていた食品区分は，基本的にJAS法の定義に基づくことになった。その結果，製造（その原料として使用したものとは本質的に異なる新たなものを作り出すこと）や加工（あるものを材料としてその本質は保持させつつ，新しい属性を付加すること）を行ったものは「加工食品」として位置づけ，調整（一定の作為は加えるが，加工には至らないもの）や選別（一定の基準によって仕分け，分類すること）を行ったものは「生鮮食品」として位置づけられた。したがって，マグロのトロと赤身の刺身盛り合わせ，または，牛カルビと牛ロースの焼き肉セットのように同一の種類を切断，薄切りして混合したものは生鮮食品となり，サラダミックスや合挽肉のように各々の生鮮食品が混合され，一つの商品としてそのまま飲食，調理等されることが想定されるものは加工食品となる。

2．生鮮食品の品質表示

　生鮮食品の表示は，「名称」と「原産地」を表示することが義務付けられている。名称の表示は，その内容を表す最も一般的なものを用いる。原産地の表示は，国産品の場合は，農産物（都道府県や一般に知られている地名），畜産物（国産である旨），水産物（水域または地域名）等の種類により表記法が異なるが，輸入品にあっては原産国名を記載するのが原則である。また，名称と産地を併せて個別包装や店頭で表示してもよいことになっている。一方，農業生産者あるいは漁業生産者が直接，消費者に販売する場合や飲食店などで飲食させる場合，表示義務はない。

　水産物，米，シイタケに関しては，一般的な生鮮食品品質表示基準だけでは不十分

であるとされたため，水産物，米（玄米および精米），シイタケに対しては個別に品質
表示基準が定められた。水産物の場合，「養殖」と「解凍」はその旨を表示するととも
に，養殖魚の原産地は，最も長く養殖された養殖場のある地域名を掲載する。米に関
しては，輸入米も含めて「名称」，「原料玄米」，「内容量」，「精米時期」，「販売業者名・
住所等」を表示する。また，シイタケの表示では，生シイタケの栽培方法（「原木」，
「菌床」）の表示が義務付けられている。生鮮食品の表示例を図8－1に示した。

農産物

キャベツ
愛知県産

玄米・精米

名　　　　称	精　　米		
	産　地	品　種	産　年
原　料　玄　米	単一原料米 ○○県	△△ヒカリ	25年産
内　　容　　量	○○kg		
精　米　時　期	令和○○年○○月上旬		
販　　売　　者	○○米穀株式会社 ○○県○○市○○町○－○－○ TEL○○○（△△△）××××		

畜産物

国産　　豚ロース肉
100g　　○○○円

（パック詰めされていないもの）

水産物

ぶ　り　　　　養　殖
鹿　児　島　県　産

（パック詰めされていないもの）

オーストラリア産　　牛バラ肉
消費期限　　4.9.10(4℃以下で保存)
100g当たり(円)　○○　　価格(円)　○○
内容量(g)　　100g
加工者　　○○スーパー株式会社
東京都千代田区○○○○－○－○

（パック詰めされているもの）

韓国産　　　解凍
メバチマグロ(刺身用)
消費期限　　4.9.10
保存方法　　10℃以下で保存
価格(円)　○○
加工者　　○○スーパー株式会社
東京都千代田区○○○○－○－○

（パック詰めされているもの）

図8－1　生鮮食品の表示例（消費者庁・農林水産省資料より作成）

3．加工食品の品質表示

　　加工食品は容器に入れまたは包装されたものが対象で，表示項目は，「名称」，「原材
料名」，「内容量」，「賞味（消費）期限」，「保存方法」，「製造業者名・住所等」の6項
目が原則である。また，加工食品のなかで「原料原産地名」の表示が義務付けられて
いる食品は，乾燥および塩蔵きのこ類，乾燥，塩蔵野菜のほか，緑茶，もちなど，そ
の他20数品目が対象となっている。原料原産地名を表示する際は，主な原材料が国産
の場合は，国産である旨を，輸入品の場合は原産国を記載することになっている。な

お，飲食料品を直接，消費者に販売する場合や設備を設けて飲食させる場合は，名称，原材料名等を表示しなくてもよい。加工食品の品質表示項目の詳細を以下に示す。

（1）名　　称

内容を表す最も一般的な名称を記載する。

（2）原材料名（食品添加物を含む）

原材料に占める重量の割合の多いものから順に記載するが，原材料に占める割合が5％未満の場合は記載を省略できる。食品添加物は，原材料に占める重量の多いものから順に記載する。

（3）内　容　量

内容重量，内容体積または内容数量を記載する。

（4）賞味（消費）期限

「消費期限」とは，「定められた方法により保存した場合において，腐敗，変敗その他の品質の劣化に伴い安全性を欠くこととなる恐れがないと認められる期限」である。消費期限は，通常，製造日を含めて5日程度で品質が劣化する食品が対象である。一方，「賞味期限」は，「定められた方法により保存した場合において，期待される品質の保持が十分に可能であると認められる期限」であり，製造業者が科学的・合理的根拠をもって適正に設定する期限としている。賞味期限が3か月以内の場合は，年月日

加工食品（国内で製造されたもの）の表示例

名　　称	豆菓子
原　材　料　名	落花生，米粉，でん粉，植物油，しょうゆ（小麦を含む），食塩，砂糖，香辛料，調味料（アミノ酸等），着色料（カラメル，紅麹，カロチノイド）
内　容　量	100 g
賞　味　期　限	22.05.09
保　存　方　法	直射日光を避け，常温で保存してください。
製　造　者	東京都千代田区○○○△－△－△ ○○○食品株式会社　AK

牛乳の表示例

種　類　別	牛乳
商　品　名	○○牛乳
無脂乳固形分	8.0％以上
乳　脂　肪　分	3.5％以上
原　材　料　名	牛乳100％
殺　　菌	130℃　2秒間
内　容　量	1,000 ml
賞　味　期　限	上部に記載
保　存　方　法	10℃以下で保存してください。
開封後の取扱い	開封後は，冷蔵庫で10℃以下に保存し，賞味期限にかかわらず，できるだけ早めにお飲みください。
製造所所在地	東京都千代田区○○町○○
製　造　者	○○牛乳株式会社　○○工場

加工食品（輸入されたもの）の表示例

名　　称	ナチュラルチーズ
原　材　料　名	乳，食塩
原材料の種類	めん羊
内　容　量	125 g
賞　味　期　限	22.05.09
保　存　方　法	要冷蔵（10℃以下）
原　産　国　名	ニュージーランド
輸　入　者	○○食品株式会社 東京都千代田区霞ヶ関1－2－1

原料原産国の表示例

名　　称	うなぎ蒲焼き
原　材　料　名	うなぎ（中国），しょうゆ，みりん，砂糖
内　容　量	1尾
賞　味　期　限	22.09.01
保　存　方　法	10℃以下で保存してください。
製　造　者	○○食品株式会社 東京都千代田区霞ヶ関1－2－1

図8－2　一般的な加工食品の表示例（消費者庁・農林水産省資料より作成）

を記載する必要があるが，3か月を超える場合は，年月の記載でよい。また，品質の変化が極めて少ない，デンプン，砂糖，食塩，うま味調味料，チューインガム，冷菓，アイスクリーム類，酒類，飲料水，清涼飲料水（ガラス瓶入り，ポリエチレン製容器入りのものに限る），氷は賞味期限（表1－6，p.16）を省略することができる。

（5）保存方法

加工食品の特性により，「10℃以下で保存すること」などのように記載する。ただし，保存に関して特に留意点がないものは表示を省略することができる。

（6）製造者

製造者等の氏名または名称，住所を表示する。表示を行う者が販売業者である場合は，「販売者」として記載する。輸入品の場合は，「製造者」を「輸入者」と代えて記載する。なお，一般的な加工食品の表示例を図8－2に示した。

4．栄養成分表示

近年，生活習慣病の増加が問題となっていることから，食品の栄養成分等について表示することが求められるようになった。従来，栄養成分表示は，任意表示であったが，2015年4月施行の食品表示法により，あらかじめ包装された加工食品と添加物を対象に，原則として栄養成分表示が義務化された。

```
栄養成分
1本（200 ml）当たり
    エネルギー          139 kcal
    たんぱく質          6.8 g
    脂    質           0.8 g
    炭 水 化 物         10.0 g
    食塩相当量          216 mg
    カルシウム          227 mg
```

図8－3　栄養成分表示例

4．1　栄養成分表示の義務化

表示義務のある項目は，「熱量」，「タンパク質」，「脂質」，「炭水化物」，「ナトリウム」で，ナトリウムの表示に関しては，食塩相当量で表示することとなった。さらに，任意ではあるが，推奨表示として飽和脂肪酸と食物繊維，任意表示として糖類，糖質，コレステロール，ビタミン・ミネラル類が加えられた。栄養成分表示の例については，図8－3に示した。

4．2　栄養強調表示に係るルールの改善

他の食品と比較して，栄養成分が低減された旨の表示をする場合（熱量，脂質，飽和脂肪酸，コレステロール，糖類およびナトリウム）および強化された旨の表示をする場合（タンパク質および食物繊維）には，絶対値に加え，新たに25%以上の相対差が必要となった。また，含まない旨の表示（無，ゼロ，ノン，レスなど）や低い旨の表示（低，軽，ライト，控えめ，低減など）などの栄養成分等が少ないことを強調する表示，逆に栄養成分を多く含んでいることを強調する表示（高，多，豊富，強化，増など）のルールについては表8－1に示した。

表 8 - 1　栄養成分の強調表示の基準

栄養成分および熱量	含まない旨の表示の基準値	低い旨の表示の基準値	低減された旨の表示の基準値
	食品100 g当たり	食品100 g当たり	食品100 g当たり
熱　　　　　量	5 kcal　（5 kcal）	40 kcal　（20 kcal）	40 kcal　（20 kcal）
脂　　　　　質	0.5 g　（0.5 g）	3 g　（1.5 g）	3 g　（1.5 g）
飽 和 脂 肪 酸	0.1 g　（0.1 g）	1.5 g　（0.75 g）*1	1.5 g　（0.75 g）
コレステロール	5 mg　（5 mg）*1	20 mg　（10 mg）*1	20 mg　（10 mg）
糖　　　　　類	0.5 g　（0.5 g）	5 g　（2.5 g）	5 g　（2.5 g）
ナ ト リ ウ ム	5 mg　（5 mg）	120 mg　（120 mg）	120 mg　（120 mg）

栄養成分*2	高い旨の表示の基準値		含む旨の表示の基準値		強化された旨の表示の基準値
	食品100 g当たり	100 kcal当たり	食品100 g当たり	100 kcal当たり	食品100 g当たり
タ ン パ ク 質	16.2 g　（8.1 g）	8.1 g	8.1 g　（4.1 g）	4.1 g	8.1 g　（4.1 g）
食 物 繊 維	6 g　（3 g）	3 g	3 g　（1.5 g）	1.5 g	3 g　（1.5 g）
カ ル シ ウ ム	204 mg　（102 mg）	68 mg	102 mg　（51 mg）	34 mg	68 mg　（68 mg）
鉄	2.04 mg　（1.02 mg）	0.68 mg	1.02 mg　（0.51 mg）	0.34 mg	0.68 mg　（0.68 mg）
ナ イ ア シ ン	3.9 mg　（1.95 mg）	1.3 mg	1.95 mg　（0.98 mg）	0.65 mg	1.3 mg　（1.3 mg）
ビ タ ミ ン A	231 μg　（116 μg）	77 μg	116 μg　（58 μg）	39 μg	77 μg　（77 μg）
ビ タ ミ ン B1	0.36 mg　（0.18 mg）	0.12 mg	0.18 mg　（0.09 mg）	0.06 mg	0.12 mg　（0.12 mg）
ビ タ ミ ン B2	0.42 mg　（0.21 mg）	0.14 mg	0.21 mg　（0.11 mg）	0.07 mg	0.14 mg　（0.14 mg）
ビ タ ミ ン C	30 mg　（15 mg）	10 mg	15 mg　（7.5 mg）	5 mg	10 mg　（10 mg ）
ビ タ ミ ン D	1.65 μg　（0.83 μg）	0.55 μg	0.83 μg　（0.41 μg）	0.28 μg	0.55 μg　（0.55 μg）

（　）内は，一般に飲用に供する液状の食品100 mL当たりの場合の基準値。
*1　飽和脂肪酸由来の熱量が当該食品の熱量の10%未満のものに限る。
*2　このほかに，亜鉛，カリウム，銅，マグネシウム，パントテン酸，ビオチン，ビタミンB6，ビタミンB12，ビタミンE，ビタミンK，葉酸について規定されている。

5．遺伝子組換え表示

　　遺伝子操作によって新たな形質が付与された農産物を遺伝子組換え農産物といい，除草剤耐性，病害虫耐性を付与したものや栄養価を高めたものがある。2022年現在，安全性が確認されて流通している遺伝子組換え農産物は，大豆（枝豆，大豆もやしを含む），とうもろこし，ばれいしょ，なたね，綿実，アルファルファ，てん菜，パパイヤ，からしなである。これらの遺伝子組換え農産物とその加工食品については，農産物の状況により，図 8 - 4 で示すように「遺伝子組換え」あるいは「遺伝子組換え不分別」などと表示する義務がある。また，高オレイン酸遺伝子組換え大豆を使用した加工食品（大豆油など）については，「高オレイン酸遺伝子組換え」等の表示が義務付けられる。非遺伝子組換え農産物が生産や流通過程で分別管理されたものやその加工品については「遺伝子組換えでない」旨の表示ができるが，この表示は義務ではなく任意である。組み換えられたDNA，あるいはこれにより生じたタンパク質が分解せずに残存する豆腐や納豆，味噌などは表示義務がある。一方，醤油のように加工過程で分解し

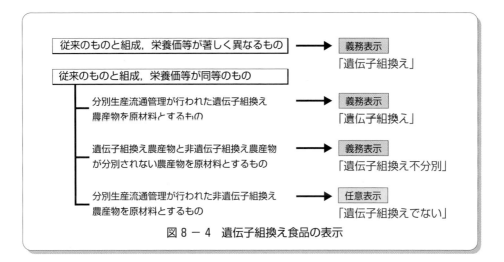

図8-4　遺伝子組換え食品の表示

たり，植物油のように除去されるなどして残存しない加工食品の場合は表示義務はない。現行制度で，「分別生産流通管理をして，意図せざる混入を5％以下に抑えている」食品については，「遺伝子組換えでない」「遺伝子組換えでないものを分別」と任意表示ができる。しかし，2023年4月からの新制度では，任意表示が改正され，「分別生産流通管理をして，意図せざる混入を5％以下に抑えている」食品には「適切に分別生産流通管理された」旨の表示になり，「分別生産流通管理をして，遺伝子組換えの混入がないと認められる」食品に，「遺伝子組換えでない」「非遺伝子組換え」等の表示が可能になる。また，遺伝子組換え農産物が主原料（加工食品の全原材料のうち原材料に占める重量の割合が上位3位までのもので，かつ原材料に占める重量割合が5％以上のもの）になっていない場合も表示義務はない。遺伝子組換え食品の表示対象区分は表4-2（p.72）に示した。

6．アレルギー表示

　食物アレルギーは，アレルギー体質の消費者がアレルゲンを含む食品を摂食した場合，過敏な反応を起こすもので，皮膚がかゆくなったり，じんましんなどの症状を呈する。重篤の場合は，死に至ることもある。したがって，アレルギー体質の消費者は，アレルゲン（特定原材料）を含む食物を摂らないことが予防法となる。そこで，特定原材料を含む食品に対し，アレルギー表示が義務付けられることになった。

　特定原材料の卵，乳，小麦，そば，落花生（ピーナッツ），カニ，エビ，くるみのいずれかを食品に使用した場合は，これらの名称を表示する義務（義務表示）がある。また，特定原材料に準ずるものと規定されている，あわび，いか，いくらなどを食品に使用した場合は，可能な限りこれらの名称を表示することが奨励（奨励表示）されている（表8-2）。

　2015年4月に施行された食品表示法制度では，消費者の商品選択の幅を広げるため，

表8－2　アレルギー表示と特定原材料（2023年5月現在）

特定原材料等の名称	表示方法	理　由
特定原材料 　卵，乳，小麦，えび，かに，くるみ	義　務	症例数が多い。
そば，落花生（ピーナッツ）		症状が重篤。
特定原材料に準ずるもの アーモンド，あわび，いか，いくら，オレンジ，キウイフルーツ，牛肉，さけ，さば，大豆，鶏肉，豚肉，マツタケ，桃，やまいも，リンゴ，ゼラチン，バナナ，ごま，カシューナッツ	奨　励	症例数が少ないため，義務化するには今後の調査を必要とするもの。可能な限り表示に努める。

名　　称：ウィンナーソーセージ
原材料名：豚肉，脱脂粉乳，食塩，香辛料（小麦を含む），砂糖，しょうゆ（小麦を含む），酵母エキス，調味料（アミノ酸，核酸）

図8－5　アレルギー表示例

原材料ごとにアレルギー表示が必要な個別表示を原則とし，例外的に一括表示を可能とした。なお，一括表示については，アレルゲンそのものが原材料に使用されている場合や代替表記等で表示されているものも含め，一括表示欄にすべて表示することになった。また，「卵」の場合の「玉子」，「たまご」，「エッグ」などの代替表記は，表記方法や言葉が違うが，特定原材料等と同一であることが理解できることから「卵」の個別表記は省略することができる。しかし，この制度ではマヨネーズやオムレツなどに特定加工食品と表示することや拡大表記することは廃止され，必ず含まれるアレルゲンを表示するようになった。図8－5にアレルギー表示の例を示した。

7．食品の規格

　食品衛生法では，食品や添加物について一定の安全レベルを確保するために規格や基準が定められており，規格基準に合わない食品は製造，使用，販売が禁止されている。また，ヒトの口や食品へ直に接する調理器具や食器および食品を包装するためのラッピングフィルム，あるいは乳幼児が接するおもちゃや野菜，果実，飲食器の洗浄剤などにも食品や添加物と同様に規格基準が定められている。

7．1　食品一般の規格基準

　食品一般の規格基準には，「成分規格」，「製造・加工および調理基準」，「保存基準」，「器具および容器包装における規格基準」などがある。表8－3で示すように食品一般の規格基準のうち，成分規格では，「抗生物質を含有しない」こと，製造，加工，調理基準では，「特別に定めた場合以外は，食品に放射線を照射してはならない」ことなどが

表8－3　規格や基準のある食品例

○成分規格 ○製造基準 ○加工基準 ○調理基準 ○使用基準 ○保存基準	食　品	食品一般 清涼飲料水，粉末清涼飲料水，氷雪，氷菓，食肉および鯨肉（生食用冷凍鯨肉を除く），食鳥卵，血液，血球および血漿，食肉製品，鯨肉製品，魚介類（生食用かきを除く），魚肉練り製品，いくら，すじこおよびたらこ，ゆでだこ，ゆでがに，生食用鮮魚介類，生食用かき，寒天，穀類，豆類，果実，野菜，種実類，茶およびホップ，小麦粉，生あん，豆腐，即席めん類，冷凍食品，容器包装詰加圧加熱殺菌食品
	乳　等	乳等一般 牛乳，特別牛乳，殺菌山羊乳，部分脱脂乳，脱脂乳，加工乳，クリーム，バター，バターオイル，プロセスチーズ，濃縮ホエイ，アイスクリーム，アイスミルク，ラクトアイス，濃縮乳，脱脂濃縮乳，無糖練乳，無糖脱脂練乳，加糖練乳，加糖脱脂練乳，全粉乳，脱脂粉乳，クリームパウダー，ホエイパウダー，タンパク質濃縮ホエイパウダー，バターミルクパウダー，加糖粉乳，調製粉乳，調整液状乳，発酵乳，乳酸菌飲料，乳飲料
	添加物	
	器具および容器包装	
	おもちゃ	
	洗浄剤	

表8－4　ガラス，陶磁器，ホウロウ製品の規格基準

容器の形状		試験項目	規格値
深さ 2.5 cm 以上	容量1.1 L未満	カドミウム	0.5 μg/mL以下
		鉛	5 μg/mL以下
	容量1.1 L以上	カドミウム	0.25 μg/mL以下
		鉛	2.5 μg/mL以下
液体を満たせないもの， または深さ2.5 cm未満		カドミウム	1.7 μg/mL以下
		鉛	17 μg/mL以下

定められている。保存基準では，「食品を冷却保存する目的で使用する氷雪の大腸菌群が陰性でなければならない」ことなどが定められている。また，一般に食器，調理器具，食品に使用する包装材など（食品用器具・容器包装）は食品と直に接触して使用されることから，化学物質等の溶出により，食品が汚染されないよう配慮する必要がある。そのため，これらの安全性について食品衛生法により規格基準が定められている。ガラス，陶磁器，ホウロウ製品にはカドミウムや鉛などが含まれることがあるため，表8－4に示す規格基準がある。プラスチック製品の場合は，カドミウムなど，重金属の規制があるほか，塩化ビニル製品では塩化ビニルモノマー，ポリカーボネートではビスフェノールAなどに対する規制がある。

　規格基準は，それぞれ食品別に規格や基準が定められているが，具体的な例として，食肉製品の成分規格，保存基準を表8－5に示した。

7．2　JAS規格制度

　食品表示法の創設に伴い，食品表示に関する規定が一元化されたことから，「農林物資の規格化及び品質表示の適正化に関する法律（旧JAS法）」は「農林物資の規格化等に関する法律」に変更され，さらに2017年の法改正で「日本農林規格等に関する法律（JAS法）」に改称された。JAS規格制度（任意）は，農林水産大臣が制定した日本農

表8－5　食肉製品の規格および基準の例（別に製造基準あり）

成分規格	(1) 一般規格			・亜硝酸根：0.070 g/kg以下
	(2) 個別規格	乾燥食肉製品	乾燥食肉製品とは，乾燥させた食肉製品であって，乾燥食肉製品として販売するものをいう　ビーフジャーキー，ドライドビーフ，サラミソーセージ等	・*E.coli*：陰性（0.1 g×5中，EC培地法）[*1] ・水分活性：0.87未満
		非加熱食肉製品	非加熱食肉製品とは，食肉を塩漬した後，くん煙し又は乾燥させ，かつその中心部の温度を63℃で30分間加熱する方法又はこれと同等以上の効力を有する加熱殺菌を行っていない食肉製品であって，非加熱食肉製品として販売するものをいう（乾燥食肉製品を除く）　水分活性0.95以上：パルマハム，ラックスシンケン，コッパ，カントリーハム等　水分活性0.95未満：ラックスハム，セミドライソーセージ等	・*E.coli* 最確数：100/g以下（EC培地法）[*1] ・黄色ブドウ球菌：1,000/g以下（卵黄加マンニット食塩寒天培地法） ・サルモネラ属菌：陰性（25 g中，EEMブイヨン増菌法＋MLCB又はDHL培地法）[*2]
		特定加熱食肉製品	特定加熱食肉製品とは，その中心部の温度を63℃で30分間加熱する方法又はこれと同等以上の効力を有する方法以外の方法による加熱殺菌を行った食肉製品をいう（乾燥食肉製品及び非加熱食肉製品を除く）　ウエスタンタイプベーコン，ローストビーフ等	・*E.coli* 最確数：100/g以下（EC培地法）[*1] ・黄色ブドウ球菌：1,000/g以下（卵黄加マンニット食塩寒天培地法） ・クロストリジウム属菌：1,000/g以下（クロストリジウム培地法）[*3] ・サルモネラ属菌：陰性（25 g中，EEMブイヨン増菌法＋MLCB又はDHL培地法）[*2]
		加熱食肉製品	加熱食肉製品とは乾燥食肉製品，非加熱食肉製品及び特定加熱食肉製品以外の食肉製品をいう　ボンレスハム，ロースハム，プレスハム，ウィンナーソーセージ，フランクフルトソーセージ，ベーコン等	イ．容器包装に入れた後，殺菌したもの：・大腸菌群：陰性（1 g×3中，BGLB培地法）・クロストリジウム属菌：1,000/g以下（クロストリジウム培地法）[*3] ロ．加熱殺菌した後，容器包装に入れたもの：・*E.coli*：陰性（0.1 g×5中，EC培地法）[*1]・黄色ブドウ球菌：1,000/g以下（卵黄加マンニット食塩寒天培地法）・サルモネラ属菌：陰性（25 g中，EEMブイヨン増菌法＋MLCB又はDHL培地法）[*2]

[*1]　*E.coli*：大腸菌群のうち44.5℃で24時間培養したときに，乳糖を分解して，酸およびガスを生ずるものをいう。
[*2]　サルモネラ属菌：グラム陰性の無芽胞性の桿菌であって，アセトイン陰性，リシン陽性，硫化水素陽性およびオルトニトロフェニル－β－D－ガラクトピラノシド（ONPG）陰性でブドウ糖を分解し，乳糖および白糖を分解しない，運動性を有する通性嫌気性の菌をいう。
[*3]　クロストリジウム属菌：グラム陽性の芽胞形成桿菌であって亜硫酸を還元する嫌気性の菌をいう。

林規格（JAS規格）による検査に合格した製品にJASマークの貼付を認めるもので，JAS規格を満たしていることが確認（格付という）された製品は，JASマークを付けることができる。ただし，格付を行うかどうかについては，食品製造業者の任意となっている。次頁にさまざまなJASマークの内容について紹介する（図8－6）。

（1）一般JASマーク

品位，成分，性能等の品質について一般JAS規格を満たす食品や林産物などにJASマークを付けるもので73規格（2022年11月現在）が定められている。このなかで，食品に関するものは，53規格（2022年11月現在）が定められている。

（2）有機JASマーク

農薬や化学肥料を一定期間以上使用していない農地において禁止されている農薬や化学肥料を使用しないで生産された農産物で，有機JAS規格を満たすものやそれらの

加工品などに対し有機JASマークが付され，マークが付されていない食品は「有機○○」などと表示することはできない。有機農産物，有機加工食品，有機畜産物，有機飼料，有機藻類，有機酒類の6規格（2022年10月現在）が定められている。

（3）特色JASマーク

2018年12月に施行された改正JAS法で，特色のあるJASに係わるJASマークとして，それまで使われていた3種類のJASマーク（特定JASマーク，生産者情報公表JASマーク，定温管理流通JASマーク）が統合され，新たに特色JASマークが制定された。このため従来，特定JASマーク，生産情報公表JASマーク，定温管理流通JASマークを付していた食品などには，規格の内容を表示（任意）した上で，新たに「特色JASマーク」が付されることになった。特色JASマークの対象としては，熟成ハム類，熟成ソーセージ類，熟成ベーコン類，地鶏肉，手延べ干しめん，リンゴピュアジュース，生産情報公表牛肉，生産情報公表豚肉，生産情報公表農産物，生産情報公表養殖魚，人工種苗生産技術による水産養殖産品，青果市場の低温管理，人工光型植物工場における葉菜類の栽培環境管理，障害者が生産工程に携わった食品，持続可能性に配慮した鶏卵・鶏肉など19規格（2021年度末現在）が定められている。

（4）試験方法JASマーク

機能性が報告されている農産物の成分についてJAS定量試験法を満たす試験方法などに対して試験法JASマークが付される。試験方法JASマークの対象としては，べにふうき緑茶中のメチル化カテキンの定量，温州ミカン中のβ－クリプトキサンチンの定量，ほうれんそう中のルテインの定量，生鮮トマト中のリコペンの定量などの7規格（2021年度末現在）が定められている。

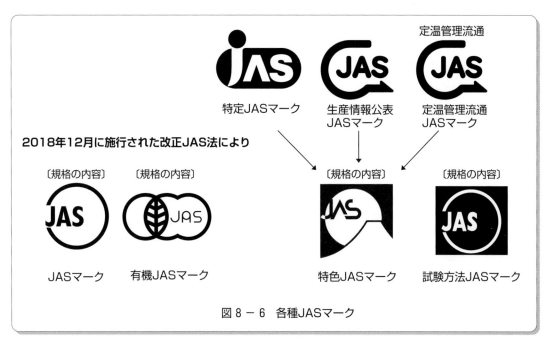

特定JASマーク　　生産情報公表JASマーク　　定温管理流通JASマーク

2018年12月に施行された改正JAS法により

〔規格の内容〕　　〔規格の内容〕　　　　　〔規格の内容〕　　　　〔規格の内容〕

JASマーク　　有機JASマーク　　　　特色JASマーク　　試験方法JASマーク

図8－6　各種JASマーク

第 **9** 章

農 産 加 工

1. 穀　　類

　穀類（cereals）には，米，小麦，ソバ，大麦，ライ麦，エン麦，トウモロコシ，アワ，キビ，ヒエなどがあるが，いずれもデンプンを主な成分としている。穀類は，水分が少ないので保存性があり，また，それらの形状から，輸送性，貯蔵性にも優れている。したがって，古代から，重要な役割を果たしてきた。

1．1　米

（1）米の種類と特徴

　米は大きく分けるとジャポニカ，インディカ，ジャバニカ種の3種類になる。ジャポニカ種（*Oryza sativa* var. *japonica*，日本型イネ）は，短くて丸みのある短粒種，インディカ種（*Oryza sativa* var. *indica*，インド型イネ）は，細長い形状を有する長粒種，ジャバニカ種（ジャポニカ種とインディカ種の中間型）は，やや丸みのある形状をもち，大粒であることが特徴である。

　また，米の成分的特徴から粳米と糯米の2種類に大別することができる。粳米（nonglutinous rice）は米飯用に用いられ，糯米（glutinous rice）は餅を作る場合に用いられる。両者の違いは，デンプン組成で，表9－1に示すように，粳米のデンプン組成はアミロースが15〜35％，アミロペクチンが65〜85％であるが，糯米は，ほとんどが粘性を示すアミロペクチンで構成されている。

　表9－1以外の特徴的な米として，香り米，赤米，黒米，緑米，発芽玄米，酒米と称する米がある。この中で，発芽玄米は，近年，多く生産されるようになった米で，

表9－1　粳米と糯米の相違点

種　　類	デンプン組成	特性	用　　途
粳米（うるち米）	アミロース　15〜35％ アミロペクチン　65〜85％	粘性は低い	米飯，せんべい，ビーフン，酒，酢など
糯米（もち米）	アミロペクチン　100％	粘性は高い	餅，赤飯，おはぎ，和菓子，みりん，白玉粉など

玄米を水に浸漬することにより，0.5～1mm程度発芽させた米である。発芽により，各種酵素が活性化され，新たなアミノ酸，特にGABA（γ-アミノ酪酸）などを含む栄養素が産生されるため，健康機能性を高めた米として関心が高まっている。

（2）精　　米

　成熟した稲穂から脱穀により，籾米とし，それを籾すりすることによって玄米ができる。通常，米の貯蔵は玄米の状態で，10～15℃の低温で保管することにより，食味の低下を防いでいる。保存温度が高いと呼吸が行われるので，成分の消費や脂肪の分解によって脂肪酸やアルデヒド類が生成され，食味低下の原因となる。

　玄米の構造は図9－1で示すように，糠層，胚乳，胚芽から構成されており，糠層は，さらに，果皮，種皮，糊粉層に分けられる。精白米（精米）は，搗精により玄米から胚芽および糠層が取り除かれたもので，糠層，胚芽を合わせたものは米糠となる。米糠が取り除かれたものは，精白米とよばれるが，精白米となる場合の歩留まりは約90％である。胚芽精米（胚芽米）は，玄米から糠層を取りのぞき，胚芽を80％以上残した米のことをいう。図9－2に精米工程の概略を示した。米は胚乳の部分が比較的硬く，外層は柔らかいので，外層から削り取る方法によって，搗精が行われる。搗精には，砥石で外層を削り取る研削式による方法と，玄米同士が接触することによって外層を取る摩擦式による方法がある（p.44）。ジャポニカ種の場合は摩擦式精米機，インディカ種の場合は研削式精米機を用いて精米するのが一般的である。

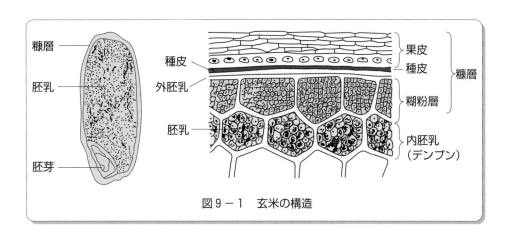

図9－1　玄米の構造

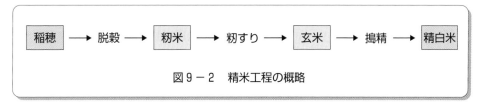

図9－2　精米工程の概略

（3）米の加工品

1）米　粉

　米粉（rice powder）は，米を原料にして製粉したものの総称で，だんごや和菓子などの原料として幅広く使われている。粳米を原料としたものには，新粉，上新粉，上用粉があり，糯米を原料としたものには，白玉粉，上南粉（落雁粉），寒梅粉，道明寺粉，求肥粉などがある。

　上新粉は，粳米を精白した後，水洗，乾燥し粉にしたもので，色は白く，歯ごたえのあるものが上質である。西日本では上新粉のことを米の粉ともいい，だんごや大福を製造するのに用いられる。上用粉は，粳米を原料とし，水洗いした米を水切り後，胴搗製粉したもので，糯米を原料とし，同様の製造工程で作られたものはもち粉とよばれる。白玉粉は，糯米を水洗してから石臼で水挽きし，その後，沈殿したものを乾燥させたもので，寒中に換水しながら10日ほど晒したのち乾燥させるので，別名「寒晒し粉」ともよばれる。白玉，だんご，求肥などに用いられる。寒梅粉は，寒梅が咲く季節に新米を粉にすることからよばれ，豆菓子などに用いられる。道明寺粉は，糯米を水に浸漬しておき，これを蒸してから乾燥させ，粉に挽いたものである。1000年以上前，道明寺で作られたのがこの名の由来で桜餅などにも利用される。図9－3に主な米粉の製造工程を示した。

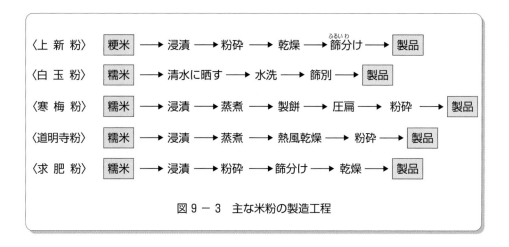

図9－3　主な米粉の製造工程

2）アルファ化米（α化米）

　米を加熱するとデンプンは消化されにくいβ型から糊化し，消化されやすいα型に変化する。しかし，α型デンプンは水分を含む状態のままでは，冷却に伴い再びβ型に変化する。そこで，α型に変化した状態で熱風乾燥させたものがα化米で，保存食の一つである。ピラフ，チャーハンなどに加工した多くの種類があり，登山や旅行時の簡便食や災害時の非常食として広く利用されている。

3）パーボイルドライス

　パーボイルドライス（parboiled rice）は，古くから，インドや近隣諸国で製造され

ていた米加工品で，現在は，中近東，東南アジア，アフリカの一部で食べられている。稲穂から採った籾（もみ）の状態で1日水に浸漬し，水切りの後，30〜60分間，蒸気で蒸す。その後，天日あるいは熱風乾燥し，籾すり，精米することによってできる。

4）ビーフン（米粉）

粳米を水に浸漬した後，水挽きを行ったものを押し出し器を用いて，めん線状に押し出し加熱し，乾燥した米粉めんの一種で，台湾や東南アジアなどで広く食べられている。

5）強　化　米

精米によって失われたビタミンB群などの栄養分を補った米である。

6）レトルトパウチ米飯

米と水，あるいは米飯をラミネート包装容器に入れ，120℃，4分以上加熱することによって殺菌した米飯で，長期間の常温保存が可能である。

7）冷　凍　米　飯

ピラフ，チャーハン，おにぎりなどの米飯加工品を−40℃以下の温度で急速冷凍し，−18℃で冷凍保存したもので，多くのものが生産販売されている。

8）無　洗　米

米をとぎ洗いすることなく，そのまま水を加えて，ご飯を炊くことができる米で，その簡便さから，近年，急速に利用が拡大している。無洗米の製法には，糠（ぬか）を削り取るBG精米製法（bran 糠，grind 削る），糠を水で洗い落として乾燥させる水洗い乾燥法・湿式法，水を使って米の表面の糠を柔らかくし，熱付着剤（タピオカ）にその糠を付着させて取り除くNTWP加工法（neo tasty white process）などがある。研米機で糠の一部を取り除いたものが市販されているが，多くの糠が残るので，業界では準無洗米などとよんでいる。

1．2　小　　　麦

（1）種類と特徴

世界各国で栽培されている小麦（wheat）の品種は，300種類以上あるといわれているが，栽培の季節によって「春小麦」，「冬小麦」，穀粒の色によって「赤小麦」，「白小麦」，また，穀粒の硬さの違いから「硬質小麦」，「中間質小麦」，「軟質小麦」に分けられる。

硬質小麦（hard wheat）は，タンパク質を多く含有する小麦で，穀粒が硬く，胚乳が密になっており，断面はガラス状を呈している。製粉により，強力粉（きょうりきこ）に加工される。水でこねると粘りと弾力が強く，パンや中華めんに適している。アメリカやカナダで多く栽培されている。軟質小麦（soft wheat）は，タンパク質の含有量が少ない小麦で，穀粒は軟らかく，製粉されて薄力粉（はくりきこ）に加工される。水でこねると適度に軟らかく，ケーキ，ビスケット等の菓子類や天ぷらに適している。アメリカで多く栽培されている。中間質小麦（medium wheat）は，硬質小麦と軟質小麦の中間的な性質を示す。した

がって，タンパク質の含有量は中程度で，適度な硬さを有し，製粉により中力粉に加工される。水でこねると伸展性がよく，乾めん，ゆでめんに適している。オーストラリアで多く栽培されている。国内で栽培されている小麦のほとんども中間質小麦である。このほかに，硬質小麦の一種であるデュラム小麦がある。**デュラム小麦**（durum wheat）は，マカロニやスパゲッティ専用の小麦で，主にアメリカ，カナダで栽培されている。粗挽きしたものは**セモリナ**とよばれる。このほか，パン用，めん用，菓子用など，用途別で分ける場合もある。

（2）成　　分

小麦は図9－4で示すように，外皮（約13.5%），胚乳（約84%），胚芽（約2.5%）から成っている。小麦の主成分はデンプンで，胚乳部に多く存在する。デンプンはアミロースとアミロペクチンから構成されている。小麦は米と異なり，タンパク質が多いのが特徴で，5～15%含有している。タンパク質はグリアジンとグルテニンで小麦タンパク質の約80%を占める。小麦粉に水を加えて練るとこれらのタンパク質が調合し，網目構造をとったグルテン（gluten）を形成する。このグルテン形成は小麦の重要な性質で，パンやめん類の製造に対し，重要な加工特性を付与している。

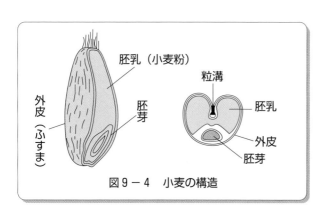

図9－4　小麦の構造

（3）小　麦　粉

小麦粉（wheat flour）は表9－2で示すようにタンパク質含量の相違から，強力粉，準強力粉，中力粉，薄力粉に分けられる。タンパク質含量は，小麦粉を利用した加工品を製造する上で最も重要な因子となっている。

表9－2　小麦粉の種類，性状および用途

種類	等級	湿度（%）	タンパク質（%）	灰分（%）	主な用途
強　力　粉	1	38～42	11.5～13.0	0.38	パン，マカロニ
	2	43～47		0.60	食パン，マカロニ
	3	48～52		0.96	焼き麩
準強力粉	1	36～38	10.5～12.5	0.42	菓子パン
	2	34～36		0.55	菓子パン，中華めん
	3	―		―	
中　力　粉	1	24～26	7.5～10.5	0.38	そうめん，冷麦
	2	30～32		0.55	うどん，クラッカー
	3	30～32		0.75	一般菓子
薄　力　粉	1	18～20	6.5～9.0	0.35	菓子，てんぷら，まんじゅう
	2	24～25		0.55	一般菓子
	3	―		―	

1）小麦の加工品

① パン（bread）　小麦粉，ライ麦粉などを原料とし，酵母で発酵後，焙焼したもので，多くの種類がある。

製造法：パン生地をこねることにより，小麦タンパク質のグルテンが網目状組織を形成し，それらの周辺部にデンプン粒子が付着している状態となる。一方，パン生地に含まれる酵母により，糖分が発酵して炭酸ガスとエタノールが生成され，生地中に多くの気泡ができる。さらに，ガス抜きを行うことによって，気泡は緻密となり，スポンジ状組織（すだち）が形成される。その後の焙焼により，ガス膨張が拡大すると同時に，温度の上昇により，デンプンの糊化が進行する。最終的には，焙焼によりタンパク変性が起こり固化するのがパンの製造過程における一般的な変化である。

パン製造に用いられる小麦粉は，タンパク質含有量の多い強力粉または準強力粉が使用される。そのほかには，酵母，食塩，上白糖，異性化糖などの甘味料，ショートニング，バターなどの油脂，酵母の生育を促進させるイーストフードが用いられる。

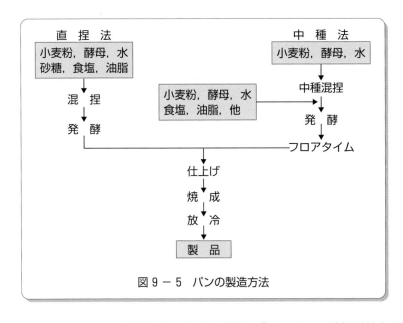

図9-5　パンの製造方法

パンの製造方法には，図9-5で示すように，直捏法（ストレート法）と中種法（スポンジ法）がある。直捏法は，発酵は短時間であるが，発酵時間や温度の影響を受けやすく，機械耐性も弱いため，大量生産には適していない。一方，中種法は，小麦粉の性質や発酵条件の影響を受けにくく，機械耐性も優れていることから大量生産に向いている。

② めん類　めん類は，小麦粉を主原料とし，それに食塩水あるいはかん水を加えて混捏し，線状にしたものである。めん線の太さ，混合物，小麦粉の種類，製法などによって，図9-6で示すように，うどん，そうめん，冷麦，中華めん，マカロニ，スパゲッティなど多種多様なめんが製造される。

a　うどん　うどんは，中力粉を主原料とし，通常，小麦粉100に対し，水30～35，食塩1～3となるようにミキサーを用いて混合し，ローラーにより，混捏・圧延を行い，めん帯を作る。その後，切り出しにより，めん線に加工される。ゆでめんの場合は，さらにゆで工程，冷却工程を経て，包装され，製品となる。近年，加水量を40～45とし，手打ちめんに近い多加水めんが多く製造されるようになっている。

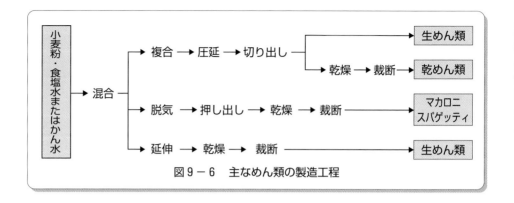

図9-6　主なめん類の製造工程

　　b　中華めん　　中華めんは，準強力粉または強力粉を主原料とし，うどんと同様の製法で作られるが，相違点はかんすい〔炭酸K（Na），リン酸K（Na）の水溶液〕を小麦粉100に対し1の割合で加えることである。かんすいを加えることによってpH 9～10のアルカリ性となるので，グルテンは伸びやすくなるとともに，小麦粉中のフラボノイド系色素が黄色に変色し，めん線全体が黄色味を呈するようになる。また，中華めん特有の風味が形成される。

　　c　そば　　そばは，そば粉を主原料に作られるが，そば粉には，グルテンが含まれないのでめん線の形成力が弱い。そこで通常，つなぎ粉として小麦粉をそば粉100に対し，20～80の割合で加え，混合する。そば粉のみでそば（十割そば）を製造する場合は，つなぎの材料として，卵，ふのり，ヤマイモなどが利用される。なお，そばには，全粒粉で作ることから黒色や風味の濃厚な藪そばと，表面を削り内部の胚乳部を中心に製造されるため淡い緑～白色を呈する更科そばの系統がある。

　　d　手延べそうめん　　手延べそうめんは，準強力粉あるいは強力粉を主原料とし，小麦粉100に対し2の割合で綿実油などの油を表面に塗布しながら，何回かに分けてひも状に伸ばし，最終的には2本の棒にかけて引き伸ばして極めて細いめんに仕上げ，乾燥させて作る。製造直後は食感が悪いが，厄という熟成期間を経過させることにより，油臭さがなくなるとともに，そうめん特有の風味と「こし」が形成される。わが国では，奈良の三輪そうめん，兵庫の揖保そうめん，長崎島原半島のそうめんがよく知られている。

　　e　マカロニ・スパゲッティ　　マカロニ類はデュラム小麦のセモリナやそれに強力粉を加えたもの100に対し，水27～29の割合で混捏したものを脱気した後，マカロニ類用のダイス（鋳型）の孔から押し出すことにより成型する。ダイスを換えることによって，さまざまな形状をもつマカロニ類やスパゲッティを製造することができる。押し出し成型後は，10～30時間かけて徐々に乾燥させ，製品となる。

　　f　即席めん　　即席めん（インスタントめん）は，めん線を蒸熱処理あるいは油で揚げることによってデンプンをα化したもので，それに調味料を入れたスープや粉末スープを添付したものが市販されている。熱湯を注ぐことによって短時間で食べるこ

とができることから急速に消費が拡大した。

③　**麩**　麩は，小麦粉からタンパク質を分離したものが「生麩」で，それを焼成したものが「焼き麩」である。強力粉に30〜40％となるように10％食塩水を加え，こねながらデンプンを洗い出すとグルテンが残る。グルテンと同重量の小麦粉およびふくらし粉0.4％を加えて練る。鉄棒に巻いてから焼成すると焼き麩ができる。

1.3　大　　麦

　大麦（barley）はイネ科の越年草で，結実する穂の数によって二条種と六条種に分類される。二条種はビールなどの醸造用原料として利用される。六条種は主に米と混合して利用される場合が多いことから精麦されるのが一般的である。そのほかに，味噌やみりんの原料としても利用される。

　わが国で栽培されている大麦は秋に種子をまき，越冬して成長し，初夏に収穫される「秋まき性品種」がほとんどである。大麦は穀類のなかでも食物繊維を多量に含んでいることが特徴で，精白米の10倍以上になる。食物繊維には「水溶性」と「不溶性」の2種類があり，それぞれバランスよく摂取することが好ましいが，大麦にはこの2種類が約半分ずつ含まれている。そのほか，カルシウムは精白米の約4倍，鉄分は2倍多く含まれている。大麦はそのままでは食べにくいので，精麦したものを使用する。精麦方法には，押し麦，白麦，米粒麦などがある。

　押し麦は，原料麦を精白し，蒸気で加熱した後，ローラーで圧扁したもので，米飯と混ぜて用いたり，「麦とろ」に利用される。中心部に黒条が残っているのが特徴である。白麦は原料麦を精白する過程で，真中の黒条に沿って二分し，蒸熱後，ローラーで圧扁したもので押し麦よりも食べやすくなっている。米粒麦は，圧扁を行わないで製造される白麦で，米とほぼ同程度の比重になるように加工してある。外観が米に似ていることから，炊飯した後も麦の混入がわかりにくいのが特徴である。

1.4　トウモロコシ

　トウモロコシ（corn, maize）は，南米から中米メキシコ原産の穀物で，自家受粉は行わず，他の株の花粉により受精されることが必要な他殖性の植物である。したがって，単一品種を広い面積で栽培することが必要である。

　トウモロコシは大航海時代にヨーロッパにもたらされ，日本には16世紀末に到来した。その後品種改良が行われ，多様な品種が作られた。デンプンの種類によって，糯，粳，高アミロース種などがあり，粒種によって，軟粒種，硬粒種，甘味種，爆裂種，馬歯種などがある。食用としては甘味種のスイートコーンが代表的である。爆裂種は，加熱すると爆裂し，胚乳部が大きくはじける。これは，ポップコーンとして幅広く利用されている。トウモロコシはそのまま食べるよりも粉にして利用されることが多く，コーンスターチ，コーンミール，コーンフラワー，コーンフレークなどとして食されている。そのほか，コーン油としても利用される。また，トウモロコシを主原料とし

てバーボンウイスキーが作られる。ヒトの食用以外には，収穫されたトウモロコシの多くは家畜の配合飼料として使われているだけでなく，種子が実る前に刈り取ってサイレージ（青刈り飼料）として使用される。

1.5　雑　穀　類

　雑穀とは，アワ，キビ，ヒエなどのイネ科の穀物の総称（豆類を含む場合もある）で，英語では，ミレット（millet）とよぶ。わが国では，縄文時代前期には，アワ，キビ，ヒエ，ハト麦，モロコシなどがすでに栽培されていたと考えられている。現在は，東南アジアやインド，アフガニスタンなどで，さまざまな雑穀が食べられている。

　アワは，穀物中で最も小さい穀粒で，赤アワ，黄アワがある。デンプンの質からは，粳種と糯種が栽培されている。酒の原料としても利用されている。甘味が強いので菓子にも適している。糯アワはスープやコロッケなどにも利用される。

　キビは，生育期間が短く，乾燥に強く，荒地でも生育することができる強い雑穀である。穂は緑色で，種子は淡黄色を呈する。穀粒の大きさはアワより少し大きめである。デンプン質からみると，粳種と糯種がある。糯キビは，粘りのある食感を有しており，おはぎやだんごの製造に適している。

　ヒエは，穂が淡緑または褐紫色をしており，三角形をした細い実をつける。さっぱりとしたくせのない風味を有する。炊きあがりはふわふわしているが，冷却すると食感および風味が低下する。なお，ヒエを主原料とした味噌や醤油，焼酎なども作られている。

　ハト麦はジュズダマともいわれている穀類である。デンプン質で分けると糯種がほとんどである。中心部に茶色の大きな溝があるのが特徴で，中国では古くから漢方や薬膳などに使われた。菓子やパン，お茶としても利用されている。

　アマランサス（アマランス，amaranth）は，インカ帝国時代の主要な食べ物として知られている。タンパク質にはリシンが多く含まれており，カルシウムや鉄などのミネラルと食物繊維が豊富である。特有の食感とやや苦味を有する風味がある。

2．イ　モ　類

　イモ類（potatoes）は，食用作物では野菜の根菜類として分類されているが，種々の科に属する多年草の植物である。また，塊茎（ジャガイモ，コンニャクイモ，サトイモなど），塊根（サツマイモ，キャッサバなど）や担根体（根と茎の中間的性質をもつ部位，ナガイモ）がデンプンなどの炭水化物を蓄え肥大化した作物である。

　わが国では加工原料として，主にジャガイモ，サツマイモ，コンニャクイモが利用されている。ジャガイモ（potato）はデンプン，ハルサメのほか，マッシュポテトやポテトチップスに，サツマイモ（sweet potato）はデンプン以外に，蒸し切り，スイートポテトチップス，カリントウや焼酎に，コンニャクイモ（elephant-foot）はコンニャ

クのほか，近年ではゼリー，めん類のほか，増粘剤として広く利用されている。なお，コンニャクイモに含まれる**グルコマンナン**（glucomannan）はヒトの消化酵素では分解されず，栄養的価値はほとんどないが，食物繊維としての機能のほか，血中コレステロール低下作用や血糖値上昇抑制作用などの生体調節機能が報告されている。

2．1　デンプン

　デンプン（starch）は塊茎，塊根や担根体に含まれる地下デンプンと種実（米，麦，トウモロコシなど）に含まれる地上デンプンがある。わが国ではトウモロコシ，ジャガイモ，サツマイモ，小麦，キャッサバの順に多く，ほかにクズ，カタクリなども使用されている。デンプンは加水分解して水飴，ブドウ糖，異性化糖に用いるほか，ハム，ソーセージ，水産練り製品の結着剤，調味料などの増粘剤，ドレッシングなどの乳化安定剤，ビールの発酵原料として広範囲に利用されている。

　デンプン製造はいずれも組織の破壊，分離，精製，脱水，乾燥工程から成る（図9－7・8）。一般に，組織の破壊前に亜硫酸溶液に浸漬することで，有害微生物の繁殖防止，繊維，胚，外皮など組織を軟化し除去しやすくするほか，穀類ではデンプン結着タンパク質を除去する目的で，水酸化ナトリウムによって溶解除去する。

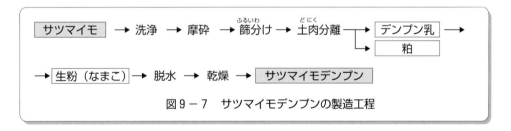

図9－7　サツマイモデンプンの製造工程

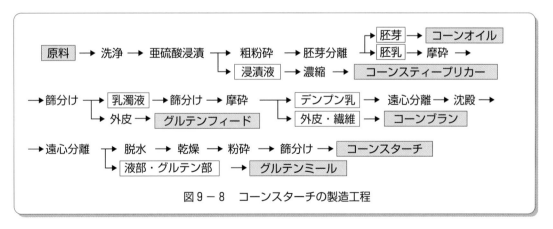

図9－8　コーンスターチの製造工程

（1）加工デンプン

　加工デンプン（modified starch）は，デンプンを物理的，化学的および酵素的処理によって，新たな機能を付加させたもので，30種類以上ある。代表的なものにはα化デ

119

ンプン，可溶性デンプン，デキストリン，デンプンリン酸エステル，カルボキシメチルデンプンなどがある。

1）α化デンプン

デンプンを糊化後，急速に脱水乾燥した粉末で，冷水不溶性である。ソース，スープ，アイスクリーム，インスタント食品に安定剤，増粘剤などとして使用されている。

2）可溶性デンプン

可溶性デンプン（soluble starch）は，デンプンを0.5〜10％の塩酸溶液などに糊化温度以下で浸漬し，非結晶質部を加水分解や次亜塩素酸処理したものであり，冷水には不溶だが，温水に可溶で粘度の低い透明な糊となる。増粘剤，増量剤，粉末化基材などに利用される。

3）デキストリン

デキストリン（dextrin）は，デンプンを加熱，酸，酵素によって加水分解処理したものであり，処理条件によって溶解性，粘着性，吸湿性，着色性が異なることから，タレ類のとろみ，スープや調味料の粉末化，つくだ煮の保湿，ハム，ソーセージの保水剤などに利用されている。

（2）ハルサメ（春雨）

ジャガイモやサツマイモデンプンを原料に製造しためん類で，凍めん，豆めんともいう。製造法には冷凍法と非冷凍法がある。冷凍法はデンプンの一部を糊化後，よくこね，熱湯中に糸状に押し出し凝固させ，冷却後，凍結（−7〜−10℃），解凍，乾燥させる。非冷凍法はデンプン乳を加熱処理によって糊化後，熟成，裁断，乾燥させる。冷凍法による製品は，煮汁はしみ込みやすくなるが，長時間煮ると形状が崩れやすい。鍋物，酢の物，吸い物などに用いられる。

２．２　コンニャク

コンニャクは，主成分であるグルコマンナン（グルコース/マンノース：1/1.6）が加水し膨潤・糊化後，アルカリを加えると抱水したまま凝固する性質を利用したものである。製造法（図9−9）は，原料に生イモを使用する場合，イモを薄片状に切断後，乾燥し荒粉とし，粉砕，選別した精粉（コンニャク粉，こなこんともいう）を使用する

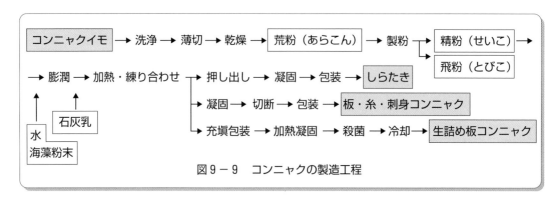

図9−9　コンニャクの製造工程

場合，生イモおよび精粉を使用する場合があるが，精粉から製造するのが一般的である。

なお，赤コンニャクはベンガラ（三二酸化鉄）によって着色したもの，板（刺身）コンニャクは板状に成型したもの，凍りコンニャクはコンニャクを冷凍後，乾燥したもの，しらたきは膨潤・糊化させたものにアルカリ添加後，アルカリ熱水中に押し出し，凝固させたものである。

2.3　そ の 他
（1）インスタントマッシュポテト

ジャガイモを剥皮，洗浄，薄切り後，予備加熱（80℃，15〜30分）し，一部デンプンを糊化冷却後，蒸煮，裏ごし，乾燥を行った製品であり，形状によってポテトフレーク（フレーク状）とポテトグラニュール（粒状）がある。デンプン粒を細胞壁内にある状態で乾燥しており，温水を加えると速やかにマッシュポテトになる。

（2）フライドポテト

ジャガイモのから揚げのことで，ジャガイモを剥皮，拍子木切り（1×5 cm），水晒し，水切り後，揚げる。最近では，冷凍加工品として多量に生産されており，半揚げ状態で凍結し，食べる際もう一度揚げる製品と，完全に揚げた後，凍結し，オーブン等で温めるだけの製品がある。

（3）ポテトチップス

ジャガイモを剥皮，スライス（厚さ1.0〜1.5 mm）し，水洗にて表面のデンプンを除去して揚げた後，食塩などを添加して，吸湿，酸化しないように包装したものである。原料にはデンプン含量が高く，還元糖量の少ないものを用いたほうが製品の褐変による着色度が低い。なお，原料はあらかじめキュアリング（curing，32〜35℃，湿度90〜95%，4〜6日間）することで，収穫時にできた傷口などに癒傷組織が発達（コルク化）し，低温耐性，微生物侵入防止など貯蔵性が増大する。

（4）蒸し切干

サツマイモを蒸して剥皮，スライス（厚さ7〜8 mm），天日乾燥後，冷暗所に放置したものである。この際表面に現れる白色粉末は，主に麦芽糖であり，イモ中のβ-アミラーゼによってデンプンが分解され生成される。

3.　豆　　　　類

豆類（pulses）はマメ科に属する一年草および越年生草本であり，種類は多いが食用として利用されているのは約90種類ある。一般に，タンパク質および脂質を主成分とする大豆や落花生などと，小豆やインゲン豆などのように糖質やタンパク質を多く含み，脂質が少ないものとに分類される。

3．1　大豆の加工

大豆（soybean）は最も生産量が多く，タンパク質（約35％）と脂質（約20％）に富み，栄養価の高い食品であるが，組織が硬く消化が悪い，ラフィノースやスタキオースなどの難消化性糖類を含み，トリプシンインヒビター，ヘマグルチニン（赤血球凝集），ゴイトロゲン（甲状腺肥大）などの生理有害物質を含むことから，加熱処理して利用される。

（1）豆　　腐

大豆の主要タンパク質は，グロブリンの一種グリシニン（glycinin）であり水に不溶であるが，摩砕処理に伴う塩類の溶出によって抽出される。抽出物と可溶性成分に凝固剤を加え，タンパク質を他の成分とともに凝固させた，栄養価が高く，消化性のよい食品である。凝固剤に苦汁（にがり：塩化マグネシウム）を用いた製品は，凝固が速く硬めの大豆の風味が残る豆腐となるが，すまし粉（硫酸カルシウム）では凝固が遅いため保水性，弾力性のよい製品ができる。グルコノデルタラクトン（glucono-δ-lactone）の凝固機構は他と異なり，加熱により加水分解され生じたグルコン酸によってpHが下がり，タンパク質が酸変性して凝固するため，添加量が多いと酸味を生じる。豆乳の濃度や製法によって木綿豆腐，絹ごし豆腐，ソフト豆腐，充填豆腐などがある。また，二次加工品には油揚げ，生揚げ，がんもどき，凍り豆腐，焼き豆腐などがある。

各種豆腐の製造工程を図9－10に示す。

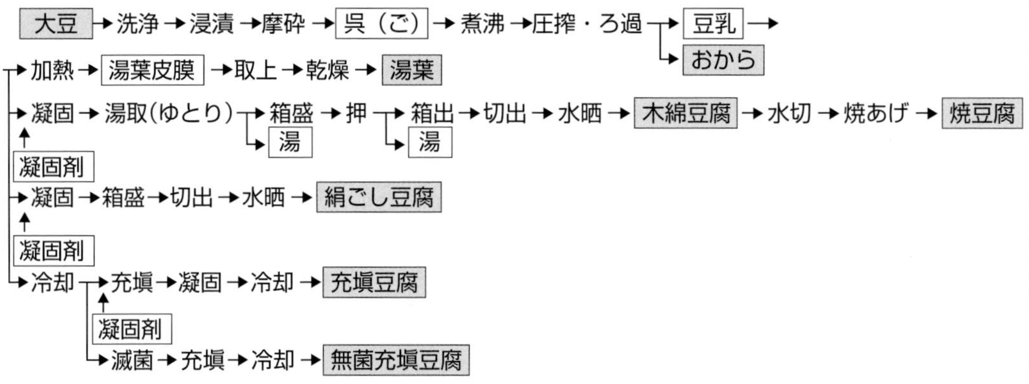

図9－10　各種豆腐の製造工程

1）木綿豆腐

最も一般的な豆腐で，大豆を浸漬，加水（約10倍量），加熱，煮沸，ろ過して豆乳とおからに分け，豆乳に凝固剤（苦汁やすまし粉：0.2～0.4％）を添加し凝固させた後，凝固物を木綿布を敷いた孔の開いた型箱に入れ，軽く押し出し，湯を除き成型する。

2）絹ごし豆腐

木綿豆腐とほぼ同様に製造するが，加水量（約5倍量）が少なく高濃度の豆乳を製造する。これを凝固剤の入った孔のない型箱に入れ，凝固させて製造する。布でこす

工程がなく表面が滑らかなため，木綿豆腐に対して名づけられた。

3）ソフト豆腐

7倍量の加水で豆乳を調製後，凝固，成型する。

4）充 填 豆 腐

絹ごし豆腐同様に豆乳を調製後，30℃以下に冷却し，凝固剤とともにプラスチック製の角型容器などに充填，密封して凝固させる。凝固剤には主にグルコノデルタラクトンが使用される。密封後に殺菌するため，保存性がよく大量生産に向くほか，近年では超高温（UHT）殺菌処理した豆乳を用いた無菌充填豆腐もある。

（2）豆腐加工品

1）豆　　乳

浸漬大豆を摩砕，加熱，ろ過して得られる乳状飲料で，豆腐製造時の中間過程で得られる。製造時にリポキシゲナーゼによって脂質が酸化され，大豆臭(n–ヘキサナール，アセトアルデヒド，アセトンなど）を生じるため，脱皮した大豆を熱処理し酵素を失活させ，高温摩砕，真空脱臭，均質化処理を行う。日本農林規格（JAS規格）では豆乳（大豆固形分8％以上），調製豆乳（大豆固形分6％以上8％未満），豆乳飲料（大豆固形分4％以上6％未満）に分類されている。

2）湯　　葉

高濃度の豆乳（固形分10%以上）を加熱（80℃以上）した際，表面にできる皮膜であり，これを細い竹串ですくい上げたものを生湯葉，これを円筒状などに成型し乾燥したものを干し湯葉（タンパク質約53%，脂質約28%）という。

3）油 揚 げ

豆腐を薄く切って油で揚げたものである。タンパク質の加熱変性を抑制するため，豆腐製造の際，呉の加熱時間の短縮や温度を低めにするほかに急冷などを行う。製造は水分の少ない硬い豆腐を薄切り，脱水後，約120℃で揚げ伸展（約3倍）させ，さらに約200℃で二度揚げることによって，着色，硬化し張りのある製品となる。

4）がんもどき

豆腐を布袋で脱水し，ナガイモなどを加えこねた後，ニンジン，コンブ，海藻類などを加え，混合，成型後，油揚げと同様に二度揚げする。

5）凍り豆腐（高野豆腐，しみ豆腐）

豆腐を凍結後乾燥したものである。昔は凍結，解凍を繰り返して乾燥していたが，現在では硬めの豆腐を切断，凍結，熟成，解凍，脱水，乾燥後，アンモニアガスやかん水で膨軟加工し製造する。

（3）き な 粉

大豆を約220℃で数十秒炒った後，細かく粉砕し，篩分けしたもので，黄色大豆を用いたものと緑色大豆を用いたものがある。

（4）大豆タンパク質食品

大豆タンパク質食品は原料大豆を溶媒抽出法によって脱脂大豆と大豆油に分けた後，

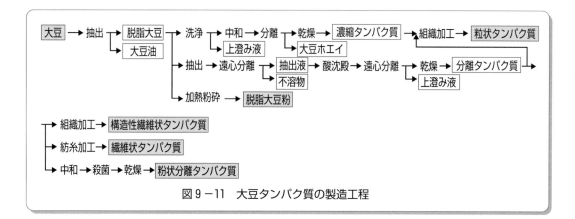

図9－11　大豆タンパク質の製造工程

　脱脂大豆からタンパク質を抽出したもので，形状によって粉末，繊維および粒状に，加工法では脱脂大豆の可溶性成分を濃縮した濃縮タンパク質（タンパク質含量70％以上）と，脱脂大豆からタンパク質を抽出後，等電点（pH4.5）沈殿させた分離タンパク質（タンパク質含量90％以上）とに分けられる（図9－11）。
　これらは大豆タンパク質の高い栄養価を利用した一次機能，乳化，粘稠（ねんちゅう），気泡，結着，吸油，保水性などの二次機能のほか，近年，血中コレステロール低下作用などの三次機能（生体調節機能）も認められ，製菓，製パンに利用されるほか，肉製品，乳製品など広範に利用されており，一部は特定保健用食品として認定されている。

3．2　小豆の加工
　小豆（adzuki bean）は大粒で煮くずれしにくい大納言（だいなごん）と普通種に分けられる。ほとんどはあんの製造に用いられるが，ほかに甘納豆，羊羹（ようかん），和菓子，赤飯などに用いられる。小豆を洗浄する際に出る泡は苦味を呈するサポニンであり，多量に摂取すると下痢を起こす。
（1）あ　　ん
　豆類を煮てすりつぶしたもので，原料には小豆（赤あん）のほか，インゲン豆（白あん），エンドウ，ササゲ，ソラマメ，緑豆などのデンプン含量の多い豆類を用いる。小豆などの豆類はアミロース含量が高く，一般に糊化温度が高いため，タンパク質の膜にデンプン粒子が覆われ，煮ても糊状に溶出しない特異的デンプン食品となる。製法は浸漬・膨潤させた豆を煮た後，加水しながら摩砕し，脱水したものを生あんといい，これの乾燥したものを晒（さら）しあんという。これらに加糖し，練り上げたものが練りあん，生あんにシロップ漬した煮豆を練り込んだものを小倉（おぐら）あんという。

4．野　菜　類
　野菜類（vegetables）は，草本性植物のうち，食用となるものの総称である。その種

類は極めて多く，生食あるいは煮る，炒めるなどの調理を行うことによって食される場合が多い。野菜は，冷蔵，冷凍などにより貯蔵性を高めることができるが，漬物，缶詰などの加工によっても保存性を高めることができる。野菜加工品の多くは，漬物で，それ以外では，トマト加工品，ソース，乾燥・冷凍野菜などがある。

4．1　漬　　　物
（1）分　　　類
　漬物（pickles）は通常，副食物として，そのまま摂食される既成食品で，野菜，きのこ，海藻等を主原料として，塩，醤油，味噌，粕（酒粕，みりん粕），こうじ，酢，糠（米糠，ふすま等），からし，もろみ，その他の材料に漬け込んだものである。

　わが国には数多くの漬物があるが，それらは主に漬床や漬液の違いによって10種類に分類されており，それらをまとめたのが表9－3である。これらを保蔵・流通の面からみると長期保存が可能なものとしては，刻み漬（福神漬など）のように包装後，加熱殺菌したものや，酢漬や粕漬のように漬床のpHを下げたり，食塩やアルコールなどを加えることにより，保存効果を高めたものなどがある。また，長期保存は困難であるが，比較的保存性が高いものとしては，すぐき漬やしば漬のように乳酸発酵によるpHの低下によって保存性を高めている発酵漬物もある。

表9－3　わが国の漬物の種類

漬物の種類	漬け込み方法	主な漬物
塩　　漬	塩を主とした材料で漬け込んだもの	白菜漬，野沢菜漬
醤　油　漬	醤油を主とした材料で漬け込んだもの	福神漬，山菜漬
味　噌　漬	味噌を主とした材料で漬け込んだもの	山菜味噌漬
粕　　漬	粕を主とした材料で漬け込んだもの	奈良漬，わさび漬
こうじ漬	こうじを主とした材料で漬け込んだもの	べったら漬
酢　　漬	食酢，梅酢，リンゴ酢を主とした材料で漬け込んだもの	らっきょう漬，千枚漬
糠　　漬	ぬかと塩を主とした材料で漬け込んだもの	たくあん漬，白菜ぬか漬
からし漬	からし粉を主とした材料で漬け込んだもの	ナスからし漬
もろみ漬	醤油または，もろみを主とした材料で漬け込んだもの	小ナスもろみ漬，キュウリもろみ漬
そ の 他		すんき漬，すぐき漬など

（2）製造の原理
　野菜に食塩をまぶしたり，野菜を食塩水に浸けると野菜組織がしんなりして食べやすくなるとともに風味成分が形成されて，漬物特有の味が出てくる。さらに，乳酸菌などが生育すると発酵風味が付与されるので，より複雑な味覚が形成される。このような野菜から漬物への変化は，物理的，化学的，生物的な作用を通して形成される。
　野菜は多くの細胞から成り立っているが，一つの細胞には，比較的固い細胞壁とその内側にある細胞膜から成り立っている。細胞膜はいわゆる半透膜であることから，

細胞は張り切った状態にある。この細胞のまわりに食塩水があると食塩水のもつ**浸透圧**の作用により，細胞内の水分が外部に浸出するようになる。さらに浸透圧が強い場合は，原形質分離を起こすので，細胞の生活作用が停止する細胞死の状態になる。形状的には細胞の張り切った状態からしんなりした状態となる。これがいわゆる「漬かった」状態で，食塩が細胞壁を通して細胞の内部に入るので，野菜に塩味が付与される一方で，酵素作用によって自己分解が起こり，呈味成分が生成されたり，青臭みが消失するようになる。この結果，生野菜とは異なる漬物独特の風味が生成される。下漬野菜のように食塩濃度が20％を超えるような場合は，微生物の生育だけでなく，野菜の酵素作用も阻害されるので，長期に保存することが可能となる。一方，浅漬のように食塩濃度が1〜3％と低い場合は，酵素作用は進行するので浅漬特有の風味が形成される。

（3）主な漬物の製造法

1）塩漬（塩蔵品）

ナスやキュウリは，塩蔵される代表的な野菜原料で，長期に保存しておいて必要なときに塩抜きし，調味漬を行って製品とする。原料野菜を水洗した後は表面が濡れているので表面に食塩をまぶしながら，タンクに漬け込む。漬け込みを終えたら，表面に押し蓋をし，強めに重石をかける。早めに水を揚げる（原料野菜が水に浸る）ほうがよいので，必要ならば，差し水をする。2日後には，塩水が揚がるので次に本漬を行う。下漬した原料野菜をザルに入れて，余分な水を切ってから本漬をする。本漬した後，保存する場合は，常に原料野菜の上まで食塩水で浸るようにしておくことが大切である。

2）梅　干　し

梅干しは酸を3〜5％含むので最も酸の多い代表的な食品の一つである。原料のウメは6〜7月頃収穫されたものが使われるが，梅干しには，熟度が進み，糖分や酸分の多くなったものが適している。塩漬は，実に食塩をまぶしながら樽に漬け込み，押し蓋をした後，重石をする。通常，食塩はウメの18〜20％を使用する。梅干しの赤い色は，シソを利用して着色する。シソにはシソニンというアントシアン系の色素が含まれており，これが，ウメを塩漬した際に出てくる梅酢の酸に合うと赤く発色する。梅干しを作るには7〜8月に陽のよく当たるところで陽に晒す。日中は陽に晒した後，夜間は再び樽に戻して，梅酢を吸収させる。これを2〜3日間繰り返すと肉質，色沢ともに良好なものとなる。梅酢に戻して10日間ほど経過すると製品となる。

3）浅　　　漬

浅漬は漬物の中でも生産量が多い。原料野菜には，ハクサイ，キュウリ，カブ，ナスなどが利用される。原料野菜は，洗浄した後，塩漬を行う。使用する食塩は原料野菜の約2％で，上部には食塩を多めに撒き，漬け込みを終えたら，押し蓋と重石をする。翌日，原料野菜の上下を入れ替え，均一に漬かるようにする。下漬が終わったら，原料野菜と調味液を樽に入れて本漬を行う。近年は，ポリエチレン製袋に原料野菜と

調味液を入れ，それを冷却剤とともに発泡スチロール製の角容器に入れて出荷するようになった。浅漬は，食塩濃度が低く，変敗しやすいため，低温流通を基本に酢を加えてpHの調整を行ったり，天然物由来の抗菌物質を加えて日持ちの向上を図っている。

4）福 神 漬

原料には，割干しダイコン，ナス，キュウリ，シロウリ，ナタマメ，レンコン，シソ，ショウガなどが主に使われるが，シイタケやタケノコを使う場合もある。塩蔵した原料をそれぞれ成型した後，流水で塩抜きし，圧搾によって余分な水を除去してから調味液に浸漬する。容器包装後は，80℃，20分程度加熱殺菌し，冷却後，製品とする。

5）味 噌 漬

味噌漬にはヤマゴボウをはじめ，キュウリ，ナス，ミョウガ，山菜類などさまざまな野菜原料が使われるが，いずれの場合も塩蔵野菜を用いて製造する。塩蔵野菜を水洗して下漬臭や夾雑物を取り除き，成型した後に水に晒して塩分を調整し，調味液漬を行う。調味液はアミノ酸液を主としたものである。調味液漬を1週間ほど行った後，アミノ酸液と味噌で中漬床を作り，中漬をする。中漬を1か月以上行うと本漬をすることができるが，そのまま数か月間は保存できる。なお，品質のよい味噌漬を製造する場合は，中漬の期間中に数回，新しい中漬床に漬け換える必要がある。中漬により，うま味成分は十分に野菜の中に浸透しているので，仕上げの本漬を行う。

6）奈 良 漬

本来はシロウリの粕漬のことを奈良漬と称したが，現在では，ダイコン，キュウリなど，野菜類の粕漬を総称して奈良漬とよぶようになっている。

奈良漬の漬け込みは，仕上げ漬に用いた粕を使って，五番漬を行い，五番漬に用いた残り粕は，四番漬に使用される。このようにして，二番漬，三番漬，四番漬，五番漬を行うにつれ，粕には野菜からの塩分が移行し，塩度は高くなり，一方，野菜のほうは塩度が低下し，仕上げの頃には適度な塩濃度とエタノール濃度になる。1回の漬け込みは15〜30日間で行い，漬け上がりには，食塩濃度は5〜8％，糖度は10〜20％，エタノールは6〜10％になるのが一般的である。中漬は2〜3回漬け換えが行われるのが普通であるが，高級品になると4〜6回漬け換えが行われる。最後に仕上げ粕で野菜を覆い製品となる。

7）わさび漬

原料のワサビは山間部のきれいな冷水が流れる沢沿いの畑で栽培される。太い部分は擂り下ろし用に利用され，残りのものがわさび漬用に利用される。ワサビの葉や葉柄を5mm程度に切り，塩漬を行う。塩漬はワサビ原料の3〜5％の食塩で漬け，押し蓋と重石をして塩漬を行う。3〜5時間塩漬を行うとワサビは細かく切ってあるため，簡単に水が揚がるので，ワサビを取り出して水洗してから軽く圧搾し，水を切る。その後，調味粕床と練り合わせる。

8）べったら漬

ダイコンをこうじに漬けたもので東京の伝統的な漬物である。材料となるダイコン

の表皮を剝いた後，直ちに塩漬にする。食塩濃度は約５％で２日間塩漬した後，中漬にする。中漬は食塩と甘味料を用いて行われる。中漬に用いる食塩は１～２％，砂糖は約10％である。中漬を終えたら，次に，本漬を行う。本漬はこうじ，食塩などを混合したこうじ床に漬け込むことによって行われる。甘味料として砂糖だけで漬け込むと高い浸透圧のためにダイコンが収縮しやすいので，ステビアなどの甘味料を使用することがある。

9）らっきょう漬

　ラッキョウの根部と茎部を多少長めに残しながら，切除し，水洗浄を行う。下漬は，ラッキョウの16％程度の食塩を撒きながら漬け込み，差水（ラッキョウの半量），ミョウバン（ラッキョウの0.15％程度）を加える。１か月以上，下漬を行うと生臭さがとれる。甘酢漬は，塩蔵ラッキョウの根部と茎部を下漬の場合よりもさらに短く切り，水晒しをして余分な塩分を減少させる。甘酢液は食酢，酸味料，甘味料を主として調製し，この甘酢液に塩抜きラッキョウを漬け込む。通常，甘酢液の酢酸濃度は1.1～1.2％，食塩濃度は２～３％が適当である。小袋詰包装する場合は，70℃前後で15分程度殺菌を行い，酵母による発酵を防止する。

10）たくあん漬

　本漬たくあんは，「干し」による場合と，「塩漬」による場合の２種類の製造方法がある。「干したくあん」は，宮崎，鹿児島などで多く作られ，「塩押たくあん」は関東地方で多く作られている。干したくあんの場合，干したダイコンを，糠，食塩，甘味料などを混合して作った糠床に漬け込む。その後，必要に応じ，樽からダイコンを取り出して製品とする。

　塩押たくあんの場合，水洗浄したダイコンを約８％の食塩で塩漬し，最後に押し蓋と重石を載せる。１～３日後には，水が揚がってくるので次に中漬を行う。中漬を７～10日間行った後，本漬にする。本漬は，中漬を終えたダイコンを取り出し，米糠に食塩，甘味料を加えた糠床に漬けることによって行う。

11）キ ム チ

　キムチは主にハクサイを用い，一晩塩漬を行う。塩漬終了後のハクサイの食塩濃度は３％前後にしておく。ハクサイとは別に薬味〔薬念（ヤンニョム）〕を作るが，主なものはダイコンの千切り，ワケギ，おろしショウガ，おろしニンニク，果実ではリンゴのおろしたものなどが使われる。魚介類ではアミの塩辛などが利用される。しんなりしたハクサイの外側の葉から一枚ずつ葉の内側に薬味をていねいに塗りつけ，ハクサイを乳酸発酵させるために，空気が隙間に残らないようにかめの中にきつく詰めていく。地中に埋められたかめに蓋をし，筵をかけて低温発酵を行う。適度な酸味が生成されたらかめから取り出し，食す。そのままでもよいが，調理にも使う。

4．2　トマト加工品

　トマト加工品は，完熟した加工用トマトを使用し，チョッパーなどで破砕し，80℃

程度で加熱する。次に，エキストラクター（搾汁器）を用いて搾汁し，真空下で脱気し，トマトジュースを得る。その後，トマト加工品の種類により，トマトペーストでは真空濃縮，トマトピューレーやトマトケチャップでは，常圧開放濃縮される。最終的には，トマト加工品は加熱殺菌され，びん詰，缶詰となる。表9－4にトマト加工品のJAS規格を示す。

表9－4　トマト加工品のJAS規格

用　語	定　　　義
トマトジュース	1.トマトを破砕して搾汁し，又は裏ごしし，皮，種子等を除去したもの又はこれに食塩を加えたもの。 2.濃縮トマトを希釈して搾汁の状態に戻したもの又はこれに食塩を加えたもの。
トマトミックスジュース	1.トマトジュースを主原料とし，これに，セルリー，にんじんその他の野菜類を破砕して搾汁したもの又はこれを濃縮したものを希釈して搾汁の状態に戻したものを加えたもの。 2.トマトジュースを主原料とするもので，1に食塩，香辛料，砂糖類，酸味料（かんきつ類の果汁を含む。），調味料（アミノ酸等）等〔野菜類（きのこ類及び山菜類を含む。以下同じ。）以外の農畜水産物及び着色料を除く。〕を加えたもの。
トマトピューレー	1.濃縮トマトのうち，無塩可溶性固形分が24％未満のもの。 2.1にトマト固有の香味を変えない程度に少量の食塩，香辛料，たまねぎその他の野菜類，レモン又はpH調整剤を加えたもので無塩可溶性固形分が24％未満のもの。
トマトペースト	1.濃縮トマトのうち，無塩可溶性固形分が24％以上のもの。 2.1にトマト固有の香味を変えない程度に少量の食塩，香辛料，たまねぎその他の野菜類，レモン又はpH調整剤を加えたもので無塩可溶性固形分が24％以上のもの。
トマトケチャップ	1.濃縮トマトに食塩，香辛料，食酢，砂糖類及びたまねぎ又はにんにくを加えて調味したもので可溶性固形分が25％以上のもの。 2.1に酸味料（かんきつ類の果汁を含む。），調味料（アミノ酸等），糊料等（たまねぎ及びにんにく以外の農畜水産物並びに着色料を除く。）を加えたもので可溶性固形分が25％以上のもの。
トマトソース	1.濃縮トマト又はこれに皮を除去して刻んだトマトを加えたものに，食塩及び香辛料を加えて調味したもので可溶性固形分が8％以上25％未満のもの。 2.1に食酢，砂糖類，食用油脂，酒類，たまねぎ，にんにく，マッシュルームその他の野菜類，酸味料（かんきつ類の果汁を含む。），調味料（アミノ酸等），糊料等（野菜類以外の農畜水産物を除く。）を加えたもので可溶性固形分が8％以上25％未満のもの。
チリソース	1.トマトを刻み，又は粗く砕き，種子の大部分を残したまま皮を除去した後濃縮したもの（固形状のものを除く。）に食塩，香辛料，食酢及び砂糖類を加えて調味したもので可溶性固形分が25％以上のもの。 2.1にたまねぎ，にんにく，ピーマン，セルリーその他の野菜類，酸味料（かんきつ類の果汁を含む。），調味料（アミノ酸等），カルシウム塩等（野菜類以外の農畜水産物及び着色料を除く。）を加えたもので可溶性固形分が25％以上のもの。
固形トマト	全形若しくは立方形等の形状のトマトに充填液を加え，又は加えないで加熱殺菌したもの。

出典）農林水産省の資料を基に作成

4.3　その他の野菜加工品

　上記以外の野菜加工品には，カンピョウ，切り干しダイコン，干しシイタケのような乾燥野菜，アスパラガス，タケノコ，グリーンピース，スイートコーン，マッシュルームなどの缶詰，びん詰がある。また，トマト，ニンジンなどの野菜ジュースやそれらにセロリー，キャベツなどを加えたミックス野菜ジュースなどがびん詰，缶詰，紙パックなどの状態で製造・販売されている。

5. 果 実 類

　果実類（fruits）は，通常，野菜よりも糖分が多いことから食べやすく，多くの人に親しまれている生鮮食品である。外国からの輸入品も増大し，多種類の果実類がわが国で市販されるようになった。しかし，水分が多く，肉質も柔らかいものが多いことから腐敗しやすい傾向がある。そこで，貯蔵性を高めるとともに新たな風味を付与したり，利用性を拡大する目的から，ジャム，果実飲料，砂糖漬，乾燥果実，冷凍果実などの加工品が製造されている。

5. 1　ジャム類

　ジャム（jam）は果物に砂糖を加え，加熱濃縮するとともに，果実に含まれる酸とペクチンとの反応により，ゼリー化したものである。果実によっては，ペクチン含有量が少ないものや，酸味の少ないものがある。このような場合は，ゼリー化が起こらないことがあるので，天然のペクチンや酸を加えて補正することによってゼリー化させることができる。近年，レモンなどから人工的に抽出した粉末ペクチンを加えることによって通常はペクチン質が少なくてジャムになりにくい果実も，ペクチンを加えることによってジャムを製造することが可能になった。

　果実に含有されているペクチンは，果実が未熟な状態ではプロトペクチンの形で含まれているが，完熟するとペクチンに変わり，さらに過熟な状態ではペクチン酸という物質に変わってしまう。なお，砂糖を加えて煮熟してゼリー状になるのはペクチンだけで，プロトペクチンやペクチン酸ではゼリー化することはない。したがって，原料に用いる果実は，未熟でも過熟でもジャムの製造には不適当である。

　果物の中で，ジャムの製造に適しているものは，ペクチンの多いもの，糖質の高いもの，酸味の強いものである。代表的なものとしては，リンゴ，イチゴ，ブドウなどがある。近年は，ブルーベリーや，ラズベリーなどのベリー類のジャムが多く市販されるようになっている。ジャム類には，JAS規格によると表9－5で示すようにジャム，マーマレード，ゼリー，プレザーブなどがある。

　ジャムの代表的なものの一つにリンゴジャムがあるが，原料として用いられるリン

表9－5　ジャム類の分類

ジャム	マーマレードおよびゼリー以外のジャム類。原料を2種類以上使用したものをミックスジャムという。
マーマレード	柑橘類の果実を原料としたもので，柑橘類の果皮が認められるもの。
ゼリー	果実などの搾汁を原料としたもの。
プレザーブ	イチゴ以外のベリー類を原料とするものは全形，イチゴを原料とするものは全形又は2つ割りの果実，ベリー類以外では5mm以上の厚さの果肉の片を原料とし，その原形を保持するようにしたもの。

ゴは，酸味，ペクチンがともに多く含まれるものが適していることから，主にデリシャ
ス系のリンゴが用いられる。ジャムの製造工程の概要は図9－12に示すとおりである
が，通常，加糖率は果実に対して60～70％で加工される。

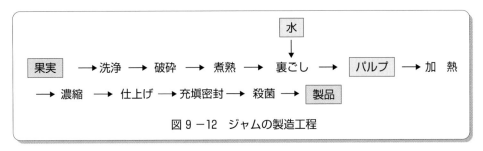

図9－12　ジャムの製造工程

　マーマレード（marmalade）は，果実および果皮の切片をゼリー中に分散させたも
ので，柑橘類が使用される。果皮は通常，2.5～3.0 cm，厚さ1 mm程度の薄切りとし
たものを煮熟し，苦味を溶出させて水切りを行う。その後，煮熟した果皮，果汁，圧
搾粕に水を加え，再度煮熟することによって得られたペクチン液を混合し，加熱・濃
縮することによって製造される。

　ゼリー（jelly）は，果汁に加糖・濃縮することによって製造されるもので，透明感
があるとともに原料果実の風味を残したものがよい。果実に少量の水を加えて煮熟し
た後，圧搾搾汁する。代表的なものにブドウのゼリーがある。

　プレザーブ（preserve）は，果実の形状を残して製造されるジャム類である。原料
としては，イチゴなどがよく利用されるが，それ以外にもリンゴ，モモなどが使われ
る。イチゴ単独ではペクチンや酸味が少ない場合が多いので，粉末ペクチン，クエン
酸を加えて製造する。プレザーブの場合は，加糖率を低めにすることによって風味の
優れた製品となる。

5．2　果 実 飲 料

　果実飲料（fruit juice）は，果実の搾汁あるいは果実を破砕して裏ごしすることによっ
てつくられる果実ピューレーやこれらを主原料とするアルコールを含まない飲料のこ
とで，JAS規格によると果実飲料は表9－6に示すように分類されている。

　これらのほかに，果汁飲料（果汁の含有率が50％以上，100％未満のもの），果汁入り清
涼飲料（果汁含有率が10％以上，50％未満のもの），果肉飲料〔果肉ピューレー飲料（果肉
を破砕し，不溶性固形物を含んだもの）またはそれに果実の搾汁を加えたものでピューレー含
有率が20％以上のもの。一般的には，ネクターとよばれている〕，果粒入り果汁飲料〔果実
の搾汁に柑橘類のさのう，果肉を細片したもの（果粒）を加えた飲料で果実分の含有率が15％
以上および果粒含有率が5％以上，30％未満のもの〕などがある。

　代表的な果汁飲料であるミカン果汁の主な原料はウンシュウミカンで，外皮を除去
した後，搾汁する。搾汁の中に空気が含有されていると色調の変化，ビタミンC含量
の減少を引き起こすので，真空下で脱気を行うと同時に95℃で瞬間殺菌を行った後，

表9－6　果実飲料の分類

濃　縮　果　汁		果実の搾汁を濃縮したもの。
果実ジュース	ストレート	1種類の果実から搾汁した果汁100％のもの。
	濃縮還元	濃縮果汁を希釈して搾汁の状態に戻したもの。
果実ミックスジュース		2種類以上の果実を混合し果汁100％としたもの。
果粒入り果実ジュース		柑橘類のさのうや柑橘類以外の果肉を細切りにしたものを果実ジュースに加えたもので果汁100％のもの。
果実・野菜ミックスジュース		果実ジュースに野菜汁を加えて100％にしたもの，ただし果汁割合は重量で50％以上あること。
果汁入り飲料		果汁の使用割合が10％以上，100％未満のもの，もしくはこれに野菜汁や果粒などを加えたもの。

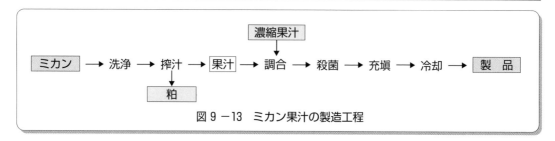

図9－13　ミカン果汁の製造工程

容器に充填，密封後，冷却し，製品とする。図9－13にミカン果汁の製造工程の概略を示した。

5.3　砂　糖　漬

　果実の砂糖漬（crystallized fruit）は，高濃度の砂糖を使うことにより，果実の保存効果を高めたもので，歴史は古く，わが国においても江戸時代にはすでに行われていた。

　砂糖漬は，砂糖の強い浸透圧および保水性を利用したものである。糖液中に果実を入れ，煮詰めていくと果実中に糖が浸透するので，高濃度になったところで乾燥させて製造する。製品となる前に，砂糖を果実表面にかけて乾燥させる場合と砂糖の結晶を果実表面に作らせる場合がある。

　原料果実としては，ナツミカン，オレンジの果皮，サクランボ，クリ，アンズ，パインアップル，リンゴなどが利用される。果実以外では，ショウガやフキがある。これらの砂糖漬は主に菓子の材料として使われる。サクランボの砂糖漬はよく知られているが，3種類のものに分けることができる。マラスキノスタイル・チェリーは，糖度が45％以上になるまで糖液を浸透させ，そのままびん詰や缶詰にしたもの。ドレン・チェリーは，糖度が70％以上になるまで糖液を浸透させた後，取り出したものである。また，クリスタル・チェリーは，糖液を十分に浸透させた後，取り出し，乾燥によりサクランボの表面に砂糖の結晶を析出させたものである。サクランボの浸漬に用いられる糖液としては，砂糖に転化糖，ブドウ糖，水飴などを混合したものを使用するの

が一般的で，混合することにより，果実の硬化や砂糖の析出を防止することができる。なお，高濃度の糖液へ一度に浸漬すると果実が縮小するので，初期は，20〜30%の糖液に浸漬することから始め，1〜2日間程度浸漬したら糖液に5〜10%の糖分をさらに加え，再度漬け込みを行い，徐々に糖液の濃度を高めていくことにより，果実の形状を極端に壊すことなく，果実の砂糖漬ができる。

5．4　乾燥果実

　乾燥果実（dried fruit）は，果実を乾燥させることにより，水分を減少させ，微生物の増殖を抑制し，保存性を高めると同時に独特の風味を生み出す。乾燥果実は通常，乾燥状態のままで食用とされるものがほとんどであるが，なかには，水に戻して使用する場合もある。乾燥果実の主なものは，わが国では干し柿がよく知られているが，乾燥果実の多くは輸入品で，ブドウ，プルーン，バナナなどが市販されている。乾燥させる方法として，天日乾燥と機械乾燥がある。

　乾燥果実でよく知られているものに干しブドウがある。干しブドウに用いられるブドウは，主にトムソンシードレス，マスカット，サルタナなどが原料として多く使われている。完熟したブドウを10日間ほど日に晒した後，5〜7日間ほど積み重ねて水分を均一化する。さらに，色沢をよくするために，オリーブを利用することもある。

5．5　冷凍果実

　冷凍果実（frozen fruit）は，料理素材として広く利用されているが，わが国で製造されている果実の種類は比較的少なく，イチゴ，ウンシュウミカン，メロンなどが主なものである。外国からは，パインアップル，チェリー，マンゴーなどがある。

　イチゴは傷みやすいので，全工程においてていねいに取り扱うことが大切である。通常，へた取りの後，洗浄，水洗を行い，水切り，選別し，−40℃前後で急速凍結し，約−20℃で冷凍貯蔵するのが一般的である。なお，変色することも多いので，凍結処理の前に2%アスコルビン酸液をイチゴの表面にスプレーすることもある。

6．きのこ類

　きのこ類（fungi）の加工品には各種栽培きのこの素干品と缶詰・びん詰がある。

6．1　素干品

　代表的な素干品として，干しシイタケ，キクラゲ，マイタケがある。

　干しシイタケは小規模には天日乾燥によっているが，通常は人工的な熱風乾燥により製造されている。

　原料シイタケを40〜45℃に保温されている熱風乾燥機に入れる。一時温度が35℃位に低下するが，その後一晩ほどかけて徐々に昇温して60℃にして製品とする。水分は

10%ほどとなる。乾燥工程での加温による酵素の働きにより，香気成分レンチオニンやうま味成分 5'-グアニル酸が生成する。

製品には菌傘が70〜90％開傘した冬菇と90％以上開傘した香信がある。

なお，きのこ類は，前駆物質のエルゴステロールに太陽光線の290〜320 nmの紫外線が照射されビタミンD₂に変換する。図9－14にキシメジ科のきのこを太陽光線に照射したときのビタミンD₂の生成を示した。

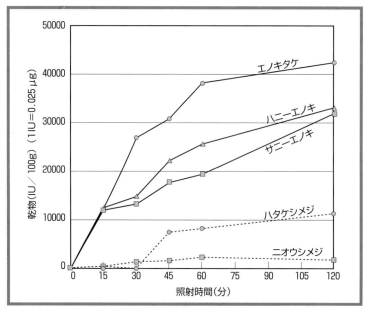

図9－14　日光照射によるビタミンD₂量の変化

出典）今井具子，他:「キシメジ科の栽培キノコ類の一般成分と
　　　ビタミンD₂について」，日本食生活学会誌，**10**(2)　p.50(1999)

6．2　缶詰・びん詰

ツクリタケ（マッシュルーム），ナメコ，エノキタケ，フクロタケなどが缶詰・びん詰の原料として利用されている。

ツクリタケの場合は酸化酵素活性が強く褐変しやすいので，ブランチング処理に留意する必要がある。

ナメコは表面の粘質物を失わないよう洗浄・浸漬に注意する必要がある。

文　　献

●参考文献
・小原哲二郎ほか編：『改訂　原色食品加工工程図鑑』，建帛社（2001）
・小原哲二郎ほか編：『簡明　食辞林』，樹村房（1991）
・杉田浩一ほか編：『日本食品大辞典』，医歯薬出版（2003）

第 10 章

畜 産 加 工

1. 畜肉製品

1.1 食 肉 類

　食肉（meat）とは畜肉（牛肉，豚肉，馬肉，羊肉，やぎ肉），家兎肉^(かと)，家禽肉^(かきん)を総称してよんでいる。一般には，肉資源利用のために飼育された家畜類の筋肉をいう。国内における生産量および輸入量を含めた食肉類の供給量は，約645万トン/年（2018年）であり，約90％が食肉として消費されている。食肉は魚介類とともに動物性タンパク質の重要な供給源で，生肉の約20％を占めており，卵のタンパク質についで栄養価が高い。家畜の筋肉は形態的に分類すると，骨格全体を覆う横紋筋（striated muscle，随意筋ともよばれる）と内臓などに分布する平滑筋（smooth muscle，不随意筋ともよばれる）に大別され，その大部分は横紋筋である。一般に生食用および加工用として対象となるのは，主として骨格に付着した骨格筋を構成する横紋筋で家畜の30～40％を占めている。家畜から食肉への解体や処理は，牛・豚・羊・やぎ・馬が「と畜場法」により規制され，鶏・七面鳥・あひるが「食鳥処理の事業の規制及び食鳥検査に関する法律」に準じて取り扱われている。

（1）食肉の種類と特徴

　一般的に食用としている肉は，牛肉，豚肉，鶏肉，羊肉などである。食肉は家畜の種類，品質，性別，年齢，栄養状態，部位，脂肪のつき方によって，肉質，硬さ，風味，成分組成などが異なる。

1）牛　　　肉〔図10-1(a)〕

　牛肉（beef）は特有の芳香を有し，その断面は紫赤色であるが，空気中にさらすと鮮紅色となる。国内で食べられる牛肉には国産牛肉（和牛，乳用種，和牛と乳用種の交雑種）と輸入牛肉があり，特に和牛の肉質は，筋肉中に網目状に細かく脂肪が交雑して霜降り肉（marbled meat）を形成し，軟らかいのが特徴で，外来種には見られない。加工用としては，コンビーフ，大和煮などの缶詰類，サラミなどの各種ソーセージ，ハンバーグやカレー，シチューなどに利用されている。

2）豚　　　肉〔図10-1(b)〕

　豚肉（pork）は淡紅色で，部位によって灰紅色，筋線維は極めて微細で軟らかい。ほかの家畜に比べて，脂肪の質や量は飼料の配合によって影響を受けやすい。豚肉は

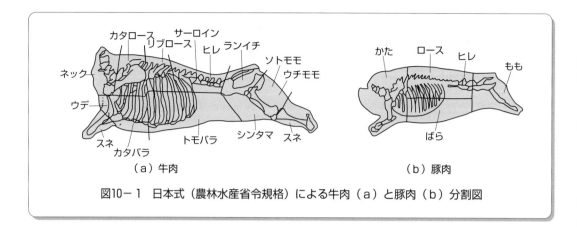

（a）牛肉　　　　　　　　　　　　　　　（b）豚肉

図10－1　日本式（農林水産省令規格）による牛肉（a）と豚肉（b）分割図

脂肪の蓄積が多く，その質が肉のおいしさに影響する。特に赤肉中にビタミンB$_1$が多く含まれており，ほかの食肉と異なる点である。

　わが国では豚の種類によって肉用種，加工用種および脂肪用種に分けられ，生産量および消費量とも食肉の中で最も多く，ハム類，ベーコン，各種ソーセージ，焼肉など食品加工品の主原料となっている。

3）鶏　　肉

　鶏肉（chicken）は成長に伴って肉色が濃くなり，肉の硬さも増してくる。鶏の胸肉の肉質は脂肪が少なく，味は淡白であるが，もも肉は赤筋でエキス分が多く，濃厚な風味をもっている。鶏肉の脂肪は，主として皮下と内臓にあり，鮮黄色である。鶏肉は，主にブロイラー（broiler）および日本在来種の肉が用いられ，ほとんどが精肉用，そのほかにローストチキン，フライドチキン，鍋物，煮物などの調理素材に利用されている。

4）羊　　肉

　羊肉は赤褐色で豚肉より硬さがあり，脂肪は白色で融点が高く，特有の臭気がある。一般に成羊肉をマトン（mutton），生後1年未満の子羊の肉をラム（lamb）とよんでおり，ラムはマトンに比べて上級の肉とされている。マトンは特有の臭気があるため加工用，ラムは精肉用としてジンギスカン鍋などの料理に利用されている。

（2）枝肉とその分割

　家畜をと殺したのち剝皮，頭部，四肢端，尾部を切除し，内臓を摘出したと体の部分を枝肉（dressed carcass）とよんでいる。枝肉という言葉は，食肉の取引に使用される単位で，分割されていないものを丸という。と体を脊椎骨の中央部に沿って背割りした左右の二分体を「半丸」または「半丸枝肉」という。さらに胸部で切断して，前四分体を「カタ」，後四分体を「トモ」に分割する。半丸枝肉の小分割法は牛や豚で異なるし，国や地方，使用目的によっても違いがある。なお，枝肉から各部位ごとに分け，骨をはずし厚切り肉，薄切り肉，ひき肉，かたまり肉などの利用しやすい形態に調整したものを精肉とよんでいる（図10－2）。

生体検査 ─→ と殺 ─→ 放血 ─→ 剥皮 ─→ 頭部・内臓除去 ─→ 背割 ─→

半丸枝肉 ─→ 格付 ─→ 分割 ─→ 脱骨 ─→ 部分肉 ─→ 整形 ─→ 精肉

図10-2　原料肉の処理工程

（3）肉の死後硬直と熟成

と殺した家畜の肉はすぐに食用として利用されることはなく，ある一定の時間経過したものが食用として利用される。と殺直後の筋肉は軟らかく，伸展性もあるが，時間の経過とともに収縮して硬い状態になる。この現象を死後硬直（rigor mortis）という。硬直中に調理加工してもその肉質は硬いばかりではなく，保水性が悪いためエキス分の分離が多く，風味に乏しく，結着性もよくない。死後硬直を完了した筋肉は，一定期間冷蔵保存しておけば，時間とともに再び軟化していく。これを硬直解除（resolution of rigor）または解硬という。このときの肉は，味に風味とコクを与えるとともに肉質も軟らかくなり，保水性が増してくる。このようにと殺後，一定期間貯蔵して，硬直，硬直解除，自己消化の進行の過程を肉の熟成（aging）とよんでいる。肉の熟成期間は，一般に微生物汚染を考慮して，5℃以下で行い，牛肉では7～10日，豚肉では4～6日，鶏では1～2日である。しかし熟成が進みすぎると腐敗するため，長期保存するためには加工が必要である。

1．2　食肉製品の加工法

食肉や加工用原料としては，十分に熟成した肉が利用され，その製品にはハム，ベーコン，ソーセージなどがある。その主な製造工程は塩漬，水浸，燻煙，加熱（水煮・湯煮）などである。

（1）塩　　漬

わが国では塩漬の前処理として，食塩（原料肉の2～3％）と硝石（0.15～0.25％）の混合塩を肉片にすり込み，2～4℃で1～2日間放置する操作（血絞りという）が行われている。塩漬（curing）は，食肉を食塩，発色剤（硝酸カリウム，亜硝酸ナトリウム），香辛料，調味料（香辛料，砂糖，醤油など）の混合塩漬剤で処理する操作であり，古くから肉製品加工において行われてきた。元来は肉の防腐と保存を目的としていたが，肉製品の風味，色沢，保水性，結着性，組織などをよくして，品質を高める効果がある。そのほかの塩漬の材料としては，結着剤（重合リン酸塩），保存料（ソルビン酸，ソルビン酸カリウムなど），酸化防止剤（エリソルビン酸など），抗酸化剤（L-アスコルビン酸など），化学調味料（グルタミン酸ナトリウム，イノシン酸ナトリウムなど），合成着色料などが用いられることもある。

1）食塩の作用

食塩の目的は，①製品の風味をよくし，②脱水作用によって貯蔵性を高め，③細菌の増殖を抑制するとともに，④肉の保水性，結着性を高める働きがある。塩漬の方法

は，乾塩法，湿塩法およびエマルション法がある。

2）乾 塩 法

乾塩法（dry curing）は塩漬材料を配合した乾いた混合塩を肉片の表面にまぶしたり，すり込んだりして，2～4℃くらいの低温で堆積する方法で，プレスハムやベーコンの製造に用いられる。塩漬日数は，肉重量1kg当たり3～5日が標準である。

3）湿 塩 法

湿塩法（pickle curing）はピックル法ともいわれ，20％前後の食塩水に発色剤や調味料，香辛料などを加えた塩漬剤に肉片を漬け込む方法で，骨付きハム，ボンレスハム，ロースハム，ラックスハムなどの製造に用いられている。特に原料肉が大きい場合には浸透性をよくするためにピックル液を注射してから塩漬される。塩漬日数は，肉片重量1kg当たり4～5日が標準である。

4）エマルション法

エマルション法（emulsion curing）はサイレントカッターで肉を細切しながら塩漬剤を混合し，細い肉片の中に細かい脂肪粒子がよく分散した状態にして塩漬を行う方法である。これはウインナソーセージ，フランクフルトソーセージ，ボロニアソーセージなどの製造に用いられる。

5）発色剤の作用

一般に肉製品が褐色を呈することは，商品価値の上からも望ましくなく，肉本来の色を保つために発色剤（color former）が用いられている。塩漬の際に食塩とともに用いられる硝酸塩，亜硝酸塩は，肉を赤く発色させ，加熱加工された後も鮮紅色を保持するのに役立っているとともに，肉や肉製品の防腐，貯蔵性の向上にも有効な働きをしている。

食肉を放置すると肉中のミオグロビン（Fe^{2+}, myoglobin）のヘム鉄（Fe^{2+}）は二価のまま酸素と結合して鮮赤色のオキシミオグロビン（Fe^{2+}, oxymyoglobin）となり，さらに空気にさらされるとヘム鉄は酸化されて三価鉄となり，褐色のメトミオグロビン（Fe^{3+}, metmyoglobin）になる。加熱するとタンパク質のグロビンが加熱変性すると同時にヘム鉄が三価のメトミオクロモーゲン（Fe^{3+}, metmyochromogen）となる。一方，発色剤の硝酸塩や亜硝酸塩で処理した場合は，分解によって生成した一酸化窒素がミオグロビンと結合することにより，ヘム鉄は二価のまま安定した赤色を呈するニトロシルミオグロビン（Fe^{2+}, nitrosylmyoglobin, ニトロソミオグロビン）になる。加熱によりさらに安定な桃赤色の変性グロビンニトロシルヘモクロム（Fe^{2+}, globinnitrosylhemochrome, ニトロソミオクロモーゲン）となる（図10-3）。

6）調味料の作用

香辛料は食品の風味付けや肉の臭気（けもの臭）をかくすなど，古くから肉料理や肉製品に使用されており，食肉加工においては欠かせない副材料となっている。

（2）水 浸

乾塩法，湿塩法のいずれでも塩漬は1～4℃の低温で行い，塩漬が終わった肉片は

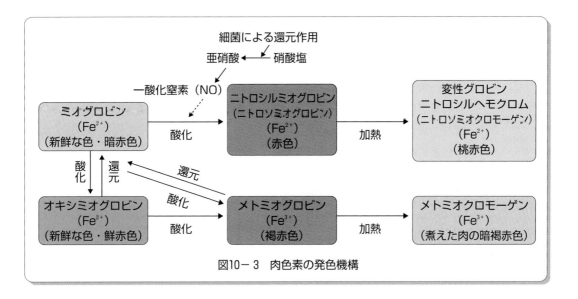

図10－3　肉色素の発色機構

冷水に漬けて，表面や表層部に付着した過剰な塩分などを除いて，製品中の塩味を最適にする操作を水浸（soaking）または塩抜きとよんでいる。塩抜きの時間は塩漬条件，肉片の大きさによって異なるが，肉重量の10倍量の冷却水（5〜10℃）に，肉1 kg当たり1〜2時間程度である。

（3）燻　　煙

　食肉加工における燻煙（くんえん）（smoking）は，一般に木材その他の植物体を燃焼させて発生した煙の中に製品を吊るしていぶす操作をいう。燻煙材としては樹脂成分の少ない広葉樹のサクラ，カシ，ナラなどの硬木や心材などのチップ，おがくずなどを用いる。燻煙の主な目的は，①製品に特有の好ましい香味を付与すること，②肉の発色を促進して肉色や外観をよくすること，③防腐性や貯蔵性を増強すること，などにある。また燻煙による脂肪の酸化防止も期待でき，さらに肉の軟化などの効果もあるとされている。さらに燻煙材を燃焼させると煙に含まれているアルデヒド類，フェノール類，ケトン類，有機酸などの成分が表面に付着するとともに，その内部にまで浸透して蓄積し，燻製品に特有な香気と茶褐色の燻煙色を呈するようになる。

　燻煙方法には，冷燻法，温燻法，熱燻法などがある（p.26参照）。燻煙は製品によって異なるが，冷燻法は骨付きハム，ベーコン，ドライソーセージなど，温燻法はボンレスハム，ロースハムなど，熱燻法はウインナソーセージ，フランクフルトソーセージなどで行われている。

（4）水煮・湯煮

　燻煙が終わった後，熱湯に漬けたり，直接蒸気にあてたりして加熱・殺菌する操作を水煮・湯煮またはクッキング（cooking）といっている。一般的に70〜75℃の熱湯中に入れ，その製品の中心温度が63〜65℃になってから約30分間以上保持する方法が行われている。この目的は，肉中の病原菌を完全に死滅させて衛生的に無害にすること，

保存性を与えることなどにある。また加熱することにより弾力性が与えられ，食肉加工品独特の食感が形成される。肉製品では，ボンレスハム，ロースハム，スモークソーセージなどが一般的に行われている。

1．3　食肉加工品

食肉加工品とは，一般的に畜肉（牛肉，豚肉，馬肉，羊肉，やぎ肉）を主体とした加工食品の総称である。その主なものは，ハム，ベーコン，ソーセージ類をはじめとして，広義に解釈すれば肉缶詰，乾燥肉，味噌漬なども含まれる。

（1）ハ　ム　類

ハム（ham）の本来の意味は豚のもも肉を骨付きのまま塩漬し，燻煙したものであったが，現在では豚肉の塊を加工したものである。主な製品には，骨付きハム（レギュラーハム），ボンレスハム，ロースハム，ショルダーハム，ベリーハム，ラックスハム（生ハム），プレスハムなどがある。日本農林規格では，骨付きハムとラックスハムは非加熱ハムでそれ以外は加熱ハムに分類される。ハムやソーセージは，豚や羊などの腸を用いた薄い膜に肉塊や練り肉を詰めて製造され，この膜をケーシングという。表10－1に主なハム類の分類と主要な規格を，図10－4にボンレスハムの製造工程を示す。

表10－1　ハム類の分類と主要な規格（JAS）

品　名 （原料肉部位の特定）	基　準	赤肉中のタンパク質	ケーシング	加熱殺菌
骨付きハム （豚の骨付きもも肉）	—	16.5％ 以上	なし	通常なし
ボンレスハム （豚のもも肉）	特級	18.0％ 以上	あり	あり
ロースハム （豚のロース肉）	上級	16.5％ 以上	あり	あり
ショルダーハム （豚の肩肉）	標準	16.5％ 以上 （結着材料使用の場合， 17.0％ 以上）	あり	あり
ラックスハム （豚の肩，ロース，もも）	—	16.5％ 以上	あり	なし

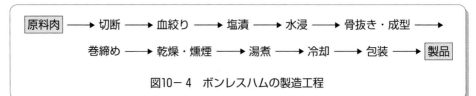

原料肉 ⟶ 切断 ⟶ 血絞り ⟶ 塩漬 ⟶ 水浸 ⟶ 骨抜き・成型 ⟶
巻締め ⟶ 乾燥・燻煙 ⟶ 湯煮 ⟶ 冷却 ⟶ 包装 ⟶ 製品

図10－4　ボンレスハムの製造工程

表10－1にあげた以外では，プレスハム（Japanese pressed ham）がある。わが国で考案された独自の製品で，寄せハムとよばれることもある。塩漬した畜肉を主原料とし，つなぎ肉として兎肉やマグロ，カジキ類の魚肉を加え，ケーシングに詰めて乾燥，燻煙，湯煮または蒸煮して作ったものである。そのほかに，原料に魚肉などを混

合したもので，製品中の畜肉の重量が50％以上のものを混合プレスハムとよんでいる。

（2）ベーコン

ベーコン（bacon）は豚のばら肉を乾塩法により塩漬し，冷燻法で燻煙を行った製品をさし，ベリーベーコンともいう（図10－5）。また加熱しないベーコン状の製品の総称の意味にもなる。日本農林規格には，ベーコン，ミドルベーコンなどがあり，加熱したときにはクックドベーコンという。

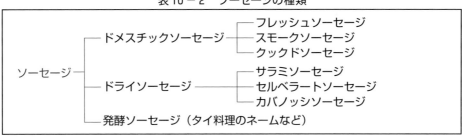

図10－5　ベーコンの製造工程

（3）ソーセージ

ソーセージ（sausage）は，生肉もしくは塩蔵肉の小間切れやひき肉，それ以外の調理素材（血液，皮，内臓など）を細切りにして混合し，ケーシング（豚や羊などの腸など）に詰め，乾燥，燻煙を行った肉製品である。今日，ソーセージの種類は多種多様で100種以上のものが知られている。代表的な製品は，フランクフルトソーセージ，ウインナソーセージ，ボロニアソーセージなどがある。さらにソーセージは，ドメスチックソーセージ，ドライソーセージ，発酵ソーセージ（白かびソーセージ）に大別される。このほかに混合製品（混合ソーセージ，加圧加熱混合ソーセージ）がある（表10－2）。

表10－2　ソーセージの種類

```
                        ┌─ フレッシュソーセージ
        ┌─ ドメスチックソーセージ ─┼─ スモークソーセージ
        │                         └─ クックドソーセージ
        │                         ┌─ サラミソーセージ
ソーセージ ─┼─ ドライソーセージ ──────┼─ セルベラートソーセージ
        │                         └─ カバノッシソーセージ
        └─ 発酵ソーセージ（タイ料理のネームなど）
```

1）ドメスチックソーセージ

ドメスチックソーセージ（domestic sausage）はソーセージ類のほとんどを占めており，水分含量が50〜60％でフレッシュソーセージ，スモークソーセージおよびクックドソーセージに分けられる。フレッシュソーセージ（fresh sausage）は発色剤を加えないで作られるソーセージで，加熱は行われないことから生ソーセージともよばれている。スモークソーセージ（smoked sausage）は発色剤が使用され，燻煙および水煮が行われる。クックドソーセージ（cooked sausage）には，通常のソーセージのほか，原料に血液や内臓を使用したブラッドソーセージ（blood sausage）やレバーソーセージ（liver sausage）も含まれる。

原料肉 → 塩漬 → 肉挽 → カッティング → ケーシング充塡 → 燻煙 → クッキング → 冷却 → 包装 → スモークソーセージ

図10－6　スモークソーセージの製造工程

一般的な製造法は，塩漬した原料肉をあらかじめ十分に冷却したミートチョッパーで6mm目と3mm目のプレートで二度挽きし，挽肉とする。それをサイレントカッターで肉を細切しながら，各種の香辛料，調味料などを加えて練り合わせる。同時に肉温の上昇を防ぐために細かく砕いた氷を加える。粘り気が出てきたら，豚脂を入れてペースト状に練り上げる。それをスタッファー（肉を詰める機械）でケーシングに充塡する。**ケーシング**（casing）はハムやソーセージを直接充塡する一次包装用の資材をいい，天然の可食性ケーシング（羊腸，豚腸，牛腸，胃などの動物の器官）と，人造ケーシングには可食性ケーシング（コラーゲンを加工したケーシングなど）と不可食性ケーシング（セルロース系とプラスチック系）がある。特に**ウインナ**（Wiener sausage）の場合は羊腸または製品の太さ20 mm未満，**フランクフルト**（Frankfurt sausage）は豚腸または製品の太さ20～36 mm，**ボロニア**（Bologna sausage）は牛腸または製品の太さ36 mm以上と規定されている。ケーシングに充塡されたソーセージは温燻法や熱燻法により燻煙が行われる。その後73～75℃でクッキングが行われ，直ちに冷水で冷却し，包装して製品にする（図10－6）。

2）ドライソーセージ

ドライソーセージには，サラミソーセージ，セルベラートソーセージ，カバノッシソーセージなどがある。また水分含量を35％以下にして保存性をもたせたものをドライソーセージ，水分含量が55％以下のものをセミドライソーセージという。

（4）缶詰食肉製品（canned meat product）

食肉類およびその内臓などを主原料として水煮，味付け，またはほかの食品と一緒に味付けして缶詰にしたものが多い。牛肉では醤油，砂糖などを使って味付けをした大和煮，野菜類を用いた牛肉すきやき缶詰，コンビーフなど，豚肉ではスライスベーコン，鶏肉ではボイルドチキンといわれる水煮などがある。特に缶詰製品の中で代表的なものは**コーンドミート**（corned meat）でcornedという語は，塩漬けの意味である。原料に牛肉のみを使用したものを**コンビーフ**（corned beef）といい，牛肉に馬肉を加えたものを**ニューコンミート**（ニューコーンドミート）という。

（5）乾　燥　肉（dried meat）

乾燥肉は保存食，携帯食として作られた肉製品であり，牛肉または豚肉などの生肉や塩漬肉をそのまま乾燥させて保存性を高めた肉製品であり，ドライビーフ，ビーフジャーキーなどがある。

２．牛乳類と乳製品

　乳（ミルク）は食料のなかでは，食べられるために作られる唯一の天然物である。乳はそのまま飲むだけではなく，チーズ，バター，クリーム，ヨーグルトなどのさまざまな形態の乳製品に加工することができる（図10−7）。

　日本国内消費量の大部分を占めるのは牛のミルクである牛乳である。牛乳は栄養価が高く栄養成分のバランスもよいが，水分が多く栄養成分が優れているために微生物が繁殖しやすく，そのままでは長期間の保存ができない。食品衛生法で，一部の特別牛乳を除き，すべての乳製品は63℃，30分か，これと同等以上の殺菌を必ずしなければならないと日本では決められている。「乳及び乳製品の成分規格等に関する省令」（乳等省令）により，①乳，②乳製品，③乳および乳製品を主要原材料とする食品（乳主原）に分けられている。乳主原は，無脂乳固形分３％未満の乳酸菌飲料と，乳および乳製品を主要な原料として使った他の食品が含まれる。製品の多様化に伴い，乳，乳

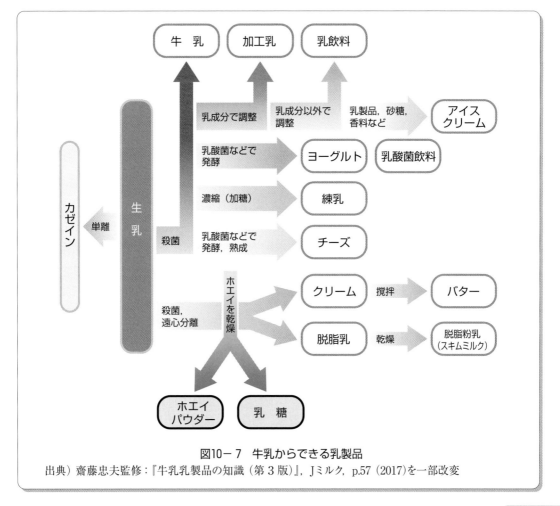

図10−7　牛乳からできる乳製品
出典）齋藤忠夫監修：『牛乳乳製品の知識（第３版）』，Ｊミルク，p.57（2017）を一部改変

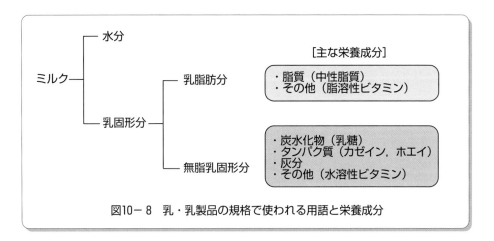

図10－8　乳・乳製品の規格で使われる用語と栄養成分

製品，乳主原の区分けは，表示を見て初めてわかる商品が増えている。また，乳等省令で規定されている乳製品の種類の中には，それ自体はほとんど市販されず乳製品や他の加工食品の原材料としてのみ使用されるものも含まれている。

　本節では，乳・乳製品のうち，飲用向けの牛乳類と，牛乳を加工した乳製品の主なものに分けて記載する。

　2015年4月より施行された食品表示法においても，乳等省令に規定のある乳および乳製品に係る定義や規格等に従うことが明記されている。図10－8に乳・乳製品の規格において使用される，乳固形分，乳脂肪分，無脂乳固形分という用語の関係を示した。

2．1　牛乳類の種類
（1）牛　　　乳

　牛から搾った殺菌前の乳を生乳といい，これを飲用の目的でそのまま，または生乳の状態で脂肪やその他の成分（タンパク質，ミネラル，水分）の濃度を調整した後に殺菌・加工したものが「牛乳」である。「飲用乳の表示に関する公正競争規約」（2020年改正）に基づき，現在日本では，生乳だけを原料とした製品以外は「牛乳」と表示することができない。「牛乳」に加工乳と乳飲料を加えた牛乳類（飲用乳）の種類を表10－3に示した。

　牛乳類の製造工程を図10－9に示した。工場で受け入れた生乳は色沢，風味試験，アルコールテスト，酸度，比重，脂肪定量，抗生物質，細菌・体細胞検査といった法定検査に加え，新鮮な牛乳をできるだけ早く加工するための迅速検査を並行して行うことが普通である。迅速検査法として，タンパク質・脂質・乳糖量といった成分を赤外（中波長赤外線）吸収で，体細胞数，細菌数を蛍光法で，簡易キットを用いた抗生物質検査などが行われる。検査に合格した生乳はクラリファイヤー（遠心分離機）で塵埃・異物などを除去する清浄化を行う。その後，必要に応じて，規格に合うように脂肪含量調整を行う。次に，均質機（ホモジナイザー）によって脂肪球を1μm以下に微

表10－3　牛乳類の成分規格（乳等省令による）

種類別	生乳の使用割合	成分		衛生基準	
		乳脂肪分	無脂乳固形分	細菌数（1mL当たり）	大腸菌群
牛　　乳*1	生乳100％	3.0％以上	8.0％以上	5万個以下	陰性
成分調整牛乳		—			
低脂肪牛乳		0.5％以上1.5％以下			
無脂肪牛乳		0.5％未満			
加　工　乳	—	—			
乳　飲　料	—	乳固形分3.0％以上*2		3万個以下	

＊1　必ずしも殺菌が必要ではない特別牛乳を除く。
＊2　乳飲料の成分は公正競争規約による。

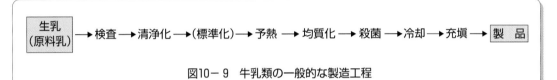

生乳（原料乳）　→　検査　→　清浄化　→　(標準化)　→　予熱　→　均質化　→　殺菌　→　冷却　→　充塡　→　製品

図10－9　牛乳類の一般的な製造工程

細・均質化し，脂肪分が浮上することを防ぐ。殺菌後は5℃以下に冷却し，カートン（ポリエチレン樹脂を内側に貼った紙製容器）などに充塡する。現在日本で使用されている代表的な牛乳類の殺菌温度を表10－4に示した。

表10－4　牛乳類の殺菌方法

殺菌方法	殺菌条件
低温保持殺菌（LTLT*）	63～65℃，30分
高温短時間殺菌（HTST*）	72℃以上，15～20秒
超高温瞬間殺菌（UHT*）	120～130℃，1～3秒

＊　LTLT（low temperature long time），HTST（high temperature short time），UHT（ultra high temperature）

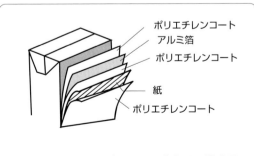

図10－10　ロングライフ牛乳容器の模式図
出典）日本乳業協会HP：「乳と乳製品の豆知識」

ポリエチレンコート
アルミ箔
ポリエチレンコート
紙
ポリエチレンコート

牛乳の加熱殺菌は歴史的には人獣共通感染症である結核（2類感染症）を引き起こす結核菌（*Mycobacterium tuberculosis*）を死滅させる条件として62～65℃，30分と設定された。その後，同じく人獣共通感染症であるQ熱（4類感染症）の病原体を死滅させる63℃，30分または同等以上の殺菌効果をもつ方法で加熱することと食品衛生法が改定された。

未開封であれば常温保存が可能なロングライフミルク（long life milk，LL牛乳）は，UHT殺菌（130℃～150℃）で殺菌し，冷却した後，アルミシートが重層（ラミネート）された殺菌済みの容器（図10－10）に，無菌室で無菌充塡した製品である。

（2）加　工　乳

加工乳は原料として，生乳のほかに，粉乳，

濃縮乳，クリーム，無塩バターなどの乳製品を加えて，衛生基準をクリアした上で，無脂乳固形分が8％以上になるように調整した飲用乳である。原料を混合（調合）した後の加工工程は牛乳と同じである。

　加工乳は牛乳・乳製品以外の原料を使用していないが，「牛乳」という表示はできない。

（3）乳　飲　料

　乳飲料は乳製品以外の原料を添加し，乳固形分が3％以上になるように調整した飲料である。大別すると，チョコレートやコーヒー，果汁のような風味成分，ビタミンやカルシウムのような栄養強化成分を加えた製品がある。現在では生乳以外の原料を加えた飲用乳類に「牛乳」という言葉が使えないので「フルーツ牛乳」，「コーヒー牛乳」という表現はできない（飲用乳の表示に関する公正競争規約改正，2003年）。乳糖不耐症に対応した乳糖分解乳も乳飲料に含まれる。

2．2　クリーム

　生乳を遠心分離機（クリーム・セパレーター）で比重の差を利用して脂肪を含むクリーム部分と，脱脂乳（skim milk）に分ける。生乳から分離したクリーム（cream）は，そのまま殺菌充填してクリームとして製品化したり，バターの原料として利用したりする。乳等省令上は，乳脂肪含量が18％以上のものがクリーム（乳製品）と規定されている。生乳から分離したクリームを生クリームとよぶこともある。

　クリームは連続相が水相である水中油滴型（O/W型）のエマルションである（図2－7，p.54）。植物油脂を使ってもO/W型のエマルションを作ることは可能であるので，生乳から分離した乳脂肪以外からもクリームを作ることができる。現在，日本でクリームとして販売されている「クリーム」は，乳等省令によって，乳脂肪だけのクリーム（乳製品）と，乳脂肪以外の原材料を使用したもの（乳主原クリーム）に分けられている（図10-11）。乳主原クリームには，生乳から分離したクリームを主たる原料としてホイップ性などの機能性を向上させるために乳化剤を添加したものや，乳脂肪に植物脂肪を混合したもの（コンパウンドクリーム），植物性脂肪のみを用いて製造するもの（植物性クリーム）がある。

　主に製菓向けに乳酸菌発酵したクリーム（サワークリーム：sour cream），脂肪含量が60％前後のクロテッドクリーム（clotted cream）も生産されている。

2．3　バ タ ー

　バター（butter）は生乳から分離したクリームから作る，乳脂肪80％以上，水分17％以下の，乳脂肪の中（連続相）に水が分散している油中水滴型（W/O型）のエマルションの乳製品である。バターは，非発酵バター（甘性バター）と発酵バターに分けられ，それぞれに食塩を添加した加塩バターと食塩無添加バターがある。日本のバターの大部分は食塩添加甘性バターである。

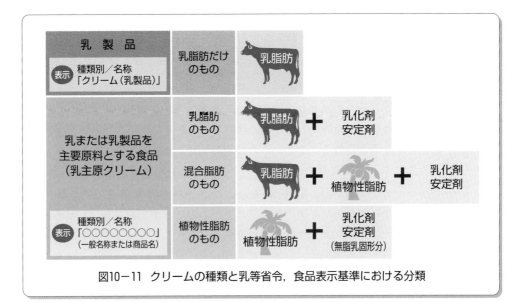

図10-11　クリームの種類と乳等省令，食品表示基準における分類

　バター製造工程を図10-12に示した。原料乳から分離したクリームを殺菌・冷却する。チャーニング（churning）工程はクリームに物理的衝撃を加え，脂肪球被膜を破壊し，脂肪が凝集したバター粒を作る操作である。この操作によりバター粒と液体のバターミルクに分離する。クリームは水中油滴型（O/W型）であるが，バターではチャーニングによる相転換で油中水滴型（W/O型）エマルションとなる。バター粒は冷水で数回水洗してから，食塩を加えて十分練り合わせるワーキング（working）により均質な塊状にし，水分を除去する。バターの製造には，これらの工程をチャーンというバッチ式の製造機で行うこともあるが，大規模工場では連続製造装置が使用されている。

　発酵バターは，生乳から分離したクリームを乳酸菌（Lactococcus lactis など）発酵し，主にバッチ式製造装置で製造する方法と，別に調製した乳酸菌培養物を添加しながら連続製造機で製造する方法がある。

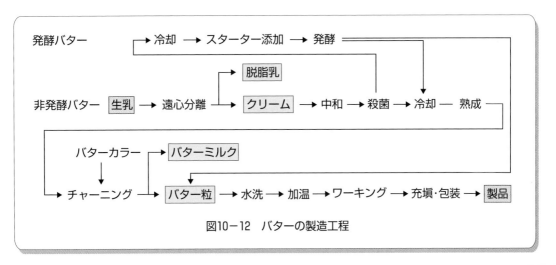

図10-12　バターの製造工程

２．４　チ　ー　ズ

チーズ（cheese）はナチュラルチーズとプロセスチーズに大別される。原料乳に乳酸菌と凝乳酵素（レンネット，rennet）を作用させてタンパク質（カゼイン）をカード（凝乳）として分離したものがナチュラルチーズ（natural cheese）である。必要に応じて微生物による熟成を行う。ナチュラルチーズに，脂肪分離を防ぐために溶融塩（乳化剤）を加えて加熱し，保存性を高めたものがプロセスチーズ（processed cheese）である。牛乳から作る主なチーズの分類を図10-13に示した。

2014年の乳等省令の改正により，脂肪以外のチーズ重量中の水分含量（MFFB；percentage moisture on a fat-free basis）が54％以上の未加熱ソフトおよびセミハードチーズではリステリア菌汚染のリスクがあることが明記された。この基準に当てはまるナチュラルチーズはあらかじめ加熱してあることを表示するか，加熱して食べる必要があることを表示する規格が設定された。MFFBは，クリームチーズのような脂肪含量の多いチーズとカッテージチーズのように脂肪含量の少ないチーズにおけるリステリア菌の増殖を同一規格内で比較するために使われる指標である（図10-14）。

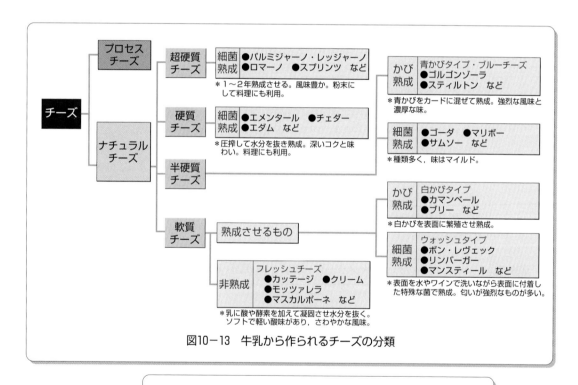

図10-13　牛乳から作られるチーズの分類

$$MFFB（\%）= \frac{チーズの水分量}{チーズの重量 － チーズの脂肪含量} \times 100$$

図10-14　チーズのリステリア規格に用いられる脂肪以外の
チーズ重量中の水分含量（MFFB）

（1）ナチュラルチーズ
1）製　造　法

　ナチュラルチーズの基本的な製造工程を図10‐15に示した。原料乳を殺菌・冷却し，乳酸菌スターター（starter）とレンネットを添加して凝乳（カード）を形成する。凝固したカードを切断して崩し，撹拌しながらホエイ（whey，乳清）を除去する。熟成しないフレッシュタイプの場合は，この段階でカードを集め，必要に応じてクリームを添加して製品とする。熟成するタイプのチーズは，撹拌を続けカードからのホエイ排出を継続する。カードが再凝集してきたら加温し（チーズのタイプによって加熱温度は異なる），さらにホエイ排除を進める。最終的に，カードを型に詰めたり（軟質チーズ），積層した後に型詰めたり（チェダー），型詰め後に加圧（大部分の硬質，超硬質チーズ）して，カードを結着させる。加塩は，カードに直接添加したり，微粉末にした食塩を表面に塗布したりする場合のほか，成型したチーズを飽和食塩水に浸漬する方法もある。熟成型のチーズの場合は温度10～15℃，湿度80～90％で，長いものでは２年以上の熟成を行う。熟成期間中に特有の芳香とうま味が付与される。

　ナチュラルチーズは，発酵に関与する微生物，使用するレンネット，チーズ製造工程，大きさ，熟成条件だけでなく，チーズを作る風土や文化も影響するため，その種類は膨大な数にのぼる。図10‐13に示したものは多種多様なナチュラルチーズのほんの一部である。米国，オーストラリア，ニュージーランドでは大規模なチーズ生産工場で品質の安定したチーズを志向して生産しているが，ヨーロッパではワインのように原産地名称保護制度を取り入れ，地域独自のナチュラルチーズの差異を評価しているものも多い。

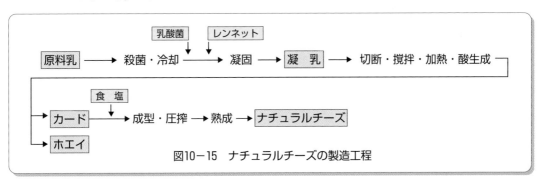

図10‐15　ナチュラルチーズの製造工程

2）スターターの種類

　多くの熟成型チーズではラクトコッカス・ラクチス（*Lactococcus lactis*）や*Leuconostoc*属乳酸菌をスターターとして用いる。これら以外の乳酸菌（*Lactobacillus helveticus*，*Lb. delbrueckii*などの乳酸桿菌，*Streptococcus thermophilus*などの乳酸球菌）や，他の細菌（*Propionibacterium*属，*Brevibacterium*属），かび（*Penicillium roqueforti*，*P. camemberti*）や酵母（*Geotrichum*属）がナチュラルチーズの多様性を作っている。

３）凝乳酵素（レンネット）

離乳前の仔牛の第４胃から調製するタンパク凝乳酵素を含む混合物を伝統的にはレンネットとよんでいた。低温殺菌乳を凝固する酵素の活性本体はキモシン（chymosin）である。近年，チーズ生産量の増加に伴う原料不足や牛海綿状脳症（BSE）の流行の影響により，牛を原料としない，微生物から取得したレンネット，植物由来のレンネット，遺伝子組換えレンネットも使用されている。

（２）プロセスチーズ

ナチュラルチーズを配合して製造する。原料となるチーズを加熱して，チーズ内の酵素を失活させ，熟成に関与する微生物や汚染微生物を殺菌するため，保存性に優れている。また，ナチュラルチーズに比べ，一定品質の製品を大量に生産することができる。

わが国のプロセスチーズの原料はチェダー，ゴーダ，エダムが使用されることが多い。これらを細砕・混合して食塩や脂肪の分離を防ぐための乳化剤（溶融塩）を加えて加熱溶解し混合・乳化し，成型する。成型時の充填機を変えることによって，ブロック状，個別包装したポーションタイプ，フイルム内で薄く成型したスライスチーズ，カップへの充填といったさまざまな商品の形態にすることができる。

２．５　発　酵　乳

発酵乳（fermented milk）は，無脂乳固形分８％以上で乳酸菌または酵母を加え発酵したもの（生菌数は1,000万個/mL以上）または発酵後殺菌し，大腸菌群陰性の乳製品と乳等省令で規定されている。市販のヨーグルトはほとんどがこの規格の乳製品である。このほかに，乳酸菌飲料（乳製品および乳主原食品）も無脂乳固形分量，乳酸菌または酵母菌数，衛生基準が決められている（表10-5）。

表10-5　日本における発酵乳と乳酸菌飲料の規格

			無脂乳固形分	乳酸菌または酵母菌数（1mL当たり）	大腸菌群
乳　　製　　品	発　酵　乳	生　菌	8.0％以上	1,000万個以上	陰性
		殺　菌	8.0％以上	—	陰性
	乳酸菌飲料	生　菌	3.0％以上	1,000万個以上	陰性
		殺　菌	3.0％以上	—	陰性
乳等を主要原料とする食品	乳酸菌飲料		3.0％未満	100万個以上	陰性

注）国際規格（Codex規格）における「ヨーグルト」の定義：乳酸桿菌属（ブルガリクス菌）と乳酸球菌（サーモフィルス菌）を使った発酵乳製品。

（１）ヨーグルト

ヨーグルト（yoghurt）の製造は，タンク内で発酵したカード（凝乳）を撹拌し，果肉などの副原料を加えたり，均質化して液状にしたり（飲むヨーグルト），凍らせたり（フローズンヨーグルト）する前発酵タイプと，乳に乳酸菌を添加し，等電点沈殿による酸凝

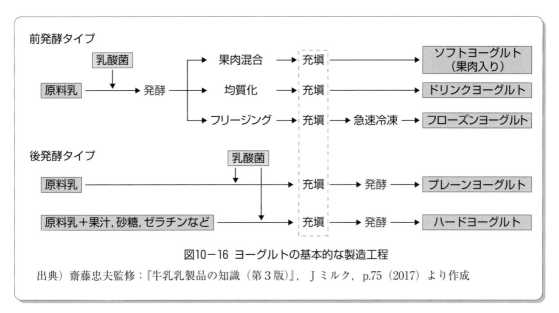

図10－16 ヨーグルトの基本的な製造工程

出典）齋藤忠夫監修：『牛乳乳製品の知識（第3版）』，Jミルク，p.75（2017）より作成

固が起こる前に容器に充填して発酵する**後発酵タイプ**がある。最近は健康志向の高まりから，後発酵タイプの無脂肪ヨーグルト（無脂肪の表示は栄養表示基準に基づく）の消費も増えている。両者の主要製造工程を図10－16に示した。一般的に，タンパク質含量を高めるとヨーグルトは固くなり，離水（ホエイ分離）も少なくなるため，ヨーグルトの乳固形分は生乳より高めに調整されることが多い。また，乳脂肪分はヨーグルトの味だけではなく，離水を防ぐ作用もある。発酵後に殺菌したタイプもある。

ヨーグルト菌である**ブルガリクス菌**（*Lb. delbrueckii* subsp.*bulgaricus*）と**サーモフィルス菌**（*S. thermophilus*）の混合菌をスターターとして使用することが多い。この2つの乳酸菌は相利共生の関係があり，乳中での生育が早く，ヨーグルトに固有の風味や物性を作る。最近では，ヨーグルト菌に加え，**プロバイオティクス**（生きてヒトに有益な作用をする微生物）として**ビフィドバクテリウム・ロンガム**（*B. longum*），**ビフィドバクテリウム・ブレーベ**（*B. breve*），**ビフィドバクテリウム・アニマリス**（*B. animalis*）などのビフィズス菌（*Bifidobacterium*属）やカゼイ菌（*Lb. casei*）やガセリ菌（*Lb. gasseri*）などの*Lactobacillus*属を加えている商品も多い。

（2）乳酸菌飲料

乳酸菌飲料（lactic acid bacteria beverage）は，わが国独自に開発された製品であるが，現在では世界中で飲用されつつある。

乳等省令では乳酸菌飲料を，表10－5に示した「乳製品」と「乳等を主要原料とする食品」の規格に分けている。乳製品規格の乳酸菌飲料には乳酸菌が生きている（規格では1,000万個/mL以上）タイプ（ヤクルトタイプ）と，発酵終了後に殺菌をするタイプ（カルピスタイプ）がある。一般的な乳酸菌飲料の製造法は脱脂乳を加熱殺菌した後，スターターを加えて，30～45℃前後で12～18時間発酵させて生じたカードを撹拌して液状にし，これに砂糖，香料，安定剤などを加える。

（3）世界の伝統的な発酵乳

　気候や風土に適応した乳酸菌によるミルクを酸性化し保存性を高める技術によって，地域特有の伝統的な発酵乳が作られてきた。北欧では中温性乳酸菌の*Lactococcus*属が主要菌叢である「ビイリィ（villi）」や「ラングフィル（långfil）」とよばれる伝統的な発酵乳があり，現在でも重要な発酵乳製品の一つである。コーカサス地方が原産の「ケフィア（kefir）」は乳酸菌と酵母がケフィール粒と呼ばれる独特のカードを作る乳製品であるが，現在欧州では日常的に販売されている発酵乳の一つである。

　アジアでは，「アイラグ（airag）」や「クミス（koumiss）」とよばれる，アルコール濃度が1％程度の乳酒がある。また，アフリカでも牧畜を行っている地域では伝統的な発酵乳が存在し，エチオピアの「エルゴ（ergo）」，ケニアの「マジワララ（maziwa lala）」，中近東の「ラバン（laban）」などが代表的なものである。

2．6　粉　　乳

　粉乳（milk powder）は，牛乳または脱脂乳中の水分を2.5～5.0％以下に乾燥したミルクである。普通は，濃縮した乳を霧状にして熱風中に吹き込むことによって液滴を乾燥する噴霧乾燥法（spray dry）で行う（図1−14，p.23）。加熱したドラムの上で乾燥するドラム乾燥法で製造した粉乳もあるが，タンパク質変性やビタミン変性，褐変が起こるため，チョコレート用など限られた用途でしか使用されない。また，家庭用は粉乳の溶解性を改良した造粒タイプ（インスタント）粉乳が主流である。脱脂粉乳に水を10～20％になるように噴霧することで水がなかだち（バインダー）となって粉体を結着（団粒化）させる。これを再び水分4％内外まで乾燥すると，バインダーとなっていた水が消失して多孔質で溶解性の高い粉体（造粒粉）ができる。

　粉乳は冷却してから窒素ガスを置換充填するか，真空にして容器に包装する。製品は低水分含量のため保存性が高いが，保存状態が悪いと吸湿しやすく，脂肪が酸化したりして品質低下がみられる。

　全（脂）粉乳，脱脂粉乳，加糖粉乳，調製粉乳およびクリームパウダー，ホエイパウダー，バターミルクパウダーなどがある。このうち，乳児用調製乳は特別用途食品に位置づけられている育児用ミルクであり，粉ミルク（乳児用調製粉乳）と液状ミルク（乳児用調製液状乳）がある。牛乳成分を素材として人乳の成分や性質に近似するように製造されている。人乳に近づけるためにタンパク質はアルブミンの添加やホエイの利用，脂肪酸組成は植物油や必須脂肪酸添加，乳糖やオリゴ糖の添加，また，灰分含量調整（脱塩）や鉄，亜鉛，銅，セレン，ビタミン類，タウリン，乳由来の生理活性成分などの強化が行われる。特別用途食品であるので，製造・販売には消費者庁への届け出と許可が必要である。

2．7　練乳と濃縮乳

　練乳（condensed milk）は牛乳の水分を蒸発させ，1/2～1/3に濃縮した製品であ

る。濃縮後，115℃，15分以上の加熱殺菌し，缶やラミネート包装容器に充填して保存性を高めた無糖練乳（evaporated milk）とショ糖を添加し水分活性（Aw）を微生物の増殖がほとんど起こらない0.85〜0.87に低下しした後に充填包装する加糖練乳（condensed milk）がある。また，全脂乳を使った全脂練乳と脱脂乳を使った脱脂練乳がある。

　一方，冷蔵輸送網（コールドチェーン）の発達に伴い，加熱殺菌やショ糖添加ではなく，冷蔵保存技術によって賞味期限を延長した濃縮乳と脱脂濃縮乳があり，ミルクを使った飲料や乳製品を使用した加工品で使用されている。練乳と濃縮乳の規格を表10－6に示した。

表10－6　練乳および濃縮乳の規格

	原　料	乳固形分	無脂乳固形分	備　考
無　糖　練　乳	生乳	25.0％以上 （うち乳脂肪分7.5％以上）	―	
無 糖 脱 脂 練 乳	脱脂乳	―	18.5％以上	
加　糖　練　乳	生乳	28.0％以上 （うち乳脂肪分8.0％以上）	―	糖分58.0％以下 水分27.0％以下
加 糖 脱 脂 練 乳	脱脂乳	25.0％以上	―	糖分58.0％以下 水分29.0％以下
濃　　縮　　乳	生乳	25.5％以上 （うち乳脂肪分7.0％以上）	―	濃縮後，直ちに 10℃以下で保存
脱 脂 濃 縮 乳	脱脂乳	―	18.5％以上	濃縮後，直ちに 10℃以下で保存

２．８　アイスクリーム類

　アイスクリーム（ice cream）類は乳や乳製品を主原料とし（乳固形分3.0％以上），これに糖質，卵，乳化剤，安定剤，香料，着色料などを凍結または半凍結させたものである。乳等省令によるアイスクリーム類の規格はアイスクリーム，アイスミルク，ラクトアイスの３種類に分類している。これらの乳製品に加え，乳固形分３％未満のものは氷菓に分類され一般食品の品質表示基準が該当する（表10－7）。アイスクリーム類は凍結しており製品の品質が一定に保たれるため，期限表示義務が免除されている。

　アイスクリームの一般的な製造工程を図10－17に示した。アイスクリームミックスはホモジナイザーにより均質化を行う。この工程で脂肪球が微細化し，ミックス内の乳化状態が安定になる。均質化されたミックスを殺菌し，5℃以下まで冷却してからエージング（熟成）を４〜24時間行う。次にフリーザーにミックスを入れ空気を吹き込みながら激しく撹拌し気泡を含ませ，アイスミックスと空気のエマルションを作るようにして急速に凍結する。水分の氷結を全水分の半分以下（20〜40％）にとどめるとソフトアイスクリームができる。この半流動性のものを容器に充填し−25℃以下の硬化室に入れ，残りの水分を急激に凍結してハードアイスクリームができあがる。製品は−18℃以下で流通する。

　アイスクリームはミックスに空気を吹き込むため容積が増加する。この増加率（混

入した空気量）をオーバーラン（overrun）とよび，次のようにして求める。

$$オーバーラン(\%) = \frac{ミックスの重量 - ミックスと同容積のアイスクリーム類の重量}{ミックスと同容積のアイスクリーム類の重量} \times 100$$

アイスクリームのオーバーランは通常90～120％である。

表10-7　アイスクリーム類と氷菓の規格

		乳固形分	大腸菌群	一般細菌数（1 g当たり）
乳　製　品（アイスクリーム類）	アイスクリーム	15.0％以上（うち乳脂肪分8.0％以上）	陰性	10万個以下
	アイスミルク	10.0％以上（うち乳脂肪分3.0％以上）	陰性	5万個以下
	ラクトアイス	3.0％以上	陰性	5万個以下
一　般　食　品	氷　　菓	3.0％未満	陰性	1万個以下

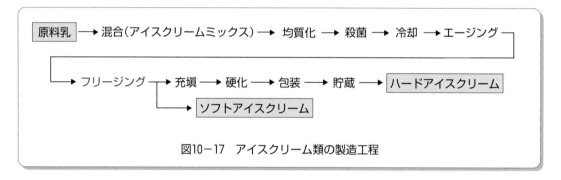

図10-17　アイスクリーム類の製造工程

3. 卵　製　品

生産量，消費量ともに鶏卵が極めて多い。鶏卵は，鶏卵選別包装施設（GPセンター）に集められ，次亜塩素酸ナトリウムやオゾン水などで洗浄・乾燥，後述の非破壊検査，計量される。プラスチックや紙製の容器に詰めたものをパック卵と呼ぶ。直接調理する殻つき卵のほか，割卵後，全卵，卵白，卵黄の3種類に分け，液卵，凍結卵，乾燥卵とする一次加工製品（加工卵）となる。これらは，製菓，製パン，水産練り製品，アイスクリームなどの副原料として使用される。さらに，加工度を上げた，マヨネーズ，皮蛋に加え，卵豆腐や茶わん蒸し，だし巻き卵など二次加工品（卵製品）として生産される。鶏卵および鶏卵加工品の全体像を図10-18に示した。卵は，凝固性，起泡性，乳化性の加工特性が重要である（表10-8）。

3．1　卵の一次加工
（1）液　　　卵
卵殻を除き，全卵液，卵黄液，卵白液の種類別に分ける。必要に応じて，食塩や糖

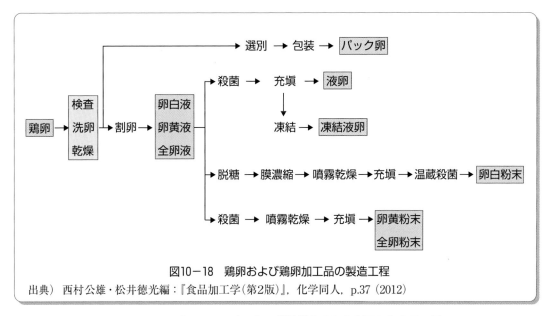

図10−18　鶏卵および鶏卵加工品の製造工程

出典）西村公雄・松井德光編：『食品加工学(第2版)』，化学同人，p.37（2012）

表10−8　卵の加工機能性とそれを利用した食品の例

	食 品 名
凝固性	ゆで卵，ポーチドエッグ，温泉卵，卵豆腐，茶わん蒸し，だし巻き卵，伊達巻，錦糸卵，カスタードプディング，カスタードクリーム
起泡性	メレンゲ，マシュマロ，スポンジケーキ，フリッターの皮，スフレ，淡雪かん
乳化性	マヨネーズ，ドレッシング，アイスクリーム

表10−9　液卵の殺菌条件

	殺菌温度（℃）	
	バッチ式（10分間保持）	連続式（3.5分間保持）
全　卵	58	60
卵　黄	59	61
卵　白	54	56

を添加する。割卵前に卵は次亜塩素酸ナトリウムなどで洗卵・水洗し，よく乾燥して，卵殻表面の微生物が卵液を汚染することを防ぐ。割卵液は冷却し，混合均一化した後，ろ過する。次に種類別に表10−9に示した温度と保持時間で殺菌する。殺菌後は0〜10℃に急冷し，殺菌済み容器に充塡・密封し，8℃以下で保存する。この殺菌条件はサルモネラ属菌の殺菌と加熱による加工適性の低下を最小限にするものであるため，長期間の保存はできない。液卵には，25gの試料からサルモネラ属菌が検出されないこととする成分規格がある。

（2）凍結卵（冷凍卵）

　凍結卵には凍結全卵，凍結卵白，凍結卵黄の3種類がある。冷凍卵は一般調理，製菓，水産練り製品などに広く利用されている。しかし，卵黄中のリポタンパク質は凍結で不可逆的に変性するため，単独で凍結卵黄を製造することはない。凍結卵黄と凍

結全卵ではショ糖を10〜50％加えたり，食塩を10％加えたりすることにより，凝固点降下によって凍結しない状態で凍結変性を防ぐ。ショ糖や食塩を加えた凍結卵の用途は限られるが，カスタードクリームなどのような製菓原料には砂糖を加えた凍結全卵を，マヨネーズの原料には食塩を加えた凍結卵黄を使用する。凍結卵は，－15℃以下で保管・流通する。凍結卵の賞味期限は－18℃以下で1年程度である。凍結卵の解凍では，流水解凍法や冷蔵庫解凍法が推奨される。これは，室温や温水での解凍は変敗のリスクが高くなるためである。

（3）乾燥粉末卵

液卵を噴霧乾燥機（スプレードライヤー）などで乾燥した粉末状の製品である。水分含量が低いので微生物汚染のリスクはないが，脂質の酸化は起こるので，窒素ガス封入や真空包装で長期間の保存を可能にした加工品である。乾燥工程での変性により，乾燥全卵の気泡性の低下や乾燥卵黄の乳化性の低下が起こる。乾燥全卵や乾燥卵黄はホットケーキミックスのようなプレミックス粉の原料やパン，クッキー，中華めん，プリンなどに練り込み，使用される。

乾燥卵白の場合，アミノカルボニル反応による乾燥時の褐変を防止するために，乾燥前にあらかじめ卵白中に含まれる還元糖（グルコース約0.5％含む）をグルコースオキシダーゼ，または酵母などの微生物によって分解する脱糖処理を行う。脱糖処理した乾燥卵白は起泡性や凝固性が比較的高い。

3．2　卵の二次加工

（1）皮蛋（ピータン）

本来，皮蛋はアヒルの卵で製造する中国原産の加工卵であるが，現在では世界的に生産されており，アヒルの卵は生産量が少ないので鶏卵を使用する。

皮蛋製造の漬け込み用ペーストの組成はさまざまであるが，炭酸ナトリウム，草灰，食塩，生石灰，紅茶などを水で練ったアルカリ性の泥状物を使用する。この中に殻つき生卵を数か月間漬け込んで製造する。この間に成分が内部に浸透して卵白はアルカリ変性で暗褐色のゼリー状となり，卵黄は周囲が硬くなって，硫化水素と鉄などが結合した半固体状の黒緑色に変化する。また一部のタンパク質はアンモニア，硫化水素などの揮発性物質を生じ独特の風味を有する。

（2）マヨネーズ

マヨネーズはサラダ油と卵黄（または全卵），食酢を主原料とし乳化して作られた半固形ドレッシングの一つである。卵黄中に含まれるレシチンには乳化作用があり，安定した水中油滴型（O/W型）のエマルションとなる（図2-7，p.54）。日本農林規格では，卵黄または全卵を使い，植物油（重量比65％以上）と食酢または柑橘果汁を用いたものと定義されている。脂肪含量が10〜50％未満の低脂肪マヨネーズタイプの半固形状ドレッシングはサラダクリーミードレッシングという名称となる。また，卵アレルギーをもつ消費者向けに，大豆レシチンを用いて卵を使わないマヨネーズタイプの半

固形ドレッシングも製造されている。

　製造はミキサーにサラダ油と食酢の一部とその他の原料を入れ撹拌し，これに少量ずつ交互に残りの油と酢を加えながら撹拌を続けて乳化を行う。エマルションは油の粒子が細かいほど粘度が高く安定性があるので，乳化した後はコロイドミルを使用し，なるべく細かい油の粒子にしてから充填する。最終製品は殺菌を行わないが，市販品は殺菌液卵を使用しているものが大部分であること，水分活性が低く，酸性食品であるため微生物の汚染のリスクはほとんどない。しかし，自家製マヨネーズではサルモネラ食中毒に注意する必要がある。市販製品は，油脂の酸化を生じるため，酸素バリア性の高い包材（酸素バリア性プラスチックやびん）を用いている。

（3）卵 惣 菜

　卵液にだし汁を加えて均質化し，プラスチックトレーに充填し，加熱後に冷蔵温度帯で流通させる卵豆腐や，具材を入れて同様に加工した茶わん蒸しがある。魚のすり身と卵液を練り合わせ，ショ糖やだし汁を加えて加熱した伊達巻も卵惣菜の一つである。

3．3　栄養強化卵

　鶏の飼料に栄養成分を強化して与えると，鶏の体を通して卵にその成分が移行し栄養強化卵が製造できる。一般的に，飼料に添加した脂溶性の栄養素は主に卵黄部に，水溶性栄養素は卵黄と卵白の両方に移行する。

　「鶏卵の表示に関する公正競争規約」および同法施行規則（2016年4月1日施行）に記載されている24種類の栄養成分が，表10-10に記載した基準値を上回ったものは栄養素を強化したことを表示することができる。第8章（p.103）に示した食品表示法の施行に伴い，ヨウ素，ドコサヘキサエン酸（DHA），α-リノレン酸を除く栄養素は食品表示基準別表第12第4欄（強化された旨の基準値：一部は表8-1，p.104）の基準値と同

表10-10　栄養強化卵の栄養素の種類と増加量の基準（鶏卵の表示に関する公正競争規約による）

栄養成分	増加量 (100g当たり)	栄養成分	増加量 (100g当たり)	栄養成分 (特定要素含む)	増加量 (100g当たり)
タンパク質	8.1 g	ビタミンA	77 µg	ヨ ウ 素	240 µg
食 物 繊 維	3 g	ビタミンB₁	0.12 mg	ドコサヘキサエン酸（DHA）	60 mg
亜 鉛	0.88 mg	ビタミンB₂	0.14 mg		
カ リ ウ ム	280 mg	ビタミンB₆	0.13 mg	α- リノレン酸	22 mg
カ ル シ ウ ム	68 mg	ビタミンB₁₂	0.24 µg		
鉄	0.68 mg	ビタミンC	10 mg		
銅	0.09 mg	ビタミンD	0.55 µg		
マグネシウム	32 mg	ビタミンE	0.63 mg		
ナ イ ア シ ン	1.3 mg	ビタミンK	15 µg		
パントテン酸	0.48 mg	葉 酸	24 µg		
ビ オ チ ン	5 µg				

じ数値が使用されるようになった。カルシウム，マグネシウム，鉄，ビタミンC，ア
ミノ酸は飼料に添加しても卵に移行しにくいとされている。

３．４　卵類の品質判定

卵の鮮度は通常温度が高いほど早く低下する。鮮度低下は，①卵殻最外層のクチク
ラの剥離，②新鮮卵では弱アルカリ性（pH7.6～9.0）であった卵白pHがさらに上昇，
③粘度の低下，④卵殻膜や卵黄膜の強度低下，といった変化が起こる。また，卵殻が
ひび割れたり，洗卵でクチクラが除去されると卵殻表面の細菌が内部へ侵入すること
があり，鮮度は急激に低下する。

鶏卵の鮮度判定には，非破壊検査と破壊検査がある。

（1）非破壊検査

1）投光検査

卵に光を当てた透過光によって，卵黄の位置，卵殻のひび割れ，腐敗卵，血液や肉
片を含む異物卵の有無を観察する方法である。鶏卵選別包装施設や液卵工場ではイン
ライン投光検査が実施されている。

2）気室の高さ測定

卵は鮮度が悪くなると気室が大きくなるので，投光検査で気室の大きさを測定する
方法である。

（2）破壊検査

1）ハウユニット

ハウユニット（HU, Haugh unit, ハウ単位）は数値で卵の品質を示すことができるこ
とから，殻つき卵の鮮度判定に広く利用されている。ハウ単位の数値が大きいほど新
鮮卵であり卵の品質がよい。産卵直後の卵のハウ単位は90～80前後を示す。

$$ハウユニット = 100 \cdot \log (H - 1.7W^{0.37} + 7.6)$$
$$[W：卵重量（g）\quad H：濃厚卵白の高さ（mm）]$$

ハウ単位は米国の規格でAA級（72以上），A級（60～72未満），B級（31～60未満），
低級品位のC級（31未満）と格付けされている。日本ではこの規格で運用している。

2）濃厚卵白百分率

9～10メッシュの粗いふるいで，濃厚卵白と水溶性卵白を分離し，全卵白中の濃厚
卵白の割合を算出する方法である。鮮度が悪くなると，卵白は水様化するので，濃厚
卵白百分率は低下する。

3）卵黄係数と卵黄強度

卵黄の高さと直径の比を求めたものが卵黄係数で，新鮮卵では0.44～0.36である。
また，一定の高さから卵黄を落下させる落下試験や卵黄膜の引っ張り試験で強度を評
価する方法もある。

表10-11　殻つき卵の表示基準の概要

生 食 用	消費期限または賞味期限
	生食用であること
	賞味期限経過後に飲食する場合は加熱殺菌すること
	10℃以下で保存することが望ましいこと
加熱加工用	消費期限または賞味期限（産卵日，採卵日，格付け日，包装日の記載でもよい）
	加熱加工用であり，飲食時には加熱殺菌すること

３．５　殻付き卵の期限表示

　鶏卵を生で食べる習慣は日本の食文化である。鶏卵は生鮮食品に分類されるが，「食品衛生法に基づく鶏卵の表示基準」（厚生省通知，1998年11月25日　第1674号）に基づき，殻つき卵には期限表示（賞味期限または消費期限）の表示が義務化された。この通知を引き継いだ生食用殻つき卵と加熱加工用殻つき卵の期限表示および保存方法に関する表示基準を表10-11に示した。

　生食用の殻つき鶏卵の賞味期限（または消費期限）は，生食時のサルモネラ菌食中毒予防の観点から決められている。鶏卵の表面がサルモネラ菌で汚染されていることは知られていたが（オンエッグ型汚染），頻度は低いものの鶏卵内部がサルモネラ菌の一種SE菌（*Salmonella* Enteritidis）に汚染されていることが明らかになった（インエッグ型汚染）ためである。2010年以降，業界の自主基準で，家庭での冷蔵保存（10℃）を前提に，産卵日を起点として21日以内を限度とする期限表示ルールが決められている。鶏卵加工品の品質表示基準は，加工食品の食品表示基準で決められている。

文　献

●引用・参考文献
・小原哲二郎・細谷憲政監修：『簡明食辞林第二版』，樹村房（1999）
・日本食肉研究会編：『食肉用語事典』，食肉通信社（1992）
・小原哲二郎ほか監修：『改訂原色食品加工工程図鑑』，建帛社（1994）
・齋藤忠夫・根岸晴夫・八田一編：『畜産物利用学』，文永堂（2011）
・伊藤敞敏：『ミルク―至高の食品がわかる』，ヒューマンウイングス（2007）
・齋藤忠夫監修：『牛乳・乳製品の知識（第２版）』，Ｊミルク（2013），http://www.j-milk.jp/tool/kiso/berohe0000004ak6.html#anc1（2015年６月閲覧）
・牛乳乳製品健康科学会議・Ｊミルク編：『牛乳乳製品健康科学会議総説集　牛乳と健康』，ライフサイエンス出版（2015）
・厚生省：「食品衛生法に基づく鶏卵の表示基準」（厚生省通知，平成10年11月25日　第1674号）（1998）
・佐々木敬卓：『食べ物をやさしく包む「ひみつ」』，日本包装技術協会（2014）
・日本乳酸菌学会編：『乳酸菌とビフィズス菌のサイエンス』，京都大学学術出版会（2010）

第 11 章

水 産 加 工

　水産加工は海洋，河川，湖沼などの水中に産する動物・植物性食品などを原料とし て加工されたものである。魚介類は鮮度の低下が著しく，腐敗しやすいため加工によ り貯蔵性を高める必要がある。魚類は締めた死後直後であれば，しなやかな弾力性が あるが，すぐに死後硬直を起こし，軟化現象が起こる。アデノシン三リン酸（ATP） は，死後分解されていき，アデノシン二リン酸（ADP）→アデノシン一リン酸（AMP） →イノシン酸（IMP）→イノシン（HxR）→ヒポキサンチン（Hx）の過程をたどる。保 存期間が長いほどHxRとHxが多くなるため，これらを用いて鮮度の判定ができる（K 値）。今日では，水産物の加工形態は多様化の傾向にあり，市場ではいろいろな加工製 品がみられる。その主な水産加工品（marine product）として，乾製品，冷凍品，塩蔵 品，練り製品，調味加工品，海藻加工品などがある。

1. 乾 製 品

　魚介類や海藻類から，水分を減少させて微生物が繁殖しにくい状態にし，保蔵性を もたせたものを乾製品という（図11－1）。乾製品を作る方法は，太陽熱，風，冷気な どを利用した自然乾燥法（天日乾燥法）と機械によって熱風や冷風で乾燥させた人工 乾燥法があり，そのほかに凍結乾燥法，真空乾燥法などが用いられている。自然乾燥 法は原料を筵または簀の上に広げたり，縄にかけて乾燥するので広い干し場を必要と することや天候状態に左右されやすい。一方，人工乾燥法は一定の温度と風力で乾燥 させるため，均一な乾製品が得られるが，乾燥機の設備などの経費を必要とする。乾 製品は，温度，湿度，光線，空気（酸素，密封）などの管理方法を完全にしないと， 貯蔵中にタンパク質の変性，油脂の変敗，アミノカルボニル反応による褐変，吸湿， かび，害虫の発生などの諸変化がみられるので保蔵には注意が必要である（図11－1）。

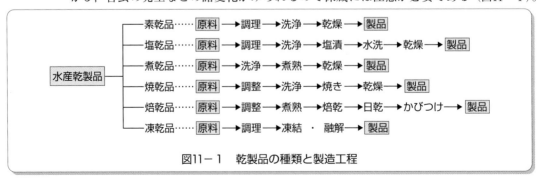

図11－1　乾製品の種類と製造工程

1.1 素 乾 品

　素乾品は魚介類などを原形あるいは適当に調理したものを十分に水洗いした後に乾燥した製品である。処理は簡単で一時に大量処理ができる。しかし，肉厚のものには不向きであり，また加熱しないため含有酵素が不活性化せず，十分に乾燥させないと品質が劣化しやすい。主な製品として，するめ，みがきニシン，田作りなどがある。

（1）す る め

　原料イカの種類と製造法によって一番するめ，二番するめなどの呼び名がある。一番するめはケンサキイカを，二番するめはスルメイカを原料とし，一番するめは最上級品で二番するめは生産量が最も多い。一般的な製造はイカの胴部の中央を縦に切り開いて，内臓を取り出した後，頭脚部の中央を縦割りし，眼球やくちばしを除く。それを希薄な食塩水で洗い，開いた肉面を上にして荒縄に掛け，天日乾燥する。

（2）みがきニシン

　ニシンのひれ，うろこを取り，尾の部分から頭部にかけて背を開き背骨，内臓を取り除き，天日乾燥したものである。製品には水分含量が60％程度のみがきニシンと22％以下の本乾きみがきニシンとがある。

（3）田 作 り

　ごまめともいい，カタクチイワシの幼魚を2～3％の食塩水で洗った後，筵や簀の上に広げて天日乾燥したものを田作りとよんでいる。

1.2 塩 乾 品

　塩乾品は魚介類を塩蔵した後，液汁を除いてから乾燥したもので，食塩を魚肉中へ浸透させることによって細菌の繁殖を抑制し，貯蔵性を高めた製品で，開き干しや，内臓を除かずそのまま塩漬け後，乾燥させる丸干しがある。主な製品は，塩干しイワシ，塩干しアジなどがある（図11-2）。

（1）塩干しイワシ

　塩干しイワシは，製品の状態により丸干し，目刺し，えら刺し，開き干しなどがある。原料はマイワシ，カタクチイワシなどをそのままか，あるいは腹開きにし，約一昼夜10％程度で撒塩漬後，液汁を除き，そのまま乾燥したものが丸干し，または開き干しである。目刺し，えら刺し，ほほ刺しは，塩漬し，半乾きになった丸干ししたも

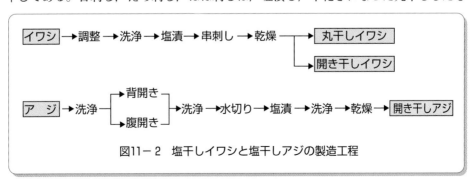

図11-2　塩干しイワシと塩干しアジの製造工程

のを2～5匹ごとに，眼，えら，ほほを竹などで刺し通して乾燥させたものである。乾燥は大部分が天日乾燥で行われている。

（2）塩干しアジ

塩干しアジの作り方は，開き干しと丸干しがあり，小型のものは丸干しで，15cm以上のものは背開き，または腹開きした後，食塩水に1～2時間浸漬し，水洗後，主に乾燥機を用いて乾燥する。くさやの干物は，撒塩漬したムロアジなどを腹開きにし，熟成した塩汁（魚の塩漬を発酵させて2～3年経ってどろりとした液をこして採った液汁）に漬け込んで乾燥したもので独特の風味がある。

1．3　その他の乾製品

（1）煮 乾 品

煮乾品は，魚介類を煮熟した後，天日または乾燥機で乾燥させた製品で，煮熟することによって生ぐさ臭を除くとともに，殺菌と酵素を失活させる効果がある。製品には煮干しイワシ，干しアワビ，干し貝柱，干しナマコなどがある。

（2）焼 乾 品

焼乾品は，ガスや電熱などによる炉で魚介類を焼き，乾燥した製品であり，生産量は少ない。原料を焼くため，香りや風味が加わり，嗜好性が向上する。製品には，浜焼きダイ，焼きカレイ，焼干しイワシなどの焼干しがある。煮乾品と同様に含有酵素が不活性化しているので，長時間の貯蔵ができる。

（3）焙 乾 品

焙乾品は，原料魚のカツオ，ムロアジ，サバなどの魚体を調整，煮熟し，本乾きの状態まで焙乾したものを節類といい，その代表的なものがかつお節である。製造方法は，魚体を調整後，煮熟し，焙乾後，形を整え，乾燥させてからかび付けを4～5回行い製品にする。かびはアスペルギルス属，ペニシリウム属を用い，かびが産生する酵素作用によって特有の風味が醸成される。またかび付けによりかつお節内部の水分は，ほとんどなくなり，さらにかびの繁殖により，常温でも保存が可能となる。かびの酵素の働きにより，タンパク質やATPが分解され，アミノ酸やイノシンなどのうま味成分が生成される。かつお節は焙乾の程度によって，なまり節，荒節，裸節とよばれ，裸節をさらにかび付けすると本枯節（図11-3）になる。カツオ以外のムロアジ，サバなどの魚で製造した節類は，雑節といい，削り節の原料としている。

原料 → 生切り → 生節 → 籠立て → 煮熟 → 骨抜き → なまり節 → 焙乾 → 間歇焙乾 →

荒節 → 削り → 裸節 → かび付け → 日乾 → 本枯節

図11-3　かつお節の製造工程

（4）　凍 乾 品

　凍乾品は，調整した原料を凍結させて融解する操作を繰り返し，乾燥させた製品である。製品には，スケトウダラから作る明太{めんたい}，寒天などがある。

2. 塩 蔵 品

　魚肉類に食塩を加えたものを塩蔵品（salted product）という。魚介類を塩蔵することによって魚肉中の水分が溶出・除去され，さらに細菌の繁殖や酵素作用を抑制し，保蔵性を高める効果が得られる。魚介類に食塩を添加する方法としては，立塩法{たてじお}，撒塩法{まき}（振塩{ふりしお}ともいう），併用法，急速塩蔵法などがある。普通の細菌は10%前後の食塩濃度で発育を阻止されるが，その濃度は菌種，菌数などによって異なる。なお，製品を貯蔵するときには，温度，湿度，光線などに注意しないと変質，歩減り，赤変，油焼けなどによって，品質低下してくる。特に変質は貯蔵中の温度が影響するため低温で貯蔵したほうがよく，0℃付近が理想的である。

2.1　立 塩 法（brine salting）

　食塩を水に溶解して食塩水とし，この溶液に魚介類などを一定時間漬け込んで貯蔵する方法である。魚介類の肉組織中に食塩が均一に浸透し，食味，外観がよく，油焼けが少ない。さらに空気と直接接触しないため酸化されず良質のものができる。

2.2　撒 塩 法（dry salting）

　魚介類の表面に直接食塩をふりかけて積み重ねるか，または容器に魚介類と食塩とを混合しながら漬け込む方法である。食塩の量が少なくてすみ，原料からの脱水効果は大であるが，食塩の浸透が不均一である。また魚介類が空気に直接触れるので油焼けを起こすこともある。

2.3　併用法と急速塩蔵法

　併用法は立塩法と撒塩法とを併用する方法である。急速塩蔵法は大型魚の組織に深く急速に食塩分を浸透させる方法で，注射法と減圧法とがある。注射法は食塩水を組織の内部に注射する方法，減圧法は原料を密閉容器に入れ，減圧して組織中の気体を除き，食塩水を注入する方法である。

2.4　主たる塩蔵品の製造工程

　主な塩蔵品は，サケ，マス，タラ，サバ，イワシ，ホッケなどの塩蔵品，魚卵の塩蔵品，カツオ，イカ，ウニなどの塩辛品などがある。

（1）新巻ザケ，塩引ザケ，改良新巻ザケ

　塩ザケは塩分量により，甘塩または中塩のものを新巻{あらまき}ザケ，固塩{かたしお}のものを塩引ザケ

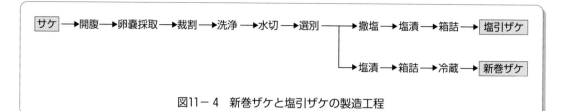

図11－4　新巻ザケと塩引ザケの製造工程

といっている。また改良新巻ザケは漬け込み方法を改良し，製品を高級化したもので，箱詰として販売されている（図11－4）。

（2）タラ，サバ，イワシ，ホッケの塩蔵品

　塩蔵タラは，マダラ，スケトウダラの頭部を切除して内臓を除き，腹部は切り開かず，水洗後，12～15％の塩を用いて，腹内にやや多量の塩を入れ，魚体に塩をふって箱詰したものである。塩蔵サバは，サバ，ゴマサバのえらを取り除き，背開きし，25％の塩で撒塩漬とし，箱詰したものである。塩蔵イワシは，大羽イワシを薄い食塩水または海水で洗い，15～20％の塩で撒塩漬とし，箱詰またはびん詰したものである。塩蔵ホッケは，えらを取り，腹開きとし，20～30％の塩で撒塩漬したものである。

（3）魚卵の塩蔵品

　魚卵の塩蔵品には，すじこ，イクラ，数の子，たらこなどがある。すじこはサケやマスの卵巣，これをほぐし，粒状にしたものをイクラ，数の子はニシンの卵巣，たらこはスケトウダラの卵巣を取り出して，形が崩れないよう飽和食塩水に漬ける立塩漬や塩漬法で処理した後，箱詰する（図11－5）。最近では，外観などが酷似したコピー食品の開発がなされている（p.219参照）。

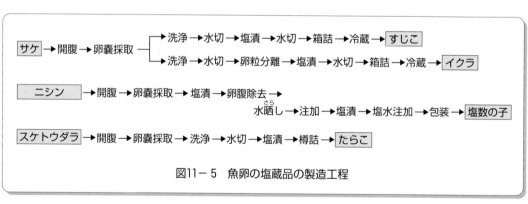

図11－5　魚卵の塩蔵品の製造工程

（4）塩　　辛

　塩辛は，魚介類の筋肉，内臓，卵，白子（精巣）などに食塩を加え，細菌の繁殖を抑制しながら酵素作用を利用するとともに，自己消化を進め，熟成させ，調味付けした製品である。塩辛類には，イカ，カツオ，ウニ，このわた，アユのうるかなどがある。イカの塩辛は，仕込み方や処方により，赤作り，白作り，黒作りに分かれている（図11－6）。カツオの塩辛は別名酒盗ともよばれている。このわたの原料はナマコの

```
イカ ─→ 裁割 ─→ 調整 ─→ 胴・頭脚部 ─→ 洗浄 ─→ 水切 ─→ 細切 ─→

          漬込 ─→ 熟成 ─→ 樽・びん詰 ─→ イカ塩辛
```

図11-6　塩辛の製造工程

腸で、塩でまぶし、樽に詰めて数日間塩漬後、密封して熟成させる。うるかは、主としてアユの塩辛のことで、子うるか、白うるか、切込みうるかなどがある。

（5）魚 醤 油

魚 醤 油（ぎょしょうゆ）は魚介類をその内臓などとともに塩漬して熟成させた醤油様の調味料である。秋田県のハタハタを用いたしょっつるや石川県のイワシやスルメイカの内臓から作るいしるは代表的なものである。魚醤油は特有の臭気と、魚介類タンパク質の分解により生じたアミノ酸に富むため、濃厚なうま味をもっている。魚醤油は、東南アジアの諸国でも製造されており、ベトナムのニョクマム、フィリピンのパティス、タイのナンプラなどのほか、欧州のアンチョビーソースがある。

3. 練り製品

魚体から精肉のみを取り、これを水晒（さら）し、すりつぶし、さらに食塩、調味料、デンプン、香辛料などを加えて練り上げ、成型したのち加熱凝固させたものを練り製品といい、わが国独特の加工食品である。練り製品の原料魚としては、ハモ、タチウオ、アジ、サメ類、タラ、イカなどである。

練り製品の製造法は、魚肉タンパク質のもつ特有の性質を利用したもので、原料魚を処理して得た魚肉のすり身を直火または水蒸気などで加熱し、弾力性をもたせたものである。最近では、単一の魚類を用いるよりは、数種の魚を用い、採肉、水晒し、肉挽き、冷凍変性防止効果をもつショ糖、およびソルビトール、ポリリン酸塩などを加え、すりつぶしを行い、すり身を作り、これを冷凍貯蔵した冷凍すり身（frozen surimi paste）を必要に応じて解凍し、使用している。冷凍すり身は、スケトウダラ、イトヨリダイ、アジなどを原料としている（図11-7）。

魚肉に食塩を加えてすりつぶして練る（擂潰（らいかい））と、筋線維からアクトミオシンが抽出され、これがからみ合うため、粘稠（ねんちゅう）なペースト（ゾル）となり、この粘りのある状態を足（あし）（elasticity, 粘弾性）とよび、特に高級なかまぼこでは重要視されている。これは筋原線維タンパク質のアクチンとミオシンが結合し、アクトミオシンとよばれる複合体を作るためで、足の強さはアクトミオシン（actomyosin）の性質によって決まる。原料に食塩を添加すると調味料および防腐剤としての効果があり、練り製品としての足の形成に重要な働きをもっている。しかし、魚肉が変性を受けたり、鮮度の低下した魚肉ではアクトミオシンが抽出されにくくなり、足の強さが低下する。そこで足を

補強するためにデンプンや卵白を補強材として10%前後加えている。その他の調味料としては砂糖，みりん，グルタミン酸モノナトリウムなどが使用されている。

　加熱方法には，蒸し煮，焙焼，湯煮，油揚げ，燻煙などがあり，練り製品の風味，弾力性を支配する重要な工程である。成型したすり身を加熱すると，タンパク質が凝固するが，この際アクトミオシンからなる網状組織のなかに水を取り入れてゲルとなる。このゲル形成能は，魚種や魚の鮮度により異なる。一般に加熱の中心温度は，デンプン無添加のもので60℃，その他は70〜80℃，油揚げでは油温が180℃で表面温度が107℃，中心温度が70℃位である。

　製品にはかまぼこ，蒸しかまぼこ，ちくわ，さつま揚げ，はんぺん，鳴門巻き，かにかまぼこ，フィッシュソーセージなどがある。主な練り製品の製造工程を図11−7に示す。

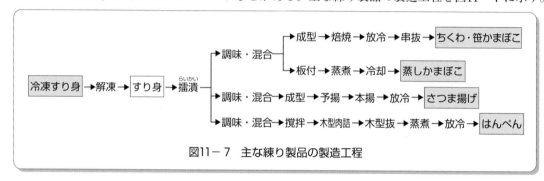

図11−7　主な練り製品の製造工程

（1）かまぼこ

　原料魚は主としてシログチ，冷凍スケトウダラのすり身などが使われている。原料魚は水洗いし，頭，内臓，ひれを除去した後，網目ロール式採肉機にかけて得た精肉を水晒しした後に脱水し，挽肉としてからすり身とする。水晒しは，悪臭を除き，足の強い製品を得るための不可欠の工程である。次にすり身を擂潰機に取り，すり身に食塩を加えてすりつぶし，デンプン，砂糖，みりん，卵白を加えてすり上げる。これをかまぼこ板にとって成型し，蒸し煮する。蒸し煮は一般に二段加熱法が用いられる。一段目は低温（50℃以下）で加熱し，これにより緻密なゲル構造が形成される。この現象を坐りという。ついで二段目は高温（80℃以上）で加熱し，その構造をできるだけ維持させる。蒸し煮後，色沢をよくするため，冷水に浸して冷却し，10分後取り出して製品とする。焼きかまぼこは，蒸し煮する代わりに炉で焼いたものである。二段目の加熱において50〜70℃の温度帯で，ゲル構造の劣化現象（戻り）が起こるため，この温度をできるだけ早く通過させることが重要である。

　かまぼこは加熱法により，焼いたもの（焼きかまぼこ，焼きちくわ，焼き抜きかまぼこなど），茹でたもの（つみれ，はんぺんなど），揚げたもの（さつま揚げなど）がある。形態では，板付きかまぼこ，笹かまぼこ，型焼きかまぼこ，昆布巻きかまぼこなどがある。このようにいろいろな製法があり，種類も極めて多く，関東では小田原かまぼこなど板に盛付けの厚い蒸し煮かまぼこ，関西以南では板に盛付けの薄い焼きかまぼこ

が多く, 仙台の笹かまぼこのように板に付けない製品もある。

（２）ち く わ

従来は, 主原料がアブラザメ, スケトウダラの冷凍すり身などの単一魚種であった
が, これらのほかにナガシラ, グチ, エソ, タチウオ, カレイなどが用いられる。す
り身に, デンプン, 食塩, みりん, 砂糖を加えて練り上げ, ちくわ整型機で成型し,
焼き上げたものである。現在では, ちくわ整型機と焼炉を組み合わせた連続式ちくわ
製造装置で製造されている。ちくわは, 必ずしも坐りの工程を必要としない。製品に
は, スケトウダラを主原料とした東北地方の焼きちくわ, グチ, エソを主体とした豊
橋ちくわなどがある。

（３）さつま揚げ

魚肉すり身を油揚げにしたものである。サメ類, イワシなどのすり身に, ニンジン, タ
マネギ, ゴボウの細切りなどを加える。これを型に詰め, 油揚げにする。油揚げは,
製品の中心温度に著しい差がないように注意し, 二段加熱法を行う。初めの温度は120～
140℃とし, ついで180℃前後にして仕上げる。

（４）は ん ぺ ん

原料にはサメ類が主として用いられ, かまぼこと同じように処理してすり身を作り,
それに約５％のヤマイモをすり込み, さらに上新粉を加えて練り上げ, 十分に気泡を
含ませる。これを規定の木型に詰め, 熱湯中で加熱, 冷却後, 包装して製品とする。

（５）鳴 門 巻 き

原料および製造工程は, かまぼこと同じで, 製品の切断面が紅白の渦巻状となるよ
うに, 調味したすり身を平らに伸ばし, その上に赤く着色したすり身を平らに置き,
丸く巻き, 簀で包み, 蒸し煮して製品とする。

（６）かにかまぼこ

すり身をカニあし肉に類似の繊維束状に成型したもので, 肉質にかにフレーバーを
付与するとともに, 背面を赤色に仕上げてある。名称は「かにかまぼこ」などとよん
でいるが, カニには関係のない原料を用いたいわゆるコピー食品でよく利用されてい
る。

（７）フィッシュソーセージ（魚肉ソーセージ）

原料はマグロなどの赤身魚のすり身を用い, それに亜硝酸塩と塩を混ぜ合わせて,
肉色を固定する。製品に弾力性を付与するためにクロカワカジキ, スケトウダラなど
の冷凍すり身が加えられる。原料肉をサイレントカッターに取り, 副原料を混和して
擂潰する。副原料には, 塩, 砂糖, グルタミン酸モノナトリウム, 重合リン酸塩, 香
辛料, 燻液, デンプンなどが用いられ, 擂潰の仕上げにさきだち, 脂肪肉を加える。
これを塩化ビニリデン系フィルムのケーシングに詰め, 袋の口は止め金で結紮し, 密
封する。加熱殺菌は85～95℃で50～60分間, 熱湯に浸漬後, 汚染菌のない清浄な冷却
水で急冷する。魚肉ソーセージは, 練り製品の中では最も貯蔵性にすぐれている。

4．調味加工品

　魚介類を塩漬した後，酒粕に漬けたり，魚介類の乾製品に醤油，砂糖，水飴，食酢，調味液などで味付けし，水分活性を低下させ，かつ保蔵性を高めたものを調味加工品（cooked and processed food）という。製品はそのままか，簡単に食べられるように，あらかじめ魚体から頭，骨，ひれ，貝殻などが除去され，食塩，砂糖，食酢などの調味料を用いて，防腐の効果を高め，保蔵性のある食品に仕上げられている。製品には調味料を用いた一種独特な風味をもつもの，米麹を加えて漬け込んだもの，酒粕に漬け込んだもの，調味した食酢に漬け込んだものが作られている。

　調味加工品を分類すると，調味煮熟品のつくだ煮類（飴煮，甘露煮を含む），調味乾製品（みりん干し，魚せんべい，さきいかなど），調味焙焼品（うなぎ蒲焼き，あなご蒲焼きなど），その他（うに和えの和え物，粕漬・糠漬・こうじ漬・味噌漬などの漬物，のしいか・フグ・スケトウダラなどの圧伸物）がある（図11－8）。

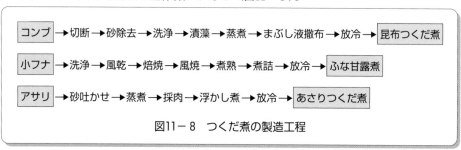

図11－8　つくだ煮の製造工程

4．1　調味液による調味食品

　一般に珍味品とよばれ一種独特の風味をもった食品で，つくだ煮を中心に伝統的な特産物を基礎として，いろいろな製品が生産されている。

（1）みりん干し

　原料は中羽イワシ，小カレイ，タラ，サンマ，フグなどである。魚体の頭を取り，腹開きにするか，三枚に卸した後，調味料に浸し，乾燥させて作る。そのほかにイカ，エビなどの調味製品もある。

（2）しぐれ煮

　ハマグリ，アサリ，シジミなどの貝肉を煮熟した後，しぐれたまりで煮詰めて作る。しぐれたまりは，大豆麹，食塩，水で醸造したたまり醤油に，糖蜜，カラメル，食塩を加えて，溶解させた調味料である。

（3）つくだ煮

　魚介類，海藻などを調味料で煮詰めた製品で，以前は小魚の生魚を用いていたが，今では乾燥魚を原料とする場合が多い。その他，カツオ，コンブ，ノリ，貝などが原料とされる。原料の煮詰めには，炒り煮と浮かし煮とがある。炒り煮は調味液が原料に全部吸収されてしまうほどの量で煮込んだもので，製品には切りするめ，あられ，でんぶなどがある。浮かし煮は多量の調味液に原料を浮かして煮込むもので，原料の

種類によって調味液の吸収量が異なってくる。一般的な製法は，新鮮な材料を水洗い
し，汚物を除き，水を切り，貝類は十分に砂を吐かせる。つくだ煮の調味料は醤油と
砂糖を主とし，これにみりん，水飴，糖蜜，香辛料などを加える。

4．2 す　し

　タイ，アユ，ハタハタ，ウナギなどの内臓，えらを除き，塩漬する。それを塩抜き
するか水洗いして，水を切り，食酢の中に漬け，白い米飯とともに樽に詰め，重石を
載せ発酵させた製品である。なお，自然発酵の代わりに飯に酢を加えて魚を挟み，圧
して数日間置く製品を箱鮨とよんでいる。

4．3 こうじ漬

　魚肉，魚卵などを塩漬した後，流出した液汁を捨て，米麹を加えて漬け込み，熟成
させた製品である。こうじかびの分泌する酵素によって複雑に変化し，独特の風味を
もつようになる。

4．4 酒粕漬

　魚介類，魚卵を撒塩漬し，流出する液汁を捨て，熟成させた酒粕に漬け込んで作る。
ボラ，イワシなどの小型の魚は腹を開き，内臓を取り去る。タラ，サバ，カツオ，マ
グロなどの中型・大型は三枚に卸して骨を取るか，切り身とする。調整した原料は撒
塩漬し，2昼夜置き，これを軽く水洗いして水を切り，さらに布で拭いて水分を取り，
熟成させた酒粕に漬け込む。

4．5 酢　　漬

　魚肉，魚卵を撒塩漬とした後，調味した食酢に漬け込んで作る。イワシ，ニシンな
どの小型魚は，頭，内臓を取り，腹開きして骨を除き，食塩水中に漬け込む。サバ，
ソウダガツオなど中型魚は三枚に卸し，同様に60分間漬け込む。水切りの後，食酢に
30〜60分仮漬してから，米酢，砂糖，グルタミン酸モノナトリウムの混合調味酢に漬
け込み，熟成させ，製品とする。

4．6 醤油漬

　醤油または醤油に調味料を加えて調整したものに，ホタルイカ（沖漬け）などをそ
のまま漬け込んで味付けしたもので，生の触感が得られる。寄生虫の死滅や酵素の発
酵を防ぐために冷凍することがある。

4．7 糠　　漬

　魚介類を塩漬にし，糠を添加して漬け込んだもの。青魚の糠漬は，へしこと呼ばれ，若
狭地方や越前・丹後地方の伝統的な料理である。糠漬することにより，魚肉中のたん

ぱく質が分解され，遊離アミノ酸が生成し，うま味が上昇し，また糠の微生物により特有の風味が賦与される。

5. 海藻加工品

海藻（seaweed）は色により緑藻（アオノリ，ノリつくだ煮とするヒトエグサなど），褐藻（コンブ，ワカメ，ヒジキなど），紅藻（アサクサノリを含むアマノリ，テングサなど）に大別される。主な製品としては，ノリ製品，コンブ製品，ワカメ製品などがある。その他に褐藻類からはアルギン酸ナトリウム，紅藻類からはカラギーナンが作られ，常温では粘稠な溶液やゼリー状になるためアイスクリーム，ジャム，ゼリー，トマトケチャップなどの安定剤，乳化剤，糊料として使われている。

（1）寒　　　天（agar-agar）

特にテングサを主原料とし，これにエゴノリ，オゴノリなどの寒天質を含む海藻を混ぜて煮て，熱水可溶性成分を抽出し，冷却，風乾を繰り返してゲル化させたものが心太である。さらに心太を凍結，融解，乾燥させたものが寒天である。製法によって自然乾燥法（天然寒天）と人工凍結法（工業寒天）に分けられる。天然寒天は天然の寒気を利用し凍結乾燥させて作ったもので，角寒天と細寒天がある。工業寒天は凝固したゲル（心太）を加圧脱水法か冷凍法で処理して作った鱗片状，粉末状のものが主な製品である。

（2）ノリ製品

アサクサノリ（アマノリの俗称）を刻み，淡水を満たした容器に入れ，よくかきまぜ，漉升ですくい，これを簀に流して漉し，天日乾燥した干しのりがある。さらに干しのりを焼いて焼きのりにしたり，砂糖，みりん，醤油などの調味料を塗布して，機械乾燥した味付けのりがある。原藻のアマノリ類はほとんど養殖されたもので，市販されているのり加工品の大部分は焼きのりである。

（3）コンブ製品

マコンブ，ナガコンブ，リシリコンブなどの素乾品で黒みを帯び，光沢があるものが良品とされる。マコンブは料理用として，リシリコンブはだし汁用に使われる。コンブは乾燥すると表面に白い粉が現れる。その粉の成分は糖アルコールのマンニトールであり，甘味を有する。コンブのうま味成分はグルタミン酸である。

（4）ワカメ製品

ワカメ製品は，製造法により生ワカメと乾燥ワカメに分けられる。生ワカメには採取したワカメを水洗いし，多量の塩を加えた塩蔵ワカメなどがある。乾燥ワカメには、ワカメをそのままか，軽く水洗いして乾燥させた素干しワカメ，表面上の塩分を取り除くために真水でよく洗浄し，その後，乾燥させた塩抜きワカメ，シダ類やススキ類などの灰をまぶした後，天日干し乾燥させた灰干しワカメ（鳴門わかめ）などがある。

またワカメの茎の下にあるヒダ状の胞子葉のことをメカブといい，生メカブや乾燥メカブとして利用されている。

第 12 章

発酵食品（微生物利用植物発酵食品）

1. アルコール飲料

1.1 製造法による分類

　アルコール飲料（alcoholic beverages）は酵母のアルコール発酵を利用した飲料である。日本の酒税法ではアルコール分を 1 ％以上含む飲料をいう。酒類には多くの種類があるが，製造方法で分類すると表12-1のようになる。醸造酒は，発酵糖質の酵母への供給形態によって 3 種類に分類できる。ワインのように，酵母が資化できる糖質が原料中に豊富にあるものを単発酵，ビールのように，多糖類（デンプン）を麦芽の酵素（マルターゼ）で分解し，酵母が資化可能な糖質を作る糖化工程を経てアルコール発酵を行うものを単行複発酵という。清酒（日本酒）は，麹菌と酵母を共存させることにより，糖化とアルコール発酵を同時に行うため，並行複発酵とよばれている。ワイン，ビール，日本酒を例にした糖化とアルコール発酵の関係を図12-1に示した。

　醸造酒を蒸留することによってアルコール濃度を高めたものを蒸留酒という。蒸留酒には比較的短期間で使用するものと，10年以上熟成するものがある。混成酒は醸造酒，蒸留酒，醸造用アルコールに有機酸，香料，色素，甘味料などを混合し調製したものである。

　食品表示法において，アルコール飲料（酒類）もこの法律に則った表示が必要となった。ただし，酒類の場合，「保存の方法」，「消費期限または賞味期限」，「栄養成分（タンパク質，脂質，炭水化物，食塩相当量）の量および熱量」，「原材料名，原産国名，アレルゲン」の表示は省略することができる。

表12-1　製造法による酒類の分類

分類（製造法）			例	アルコール濃度* （容量%）
醸造酒	単発酵法		ブドウ酒，リンゴ酒など果実発酵酒	10.7～11.6
	複発酵法	単行複発酵法	ビール	4.6～7.6
		並行複発酵法	清酒，黄酒（紹興酒）	15.1～17.8
蒸留酒			ウイスキー，ブランデー，焼酎，ウオッカ，ジン	25.0～53.0
混成酒			リキュール，みりん，梅酒，薬酒	7.4～40.4

＊　日本食品標準成分表2020年版（八訂）による。

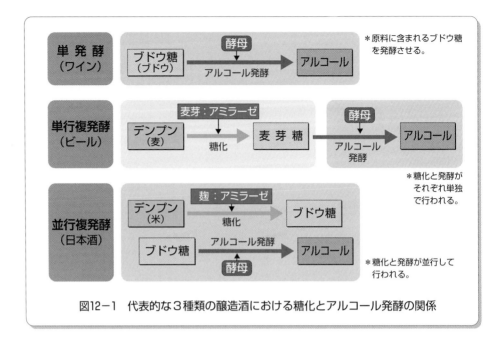

図12−1　代表的な３種類の醸造酒における糖化とアルコール発酵の関係

1.2　醸　造　酒（fermented alcoholic beverage）

（1）ワ　イ　ン（wine）

　ブドウ糖（グルコース）や果糖（フルクトース），ショ糖（スクロース）などの酵母が発酵できる糖類が含まれるブドウを原料とする醸造酒をワインまたはブドウ酒という。アルコール分が7〜14%に達する代表的な果実酒である。ワインの種類は豊富で，さまざまな分類方法がある。

1）ワイン（スティルワイン）

　非発泡性ワインをスティルワインともいう。色調で赤ワイン，白ワイン，ロゼワインに分類する。EUでは二酸化炭素1%未満の微発泡性ワインも含まれる。

　赤ワインは，赤ブドウや黒ブドウを使用し，果皮や種子も一緒にして搾汁するため，赤色の主要成分であるアントシアニンや渋味の主成分であるタンニンといったポリフェノール類が含まれる。白ワインは緑黄色系のブドウを主に使い，果皮や種子を除去した果汁を使用することが多い。ロゼワインは，赤ワインと同様に仕込んだ後，発酵の途中で果皮や種子由来の沈殿物を取り除く方法や，赤ワイン用のブドウの果汁のみを発酵する方法によって作る。一部の例外を除いて醸造した赤ワインと白ワインを混合して作っているのではない。

　赤ワインの製造工程の概略を図12−2に示す。果梗（かこう）は香味を悪くするので除くが，果皮や種子は果肉や果汁と一緒にして発酵する。果汁（マスト）の糖分は約22%あればよいが，少なければ一定のルールのもとで補糖する場合がある。発酵時に，野生酵母や酢酸菌などの有害菌の汚染防止と酸化防止のために亜硫酸（食品添加物使用基準では総亜硫酸に換算して350ppm未満）を加える。続いて*Saccharomyces cerevisiae* の培養

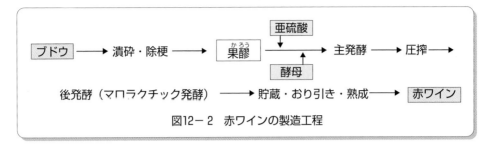

図12-2　赤ワインの製造工程

液（酒母）を接種すると通常24～48時間でCO_2による発泡が起こり，20～30℃，約5日～数週間ほど主発酵を行う。この間に色素やポリフェノールが溶出して赤ワイン特有の色沢と渋味がつく。主発酵後，圧搾して固形物を除き，残存糖分が0.2%（W/V）以下になるまで発酵を続ける。その後，乳酸菌（*Oenococcus* 属）によるマロラクチック発酵を行う。二価酸のリンゴ酸が一価酸の乳酸に変換されるため，酸味がまろやかになり，同時に乳酸菌が独特の風味を生成するワインの風味形成に重要な発酵である。その後，ときどきおり引きしながら樽の中で1～3年熟成（13～15℃）させると特有の熟成香で香味が改善される。樽貯蔵後はろ過し，びん詰めして貯蔵する。

2）その他のワイン

① **スパークリングワイン**　糖が残った状態で耐圧性のびんに詰め，びん内で二酸化炭素を発生させるタイプと，タンク内で二酸化炭素を発生させ二酸化炭素を逃がさないように充塡するもの，スティルワインに二酸化炭素を吹き込みながら充塡するものがある。びん内で二次発酵する場合には，補糖する場合もある。フランスのシャンパーニュ地方産の発泡ワインのみを「シャンパン」という。

② **フォーティファイドワイン**　アルコール強化ワインで，アルコール分16～18%の甘味ワインである。赤ワインと同様に仕込み，残糖が約10%になったところでブランデーを加えて発酵を止め，圧搾して2～8年貯蔵・熟成させる。ポルトガル原産の「ポートワイン」やスペインの「シェリー」がこのタイプのワインである。

3）その他の果実酒

果汁を発酵して作る果実酒としてリンゴから作る発泡酒である「シードル」がある。果実を蒸留酒に漬け込んだものは混成酒（リキュール）に分類されるが，これを果実酒ということもある。

（2）ビ　ー　ル

ビール（beer）は大麦胚乳内のα-アミラーゼおよびβ-アミラーゼによりデンプンを麦芽糖（マルトース）やブドウ糖に糖化し，これにホップの浸出液と酵母を加えてアルコール発酵する単行複発酵法による醸造酒である。アルコール分は4～6%で比較的低い。日本の公正競争規約で決められているビールの種類別表示を表12-2に示す。

ビールは酵母の発酵形式によって，発酵時に酵母が凝集し発酵タンクの下面に沈殿する下面発酵タイプと，発酵タンクに浮き上がる上面発酵タイプに分けることができる。下面発酵タイプのビールをラガービールとよび，10℃前後の低温で，長期間発酵

表12-2　ビールの表示に関する公正競争規約および施行規則

ラ ガ ー ビ ー ル	貯蔵工程で熟成したビールのみで使用
生 ビ ー ル （ドラフトビール）	熱による処理（パストリゼーション）をしないビールのみで使用 容器や包装に表示する場合は「熱処理していない（非加熱）」の併記が必要
黒 ビ ー ル （ブラックビール）	濃色の麦芽を原料の一部に使用した色の濃いビールのみで使用
ス タ ウ ト	濃色の麦芽を原料の一部に使用し，色が濃く香味が特に強いビールのみで使用

注）各用語はビールの分類ではなく，表示する際の必要条件である。

する。麦芽の焙煎が弱めの淡色系の下面発酵ビールであるピルスナービールが日本を含め世界では主流である。上面発酵ビールは**エールビール**とよばれ，15〜20℃の常温で短時間発酵を行う。

日本では，酒税法上の「ビール」ではなく，「発泡酒」，「その他の醸造酒」，「リキュール」に分類されるビール様飲料が相次いで発売された。これは，ビールと他の種類の酒税が異なるため，原料や製法を工夫することで製品の小売価格を下げることができるためである。これらのビール系飲料の税率は2026年に統一される。

1）原　　料
麦芽：発芽時の酵素力が強く，成分的にはデンプン量が多く適度なタンパク質を含む二条種大麦を主に用いる。大麦に大量の水を加え発芽させる工程を**製麦**という。海外産ビールの多様性は，麦芽に小麦やライ麦など大麦以外を使うことや，焙煎強度を変えてアミノカルボニル反応生成物量を変えることによって生まれる。

ホップ：ビールの苦味や爽快な香りを生む。除タンパク作用もあるため，ビールの泡持ちが良くなる。ホップの雌花にあるルプリンという粒にはフムロンが含まれ，発酵中にイソフムロンへ変換され苦味の主成分となる。ホップには，抗菌作用もあり酵母以外の微生物を抑制する。

酵母：上面発酵ビールは*Saccharomyces cerevisiae*，下面発酵ビールは*S. cerevisiae*と*S. bayanus*との自然交雑体である*S. pastorianus*であり，両者は近縁ではあるが異なる種である。

水：淡色系下面発酵ビールには軟水が適しており，上面発酵ビールには硬水が適している。

糖質副原料：日本では米，コーングリッツ，コーンスターチなどが成分のバランスや味の調整のために用いられることがある。

2）製　造　法
日本で一般的な淡色下面発酵ビールの製造工程の概略を図12-3に示す。

① **製　麦**　　麦芽を調製する工程である。収穫後6〜8週間の大麦を水に浸漬し発芽させる。幼芽の長さが粒長の1/2〜2/3になった（短麦芽）ところで焙燥，除根し乾燥麦芽にする。乾燥温度は色の濃淡に影響する。

② **仕込み**　　麦芽と副原料から麦汁を調製する工程である。乾燥麦芽を粉砕し約

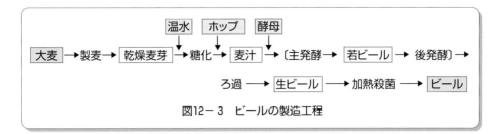

図12-3　ビールの製造工程

50℃の湯に入れ，副原料を加えながら，デンプンを糊化する。さらに，温度を上げデンプンを麦芽由来の酵素（アミラーゼ）で糖化する。糖化後，ろ過によって固形物を除去し，ホップを加え，1～2時間煮沸し，酵素を失活させる。フムロンがイソフムロンに異性化するのはこの工程である。

③　発　酵　麦汁を冷却（10℃前後）し，酵母を加えて10～12日間主発酵を行い，エタノールを生成する。この段階の発酵物を若ビールというが，ジアセチル，アセトアルデヒド，硫化水素などの未熟臭物質を含んでいる。その後，若ビールを貯酒タンクに移し，0℃前後で1～3か月間後発酵して，未熟臭物質を分解したり，後発酵で生成する二酸化炭素で放散させたりすると同時に高級アルコール，有機酸，エステルなどを生成させ，ビールの香味を円熟させる。後発酵は密閉タンクで行い，タンク内のガス圧を調整することでビールに最適な二酸化炭素濃度になるように制御する。

　長期間変質しないようにプレート熱交換機で低温殺菌して，びん詰めしたものが加熱処理ビールである。また，ろ過後さらに珪藻土ろ過，ミクロ精密ろ過（MF，p. 47参照）で酵母を除去し，無菌充填をしたものが生ビールである。

（3）清酒（日本酒）

　清酒は日本独特の酒で，米のデンプンを麹菌のアミラーゼで糖化しながら同時に酵母でアルコール発酵を行う並行複発酵法で醸造する。酒税法上はアルコール濃度22％未満のものと定義されているが，並行複発酵であるため，蒸留せずにアルコール分が22％以上のものを製造することは可能である。米，米麹，水，醸造用アルコール以外の副原料の使用が認められている普通酒（醸造酒やアルコール添加酒）と，表12-3に示したような原料や製造法に基準が設けられている特定名称酒がある。清酒に類似したアルコール飲料として第二次世界大戦後の食糧難時代に開発され現在でも消費されているものに合成清酒がある。合成清酒は醸造用アルコールに糖類，アミノ酸，有機酸などの許可された副原料を添加して味を調えたものである。酒税法上は使用可能な副原料とアルコール分（16％未満），エキス分（5％未満）が規定されている。本項では，酒税法上，清酒に分類されるものについて記載する。

1）原　　料

　米：醸造用玄米または酒造好適米とよばれ，産地品種が指定されたジャポニカ種（短粒種）の粳米を用いる。タンパク質，脂肪の含量が多い原料は清酒の風味を損なうので精白歩合75％以下のものを用いる。表12-3に示すように清酒の特定名称ごとに

表12-3　特定名称酒の種類

特定名称	使用原料	精米歩合	麹米使用割合	香味等の要件
吟 醸 酒	米，米麹，醸造アルコール，水	60%以下	15%以上	吟醸造り，固有の香味，色沢が良好
大 吟 醸 酒	米，米麹，醸造アルコール，水	50%以下	15%以上	吟醸造り，固有の香味，色沢が特に良好
純 米 酒	米，米麹，水	-	15%以上	香味，色沢が良好
純 米 吟 醸 酒	米，米麹，水	60%以下	15%以上	吟醸造り，固有の香味，色沢が良好
純米大吟醸酒	米，米麹，水	50%以下	15%以上	吟醸造り，固有の香味，色沢が特に良好
特 別 純 米 酒	米，米麹，水	60%以下または特別な製造方法（要説明表示）	15%以上	香味，色沢が特に良好
本 醸 造 酒	米，米麹，醸造アルコール，水	70%以下	15%以上	香味，色沢が良好
特別本醸造酒	米，米麹，醸造アルコール，水	60%以下または特別な製造方法（要説明表示）	15%以上	香味，色沢が特に良好

表示義務項目：①原材料名と精米歩合，②製造時期，③保存や飲用上の注意事項，④原産国名（外国産清酒混合割合），⑤その他（製造者名と場所，容量，種類別，アルコール濃度）
出典）国税庁告示：「清酒の製法品質表示基準」（2006年改正）

精米歩合が決められており，表示の義務がある。

　水：水道水の水質基準に加え，酒の着色に関係する鉄，マグネシウムがそれぞれ0.02ppm以下など，より厳しい品質基準をクリアした水が用いられる。また，必要に応じて発酵に有効なリン，カリウムなどを食品添加物発酵助剤として加えることも行われる。

　種麹：玄米に近い粗白米を蒸煮し，木灰を混ぜて2，3種の麹菌（*Aspergillus oryzae*）を繁殖させ，十分胞子を着生させた後，乾燥したもので，蒸米から麹を作るときに用いる。醸造の世界では，種麹を「もやし」とよんでいる。

　酵母：*Saccharomyces cerevisiae*で，日本醸造協会の協会酵母が利用される。また，高泡を形成しない泡なし酵母も仕込み槽の効率化のために使用される。

2）製　造　法

　清酒の製造工程の概略を図12-4に示す。

① 製　麹　　蒸米に種麹を散布し，2日ほどかけて蒸米の表面に麹菌が繁殖した麹を作ることを製麹（せいきく）という。麹菌に含まれる50種類以上の酵素の活性化が本工程の主目的である。このうち，α-アミラーゼ，グルコアミラーゼといった菌体外酵素はデンプンの糖化に不可欠な酵素である。製麹法には，在来法（蓋麹法（ふたこうじほう））と，これを改良し

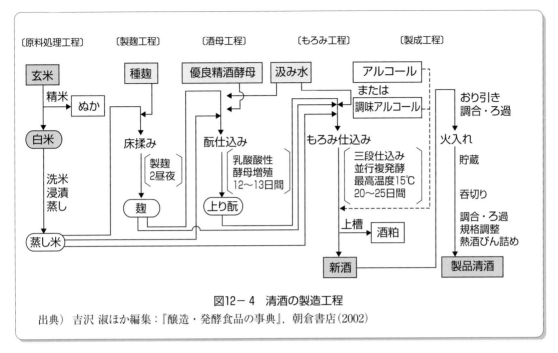

図12-4　清酒の製造工程

出典）吉沢 淑ほか編集：『醸造・発酵食品の事典』，朝倉書店（2002）

た床麹法，箱麹法がある。撹拌と品温調整を自動化した機械製麹法もある。いずれの方法でも，温度，湿度，通気（酸素の供給と二酸化炭素の排除）を適正に管理することが重要である。

② 酒母　　酒母は「酛」ともよばれ，醪を発酵させるための，清酒酵母液（スターター）で，清酒製造で最も重要な工程の一つである。酒母は開放系で作られるので，自然発生する乳酸菌によって酒母を酸性に保ち汚染菌の増殖を抑制する操作が行われる。雑菌の増殖を抑制する方法によって酒母の作り方は大きく2つに分けられる。乳酸菌の作用だけで雑菌の増殖を防止する伝統製法の生酛法と食品添加物として乳酸を添加する速醸法である。速醸法は，乳酸を添加し酒母のpHを下げるため，開放系でも確実に，生酛法より短時間に酒母を作ることができる利点がある。生酛法のうち，山廃仕込みというのは，蒸米と麹を撹拌し，酵素の抽出と糖化を促進する山卸という工程を省略した「山卸廃止酛」（山廃酛）を使用した醸造法のことである。

　山廃酛における微生物叢の変化を図12-5に示した。酒母の培養初期に硝酸還元菌が増殖し酒母内を還元状態にする。還元状態を好む乳酸菌が次に増殖し，酒母のpHを低下させ汚染菌の増殖を抑制する。最終段階で，耐酸性のある酵母が優先菌叢となるという微生物叢の変化がある。伝統的な製法では，これらの微生物叢の変化を経験的に制御していたのである。

③ 醪（主発酵）　　酒母に麹，蒸し米，水を一定の割合で仕込んだものを，醪という。この中で糖化とアルコール発酵が同時に進行する並行複発酵が起こっている。10～17℃，20～30日かけてアルコールと同時に清酒独特の風味を作っていく。麹，水および蒸米は，酒母中の酵母菌数，乳酸量およびアルコール量を急激に下げないように，

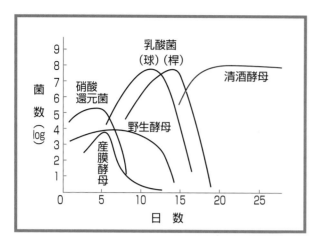

図12－5　山廃酛における微生物相の推移

出典）吉沢 淑ほか編集：『醸造・発酵食品の事典』，朝倉書店（2002）

普通，3回に分けて1：2：4（初添：仲：留）の重量比で順次増量しながら仕込んでいく（三段仕込み）。並行複発酵を三段仕込みで行う清酒独特の製造法によって，最終的なアルコール濃度は醸造酒では高い20％程度にすることが可能である。

④　**上槽・おり引き**　発酵の終わった醪を，酒粕と清酒に分けることを上槽という。酒袋（化学繊維製）に入れて圧搾するか連続式圧搾機を使用する。酒粕は普通酒で20～25％，純米酒や吟醸酒で30～35％である。上槽直後の清酒は米粒の破片や酵母等で乳白色に濁っている。これらの沈殿物を静置して「おり」として除くことをおり引きという。おり引き後さらに清澄にするために活性炭などを利用してろ過する。

⑤　**火入れ**　生酒を60～65℃，10分間加熱殺菌することを火入れといい，火落ち菌の殺菌と同時に残存酵素を失活させる。火入れ後に新酒としてすぐに出荷する場合もあるが，通常は春に製造した清酒を熟成し，秋に出荷する。最近は，火入れをしない生酒や生貯蔵酒も製造されている。

1．3　蒸　留　酒（distilled alcoholic beverage；spirits）

　醸造酒を蒸留しアルコール濃度を高めたものが蒸留酒である。蒸留後に，さまざまな方法で熟成するものもある。

（1）ウイスキー

　ウイスキー（whisky）は大麦，トウモロコシ，ライ麦等の穀類が原料で，これらのデンプンを麦芽の酵素で糖化した後，酵母（*Saccharomyces cerevisiae*）によるアルコール発酵後，蒸留，熟成した蒸留酒である。原料の穀類に大麦麦芽だけを用いたウイスキーをモルトウイスキー（malt whisky），大麦麦芽と穀類を用いたものをグレインウイスキー（grain whisky）という。

　製造法は，乾燥麦芽を作る際に泥炭（ピート；peat）の特有の煙香を付けることを除けば途中まではビールによく似ている。モルトウイスキーは発酵終了後（アルコール分約7％），単式蒸留器（pot still）で蒸留する。グレインウイスキーは，連続式蒸留器（continuous stillまたはcolumn still）を用いるため，モルトウイスキーに比べると雑味が少ないマイルドな風味になる。バッチ式の単式蒸留機と連続式蒸留機の模式図を図12－6に示した。

　蒸留したての無色透明なウイスキーは，所定のアルコール濃度（54.5～67％）にし

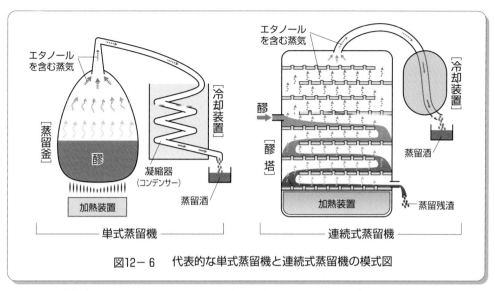

図12-6　代表的な単式蒸留機と連続式蒸留機の模式図

てから樽（伝統的にはオーク材を用いる）に詰めて，通常は３年間以上熟成する。熟成期間中に着色し，酸，エステル，タンニン等の増加や，樽材から溶出されるフェノール物質の酸化分解物と原酒中の成分との化学変化等が起こりウイスキー本来の香味が生まれる。熟成したウイスキーは，そのまま（シングルモルト・ウイスキー）か，原料，熟成期間，製造所などの異なるものを調合する（ブレンデッド・ウイスキー）。

（2）焼　酎

　焼酎は原料の穀類，雑穀，イモ類，黒糖などのアルコール発酵液から作る日本の蒸留酒であり，アルコール分は25～45％である。焼酎は表12-4のように大別される。連続式蒸留焼酎と単式蒸留焼酎を混合したものが，混和焼酎である。

　焼酎の製造方法の多くは並行複発酵で醸造したものを蒸留するが，焼酎は，①高温（33～35℃），②低pH（クエン酸），③高アルコール濃度（15～20％）という条件下で醪を製造するため，麹菌は*Aspergillus oryzae* 以外にクエン酸産生能の高い*A. luchuensis*, *A. kawachii* 等が用いられる。

（3）その他の蒸留酒

　ブドウから作る蒸留酒であるブランデー，サトウキビや廃糖蜜から作るラム，各種の穀物から作るジン，ウオッカ，ジェネヴァ，白酒，リンゴから作るカルバドスなど

表12-4　焼酎の分類

品　目	定　義
連続式蒸留焼酎 （焼酎甲類）	アルコール含有物を連続式蒸留機で蒸留したものでアルコール分36度未満のもの
単式蒸留焼酎 （焼酎乙類）	アルコール含有物を連続式蒸留機以外の蒸留機で蒸留したものでアルコール分45度以下のもの ・本格焼酎：穀類，いも類，清酒粕，砂糖とその麹を原料とするもの ・泡盛：黒麹菌を用いた米麹を原料とするもの

世界には数々の蒸留酒（スピリッツ）がある。

1．4　混 成 酒（mixed liquor）

酒税法上は，合成清酒，みりん，甘味果実酒，リキュール，雑酒が含まれる。

（1）リキュール（liquor）

醸造酒，蒸留酒およびその他のアルコール飲料に，糖や柑橘類，ニガヨモギ，ハッカ，その他香料植物の香味，色素などを加えた混成酒で，酒税法上はエキス分が2度以上のものと定義されている。

（2）本みりん

焼酎に米麹と蒸煮したもち米を混合し，50〜65日後上槽し，約1か月熟成させ，アルコール分13〜22%とした酒で，主に調味料とする。本みりんは酒税法上アルコール飲料であるが，本みりんのコピー食品であるみりん風調味料は，アルコール含量が1%未満で，日本食品標準成分表2020年版（八訂）では「調味料及び香辛料類」に収載されている。現在ではほとんど飲まれないが，本みりんに，焼酎や醸造用アルコールを加えてアルコール濃度を22%以上に高めたアルコール飲料を「本直し」という。

2．発酵調味料

2.1　味　　噌

味噌は，米，麦，大豆が主要な原料となる調味料であり，普通味噌と加工味噌に大別される。普通味噌は，食塩含量が5〜14%であり，蒸煮大豆に麹と食塩を加えて発酵，熟成させたもので，麹の種類によって米味噌（米麹），麦味噌（麦麹），豆味噌（豆麹）に分けられる。また，麹の割合や食塩の量によって辛味噌や甘味噌，醸造期間の違いによって赤味噌や白味噌などに分けられ，地域特有の味噌が多数存在する（表12−5）。味噌の製造には複数の微生物が関与しており，麹菌がアミラーゼやプロテアーゼを生産し，原料のデンプンやタンパク質を加水分解して，糖質やアミノ酸を生成する。また，酵母は香気成分を，乳酸菌は乳酸を生成することで，味噌の風味を形成している（表12−6）。なお，味噌のJAS規格が2022年3月新たに制定された。

一方，加工味噌には，なめ味噌（おかず味噌），調味味噌，乾燥味噌などがある。代表的ななめ味噌として金山寺味噌がある。

（1）米　味　噌

米味噌の製造工程の概略を図12−7に示す。

1）製麹（味噌麹）

蒸米に種麹（こうじかび）の胞子を植え付け，原料の温度を30℃付近に保ち，アミラーゼとプロテアーゼの活性が高くなるように温度管理を行い，約3日間かけて米麹をつくる。この工程により，原料中のデンプンが糖化するとともに，タンパク質が分

表12－5　普通味噌の分類

種　類	塩分(%)	麹歩合(%)	味	色	醸造期間	主な銘柄
米味噌	5～7	20～30	甘味噌	白	5～20日	西京味噌（京都）
	5～7	12～20		赤	5～20日	江戸味噌（東京）
	7～11	8～15	甘口味噌	淡色	20日～3か月	相白味噌（静岡）
	10～12	10～20		赤	20日～3か月	御膳味噌（徳島）
	11～13	5～12	辛口味噌	淡色	2～6か月	信州味噌（長野）
	12～14	5～12		赤	3～12か月	仙台味噌（宮城）
麦味噌	9～11	15～30	甘口味噌	淡色	1～3か月	九州，四国，中国
	11～13	8～15	辛口味噌	赤	3～12か月	埼玉，四国，九州
豆味噌	10～12	100	辛口味噌	赤褐色	5～20か月	八丁味噌（愛知）

表12－6　味噌の発酵・熟成中に生じる成分変化と風味，色の生成

原料の成分	関与する微生物	生成物質	風味，色
炭水化物	麹菌	単糖，オリゴ糖	甘味
タンパク質	麹菌	ペプチド，アミノ酸	うま味
炭水化物 タンパク質	乳酸菌	有機酸	酸味
炭水化物 タンパク質 脂質	麹菌，酵母	エステル	芳香
炭水化物 脂質	麹菌，酵母	グリセリン	丸味
炭水化物 タンパク質	なし	フルフラール，メラノイジンなど（アミノカルボニル反応）	芳香 / 褐色

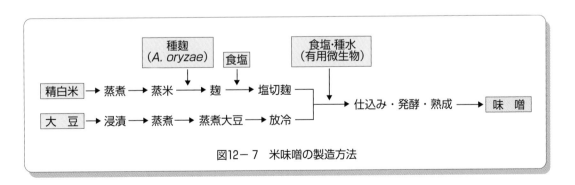

図12－7　米味噌の製造方法

解されてうま味が生成される。

できあがった麹（出麹）は，こうじかびの発生する熱で酵素の活性を失わないように総食塩量の約1/3を添加し，塩切麹として発熱を抑えるか，もしくは送風により麹を冷却する。

2）仕　込　み

つぶした蒸煮大豆，塩切麹，食塩，耐塩性の酵母（*Zygosaccharomyces rouxii*）および乳酸菌（*Tetragenococcus halophilus*）を含んだ種水を加えて仕込む。仕込み後は，抱き込んだ空気を抜く。

3）発酵・熟成

発酵温度は約30℃に管理し発酵・熟成する。この間，酵母の増殖を促進させるためにタンクを移しかえる切返しを1～2回行い，醪を好気的にする。熟成期間中，麹の種々の酵素作用や酵母と乳酸菌による発酵作用により味噌の複雑な風味が醸し出される。

（2）麦　味　噌

米味噌と同様の製造方法で作られるが，麦味噌には大麦または裸麦を用いた麦麹が使用される。麦は米と比べてグルタミン酸が多いので，米味噌に比べてうま味が強い。

（3）豆　味　噌

豆味噌は味噌の原型とされるもので，米，麦を使用せず大豆のみを原料にする。大豆を蒸煮し，2～5cmの味噌種玉の状態で麹を散布して製麹（せいきく）する。この豆麹に食塩と有用微生物を含んだ種水を混合して仕込む。味噌玉にすることで内部に乳酸菌が増殖し，pHを下げ枯草菌の増殖を抑制することができる。

熟成期間は他の味噌に比べて長く，大豆タンパク質からアミノ酸やペプチドが多く生成され，濃厚なうま味を呈する。

（4）金山寺味噌（なめ味噌）

原料に大豆，小麦または裸麦，食塩および塩漬野菜を用いるのが特徴である。大豆と穀類を蒸煮して一緒に麹をつくり，他の原料とともに仕込んだ後，重石をして6か月以上発酵させる。

（5）調味味噌（だし入り味噌）

味噌汁用にだし調味料を添加した調味味噌も味噌に含まれる。食品表示基準においては，だし入り味噌の場合，「米味噌（だし入り）」のように表示する。

2.2　醤　　油

醤油（しょうゆ）（soy sauce）は，大豆と小麦を原料にして麹を製造し，高塩分濃度で発酵・熟成させた独特の風味をもつ液体調味料である。

味噌と原料および製造法は似ているが，原料のすべてを麹にすること，また熟成後に固液分離する点が味噌とは異なっている。近年，海外で生産・販売されるなど，世界的な調味料となっている。

　用いる原料などの違いによりJASにおいて，こいくち（濃口）醤油，うすくち（淡口）醤油，たまり（溜）醤油、白醤油，再仕込み醤油に大別される（表12－7）。また製造方法の違いにより，微生物の力のみで原料の分解を行う本醸造方式，タンパク質分解液やアミノ酸液を添加することによって製造時間を短縮できる混合醸造方式および混合方式の3種に大別されている。現在，全体の約8割は本醸造方式により製造されている。

　醤油の発酵では，麹菌由来のプロテアーゼやペプチダーゼ，グルタミナーゼの作用で大豆や小麦のタンパク質がグルタミン酸などの各種アミノ酸に分解される。主に小麦由来のデンプンは麹菌のアミラーゼにより糖化され，生じたブドウ糖はエタノールに変換されたり，アミノカルボニル反応を経て醤油独特の風味成分に変わる。醤油中の全窒素分は，各醤油のもつうま味の指標とされている。

表12－7　主な本醸造醤油の種類

種　類	原　料	主産地
こいくち醤油	大豆，およびほぼ等量の小麦	全国
うすくち醤油	大豆，およびほぼ等量の小麦に，米などの穀類や小麦グルテンを加えることがある	ほぼ全国
たまり醤油	大豆のみ，または大豆に少量の麦	愛知，三重，岐阜
白醤油	少量の大豆に麦	愛知，九州
再仕込み醤油	こいくち醤油の麹に生揚げ醤油を仕込む	中国，九州地方

（1）本醸造方式醤油
1）こいくち醤油
　こいくち醤油の製造工程の概略を図12－8に示す。

① **製　麹**　蒸煮した脱脂大豆（または丸大豆）と割砕小麦をほぼ同容量混合し，種麹を散布（0.1～0.3%）して全原料を製麹する。種麹は，砕米，小麦，ふすまなどに，プロテアーゼやグルタミナーゼの強い *A. oryzae*，あるいは *A. sojae* を着生させたものを用いる。発酵前半の品温は約35℃，後半は約25℃に下げて約3日間で出麹（でこうじ）とする。発酵熱の制御のため，近年，強制通風式製麹装置が用いられている。

② **仕込み**　麹ができ上がったら直ちに冷却した食塩水と混合して醪（もろみ）をつくる（最終食塩濃度17～18%）。この醪に耐塩性酵母（*Zygosaccharomyces rouxii*, *Candida versatilis*, *C. etchellsii* など）や耐塩性乳酸菌（*Tetragenococcus halophilus*）が加えられ，混合される。

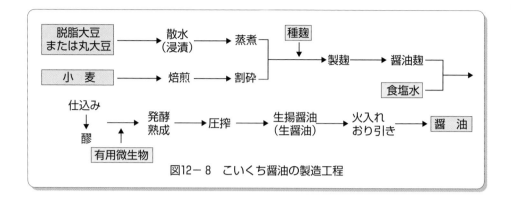

図12-8　こいくち醤油の製造工程

③　**発酵・熟成**　　初期の醪の品温は約15℃に保ち，その後除々に25℃まで上げていく。発酵熟成期間は約6〜8か月ほどである。この間に微生物の発酵作用と麹の酵素類がともにゆっくりと独特の味覚と香味を醸し出す。発酵中，*Z. rouxii* からはエタノールやこいくち醤油の香気の主成分である4-ヒドロキシ-2-エチル-5-メチル-3（2H)-フラノンなどが生成される。後熟期まで活動する*C. versatilis* および*C. etchellsii* からは醤油特有の香気成分である4-エチルグァヤコールや4-エチルフェノールが生成される。その他，各種アルコール類，アルデヒド類，フェノール類などが生成される。一方，乳酸菌の作用により，乳酸などの有機酸が生成され，熟成醪のpHが下がることにより雑菌の繁殖が抑えられると同時に，より深い風味が付与される。

④　**圧搾・火入れ・おり引き**　　発酵・熟成の終了した醪はナイロン布袋に入れて積み重ね，圧搾されて液分と固形分である醤油粕とに分離される。ここで得られた醤油は生揚げ醤油と呼ばれる。得られた液分を静置して上層の油を除き，さらに数日間静置して「おり」（沈殿物）を除いたものが生醤油である。さらにこれを殺菌，酵素の失活，アミノカルボニル反応による香りや色沢をつける目的で加熱（80〜85℃で10〜30分または110〜130℃のプレートヒーターで数秒〜数十秒）することを火入れという。この際に，酵素タンパク質などが加熱変性して「おり」として沈殿してくる成分を除いて容器に充填する。

2）うすくち醤油

兵庫県龍野地方で発達した色の淡い醤油であり，色，香りやうま味を抑えて作るため，料理の素材を活かす関西料理に用いられる。製造方法はこいくち醤油とほぼ同じであるが，醪の食塩濃度を約1割程度高めたり，甘味付けもかねて熟成時に甘酒を加えたり，火入れの温度や時間を調整して，できるだけ着色しないようにして作られる。

3）たまり醤油

大豆が主原料で，原料中に炭水化物が少なく，タンパク質由来のアミノ酸が多いため，濃厚でうま味の強い醤油ができる。豆味噌と同じように蒸煮大豆を約2cmの味噌玉にし，焙煎割砕した小麦を混ぜた種麹を散布して製麹した後，食塩水を加えて仕込み，約1年間発酵・熟成させる。熟成後，仕込み桶の下部から液分を引き抜く（生引溜）。

とろりとした黒っぽい色で甘ったるい濃厚な味を有し，特有の香気をもっている。愛知，三重，岐阜地方で主に生産され，品質の良いものは刺身用醤油や蒲焼きのたれに使われる。また一般品は米菓用，めん類用，つくだ煮用などに使用される。

4）白醤油

うすくち醤油の一種で，色がさらにうすく，味が淡泊な割には独特の麹香に富んだもので，主に愛知や千葉で生産される。小麦が主原料であるため，全窒素分はこいくち醤油の約半分と低く，還元糖量が多く甘味が強い。アルコール発酵をさせないように作られ，着色を防ぐため，火入れはされない。料理の素材を活かす調理専用の醤油として，鍋物，汁物，茶碗蒸し，めん類のつゆなどに使用される。

5）再仕込み醤油

濃厚で粘稠性のある醤油で，山口県柳井市で開発され中国・山陰地方から九州地方で作られている。仕込み時に食塩水の代わりに火入れしていない生揚げ醤油を用いて熟成させたもので，窒素分，エキス分と糖分が高い。刺身やすし用醤油となる。

6）減塩醤油

生活習慣病の予防および食事療法の点から減塩醤油の製造が増えてきている。低食塩濃度で仕込み，発酵を制御するタイプと，製造した醤油をイオン交換樹脂や電気透析法でナトリウム塩を除去するタイプがある。栄養成分表示基準における強調表示でナトリウムが少ないことを示す「減塩」を表示するには醤油100 g当たり120 mg（食塩相当量0.3 g）以下であることが必要である。しかし，醤油の場合，一般的なこいくち醤油の食塩相当量は100 g当たり17.5 gであり，食塩相当量を0.3 g以下にすることは技術的に無理であるため，例外的に，100 g当たり9 g以下のものであれば減塩表示できる。2015年施行の食品表示法において，醤油の場合は，相対値25%ルールのコーデックス規格の例外として，低減されたナトリウム含有量の相対値の割合が20%以上ある時に「減塩」と表示できることとなった。

7）丸大豆醤油

大豆を丸ごと発酵に使って作った醤油である。従来は，すっきりとした味の醤油を安定的に作るため，脱脂大豆を原料に用いて製造することが多かった。大豆は脂質含量が高く，丸ごと使うと脂質を大量に除く必要があるが，先進の技術を組み合わせることによって，安定的に高品質な醤油を製造する技術が確立され，丸大豆醤油が広く製造されるようになった。丸大豆醤油は脂質由来のトリアシルグリセロールが分解されて生成するグリセロールの甘味と脂肪酸由来の深い風味がある。

（2）混合醸造方式

醤油の24%が混合醸造方式で作られている。生揚げ醤油または本醸造醪に，大豆などの植物性タンパク質の塩酸分解によるアミノ酸液，またはタンパク質分解酵素で処理した酵素分解調味液を加えて発酵・熟成させる。この方法により，製造期間が短縮され，原料タンパク質の利用率を向上させるが，品質の点では本醸造醤油には劣る。

（3）混合方式醤油

醤油の5％が混合方式で作られている。この方式は，本醸造方式，または混合醸造方式の生揚げ醤油にアミノ酸液，酵素分解調味液や発酵分解調味液を加え，火入れをした製品である。

2.3　コチュジャン

古くから朝鮮半島で用いられているペースト状の調味料であり，近年は我が国でも食されている。もち米麹と唐辛子が主な原料であり，地域によっては大豆や麦芽を加えて練りあわせ，発酵させて作る。

2.4　豆板醬

ソラマメ，唐辛子，大豆，米などが原料となるペースト状の調味料である。中国発祥であるが，コチュジャン同様，我が国で一般的な調味料となっており，中華料理などの調味に用いられる。

3.　食　　酢

（1）食酢の規格

食酢（vinegar）は4～5％の酢酸と種々の有機酸，糖類，アミノ酸およびエステルなどを含む酸性調味料である。食酢は醸造酢と合成酢に大別される。醸造酢は穀物や果実を用いて製造された酒を原料にして，酢酸菌により発酵して作られる。合成酢は，氷酢酸または酢酸を希釈し，砂糖や酸味料などで調味したものである。市販食酢のほとんどは醸造酢である。主な食酢のJAS法における規格を表12-8に示す。穀物酢のうち，米の使用量が40 g/L以上のものを米酢，180 g/L以上で長期間の発酵・熟成を経て製造されるものを米黒酢という。果実酢は、ブドウやリンゴ果汁の使用量が300 g/L以上であるものをブドウ酢またはリンゴ酢という。また，JASによる規定の原料重量に満たなかったものは，狭義の醸造酢（アルコール酢）という。

（2）製 造 方 法

食酢の製造には，糖→アルコール→酢酸という物質変換が生じる。米酢の製造工程の概略を図12-9に示す。酵母がアルコール発酵できるように，こうじかびによりデンプンをブドウ糖やオリゴ糖に分解する糖化工程が必要である。また，果実酢は原料そのものに含まれている糖分をそのままアルコール発酵に利用できる。その糖化物を酵母が発酵し，醪酒である酒醪ができる。この酒醪にアルコール分4～6％になるように水を加えた後，酸度約5％の種酢を添加する。種酢は酢酸菌を多量に培養したスターターのことであり，酢酸菌は *Acetobacter aceti* や *A. pasteurianus* である。優良な酢酸菌の条件として，生酸量が多いこと，生酸速度が速いこと，芳香物質を生成すること，さらに生成した酢酸を分解しないことがあげられる。伝統製法では，本仕込みの

表12-8　主な食酢の規格

分 類			主原料	主原料の使用量 （1Lにつき）
醸造酢	穀物酢	穀 物 酢	穀類	40 g以上
		米 酢	米	40 g以上
		米 黒 酢	米，小麦，大麦	米180 g以上
		大麦黒酢	大麦	180 g以上
	果実酢	果 実 酢	果実の搾汁液	300 g以上
		リンゴ酢	リンゴの搾汁液	300 g以上
		ブドウ酢	ブドウの搾汁液	300 g以上
	醸造酢		アルコール，その他	
合成酢			氷酢酸，その他	

発酵の終了した良質な醪の一部を種酢として用いる。食酢の主な製造法には表面発酵法と深部発酵法がある。

1）表面発酵法（静置発酵法）

酸化発酵であるため，昔ながらの製法では仕込み液の表面積が広くなるように浅い発酵槽が用いられる。アルコール分4～6％の原料に酸度約5％の種酢を混合して，産膜酵母の汚染を防ぐため，食酢や種酢で酸度を2～2.5％に調節し，仕込むと3～4日で液面に薄い菌膜が張り酸化が始まる。30℃で1～2か月間発酵し，アルコール分が0.3～0.4％になったところで発酵を終了する。その後，1日に1～2回撹拌しながら2～3か月熟成・貯蔵後，ろ過し，加熱殺菌して製品とする。表面発酵法は，どのようなタイプの食酢でも対応でき，品質の良いものが得られる。

2）深部発酵法（全面発酵法）

原料液と酢酸菌の混合物に空気を送り込み，激しく撹拌しながら発酵する方法である。2日で酸度11～15％の高酸度醸造酢を大量に製造することができる。しかし，味やコク，呈味性では表面発酵法のものに劣るため，表面発酵法で製造した食酢とブレンドしたり，調味料の副原料として使用する。

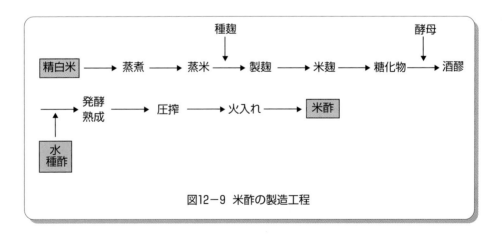

図12-9 米酢の製造工程

文　　献

●参考文献

・兒玉 徹監修，川本伸一編著：『食品と微生物』，光琳（2008）
・吉沢 淑・石川雄章・蓼沼 誠・長澤道太郎・永見健三編集：『醸造・発酵食品の事典』，朝倉書店（2002）
・国税庁：「食品表示法における酒類の表示のＱ＆Ａ（平成27年４月）」（2015）

第 13 章

調味料・嗜好食品

1. 調 味 料

　調味料（seasoning）は多数の人々の嗜好に合った味覚や風味を食品に与えて，食欲増進を図り，快適な食生活に役立つよう利用されている。甘味，酸味，うま味などを付与するものに分類され，食生活の多様化とともにますます範囲を広げている。

1.1　ソ　ー　ス

　ソース（sauce）は一般的に液体あるいは半流動体の調味料のことを指し，料理用のソース，ドレッシング，トマトケチャップ，マヨネーズやデザートのフルーツソースなど調理の味を引き立たせる混合調味料のすべてが含まれる。日本でソースといえば，ウスターソースやトンカツソースを指す場合が多い。**ウスターソース**（Worcester sauce）の名前は1854年にイギリス・ウスターシャー州ウスター市でこのソースが初めて作られたことに由来する。ウスターソースはトマト，ニンジン，タマネギ，セロリー，ニンニクなどの野菜・果実の煮出し汁にショ糖，食塩，アミノ酸液，カラメル，香辛料，食酢などを混合加熱し，熟成して製造する（図13-1）。日本農林規格（JAS規格）では3種類のソースを定義している（表13-1）。**トンカツソース**はトマトピューレーやコーンスターチなどを加えた不溶性固形分を多く含む濃厚ソースである。

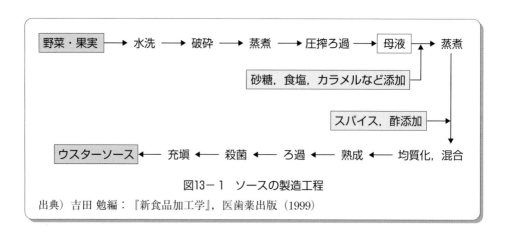

図13-1　ソースの製造工程

出典）吉田 勉編：『新食品加工学』，医歯薬出版（1999）

表13-1　JAS規格によるウスターソース類の定義

用　語	定　義
ウスターソース類	次に掲げるものであって，茶色または茶黒色をした液体調味料をいう。 1. 野菜もしくは果実の搾汁，煮出汁，ピューレーまたはこれらを濃縮したものに砂糖類，食酢，食塩および香辛料を加えて調製したもの 2. 1にでん粉，調味料等を加えて調製したもの
ウスターソース	ウスターソース類のうち，粘度が0.2 Pa・s未満のものをいう。
中 濃 ソ ー ス	ウスターソース類のうち，粘度が0.2 Pa・s以上2.0 Pa・s未満のものをいう。
濃 厚 ソ ー ス	ウスターソース類のうち，粘度が2.0 Pa・s以上のものをいう。

1. 2　うま味調味料（umami seasoning）

　うま味を示す化合物として，アミノ酸系のグルタミン酸（コンブのうま味成分）のナトリウム塩と，核酸系のイノシン酸（かつお節のうま味成分）のナトリウム塩やグアニル酸（シイタケのうま味成分）のナトリウム塩がある。

　グルタミン酸ナトリウム（monosodium glutamate）は池田菊苗により発見され（1907年），当初，小麦粉のグルテンから製造されていたが，現在ではグルタミン酸産生菌（*Corynebacterium glutamicum* など）を用いて，ブドウ糖・糖蜜（炭素源）や硫安・アンモニア・尿素（窒素源）などから発酵法によりナトリウム塩として生産されている（図13-2）。

　核酸系のうま味成分は，発酵法（*Bacillus subtilis* の変異株）と化学合成法（リン酸化）を組み合わせて製造されている。

　グルタミン酸ナトリウムは単独でもうま味を示すが，これに核酸系のうま味成分を

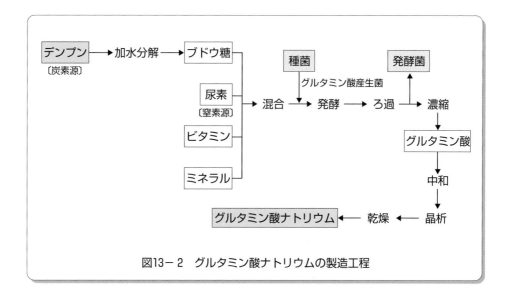

図13-2　グルタミン酸ナトリウムの製造工程

添加すると相乗効果によってさらに顕著なうま味を呈する。市販の複合うま味調味料はグルタミン酸ナトリウムを主体として，核酸系うま味成分を少量添加したものである。

1．3　天然調味料 （natural seasoning）

　消費者のグルメ志向や本物志向，そして加工食品に対する需要の増大と高級化への要望から開発されたものであり，加工食品の風味作りに不可欠なものとなっている。天然の原料からそのエキスを抽出したエキス系調味料と加水分解したアミノ酸系調味料とに分類される。

　エキス系調味料は家畜の骨，コンビーフ，水産缶詰の製造時に出る煮汁，野菜などの原材料から熱水抽出法や超臨界ガス抽出法（p.69参照）などで抽出濃縮したものである。アミノ酸系調味料はタンパク質を塩酸や酵素で加水分解するもので，脱脂大豆などの植物性タンパク質を分解したものを植物タンパク加水分解物（HVP：hydrolyzed vegetable protein），家畜の骨や魚粉，ゼラチン，カゼインなどの動物性タンパク質を分解したものを動物タンパク加水分解物（HAP：hydrolyzed animal protein）という。

　天然調味料の形態は，液体，ペースト，粉末，顆粒状などである。これらの調味料は単独では使用せず，数種類を併用したり，後述するようにうま味調味料を添加して風味調味料の原料にしている。

1．4　風味調味料 （flavoring seasoning）

　JAS規格では，「調味料（アミノ酸等）および風味原料に砂糖類，食塩等（香辛料を除く）を加え，乾燥し，粉末状，顆粒状等にしたものであって，調理の際風味原料の香りおよび味を付与するもの」と定められていて，うま味調味料にない天然の風味をもたせた調味料のことである。吸湿性が強く，酸化されて風味が損なわれないように密封包装されている。かつお節やコンブなどの天然素材を用いてだしをとるには，時間と工夫が必要とされ，また食生活の多様化とも相まって，今日ではこれらの風味調味料が便利な料理材料として広く用いられている。

2．塩

　調味料の中で最も古い歴史をもつ塩（salt）は，生体の電解質バランスや浸透圧維持など生命維持に欠かせない物質である。食用としての塩は，味付け調味用以外に，浸透・脱水・防腐などの機能を利用して食品加工に多く使用されている。食塩は塩化ナトリウム（NaCl）を主成分とする塩味物質で，多少の不純物を含む。日本では専売制度が1997年4月に廃止され，塩の製造や小売りが自由化された。それに伴い，健康面や嗜好の多様化などを背景に低ナトリウム塩や微量のカルシウムやマグネシウムなどのミネラルを含む自然塩が流通するようになった。

　食塩はすべて海を起源とし（海水の食塩濃度は約2.7%），海水から直接製造されるのはその1/3，残りは岩塩・地下かん水，塩湖の塩分を原料としている。日本では，海水からと海外から輸入した原塩（NaClが95%以上の天日塩）を溶解し精製加工して食卓塩や精製塩などを製造している。製塩法は従来の塩田製塩が1972年にはイオン交換膜電気透析法により海水を濃縮して食塩を作る方法に切り替えられた。食卓塩には防湿性を付与するため，添加物として塩基性炭酸マグネシウムが加えられている。なお，副産物のにがり成分には塩化マグネシウム，塩化カリウム，硫酸マグネシウムなどが含まれている。

3. 甘 味 料

　甘味料（sweetener）には，天然甘味料や糖アルコール，配糖体，オリゴ糖，ペプチドなどがある（表13-2）。近年，抗う蝕作用，整腸作用，低エネルギー，ノンカロリーなどの効果をもった甘味料も出回っており，なかには規格基準型の特定保健用食品や機能性表示食品の素材として使用されているものもある。ここでは，これら種々の甘味料の分類，原料，製造方法，甘味度，利用方法などについて記載する。

表13-2　甘味料の分類

甘味料	例
天然甘味料	ショ糖，ブドウ糖，果糖，麦芽糖，転化糖，キシロース，乳糖，蜂蜜，メープルシロップ
糖アルコール	ソルビトール，マンニトール，キシリトール
配糖体およびその誘導体	グリチルリチン，ステビオシド，フィロズルチン
アミノ酸，ペプチド	アスパルテーム，グリシン，D,L-アラニン
タンパク質	タウマチン，モネリン
オリゴ糖およびオリゴ糖アルコール	カップリングシュガー，フラクトオリゴ糖，マルチトール

3.1 砂　　糖

　砂糖（sugar）はショ糖（スクロース，sucrose）の工業製品の総称である。ショ糖は，α-グルコースとβ-フルクトースが1,2-結合した非還元性の二糖類であり，植物界に広く存在するが，工業的には甘蔗（サトウキビ）または甜菜（サトウダイコン）を原料として製造される。甘蔗は熱帯および亜熱帯地方で栽培され，茎に10〜20%のショ糖を含む。甜菜は温帯および寒帯地方で栽培され，根に12〜18%のショ糖を含む。このほかサトウヤシ，サトウモロコシおよびサトウカエデからも砂糖が製造される。世

界の砂糖生産は甘蔗糖が約80％を占める。わが国では，沖縄・鹿児島両県の甘蔗糖と北海道の甜菜糖がわずかに生産されているが，消費される精製糖の70％は，主として甘蔗からの粗糖を輸入し精製している。図13－3に砂糖の製造工程を示す。

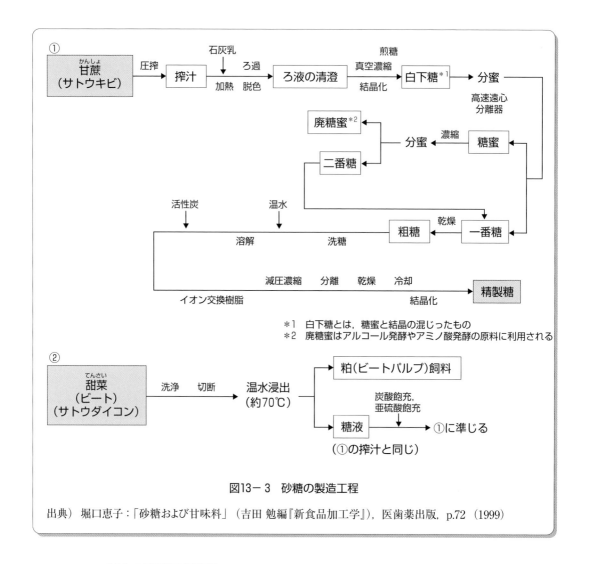

図13－3　砂糖の製造工程

出典）堀口恵子：「砂糖および甘味料」（吉田　勉編『新食品加工学』），医歯薬出版，p.72（1999）

（1）甘蔗糖の製造法

　　原料糖（粗糖）の製造は，甘蔗を砕断機で細片とし，圧搾機にかけて搾汁することから始まる。搾汁した絞りかすをバカスという。搾汁された甘蔗汁には不純物が多く含まれているので，105℃に加熱後，石灰乳（水酸化カルシウム）を加えて中和し，沈殿槽に1～2時間放置し不純物を取り除く。上澄はそのまま，沈殿部分はろ過機でろ過して清澄液とした後，蒸発缶に送り濃縮する。真空結晶缶にてさらに濃縮し，溶解しているショ糖を晶出させる。この操作を煎糖という。結晶缶にできた砂糖を白下糖といい，砂糖と糖液（糖蜜）の混合物である。

この白下糖を遠心分離して，沈殿部の砂糖と母液部の糖蜜に分離する。砂糖はさらにその結晶表面の糖蜜を取り除くために水で洗浄する。この操作を洗糖という。次にこの結晶を30℃以下で乾燥すると，水分含量が0.25〜0.5%の分蜜糖となる。この分蜜糖は黄色から黄褐色でショ糖含量は95〜98%であり，粗糖または原料糖ともいう。何回か濃縮し最後に結晶が出なくなった糖蜜を廃糖蜜といい，アルコール発酵やアミノ酸発酵の原料などに利用される。

次に原料糖をさらに精製してグラニュー糖などの高級糖を作る。原料糖の結晶表面を覆っている不純物を洗糖分離機で洗い落としてから溶解する。この清澄液を活性炭や骨炭を用いて脱色後，イオン交換樹脂に通し脱塩する。この段階で糖液は無色透明となる。さらに真空結晶缶に入れて濃縮し，煎糖する。過飽和状態になったとき，結晶だねとしてショ糖のような小さな結晶を加えて結晶を作る。たねを多く加え急速に冷やすと車糖のような細かい結晶のものができ，たねを少なくして時間をかけて冷却すると，ザラメ糖のような大きな結晶が得られる。結晶ができたら分蜜機にかけ母液と分離し，さらに結晶の表面を水で洗って母液をよく落としてから乾燥し，袋詰め後，製品となる。

（2）甜菜糖の製造法

甜菜は日本では北海道で栽培され，現地で精製し白砂糖としている。このように栽培地で製造する白砂糖を耕地白糖という。甜菜を十分洗浄したのち，切断機によって薄く細長い小片に切断する。この細片を浸出釜に入れ，約70℃の湯を加えショ糖を抽出する。抽出液は糖以外の不純物を多く含み，灰黒色である。この抽出液の夾雑物を除いた後，炭酸飽充（炭酸ガスを使って不純物を除く），さらに亜硫酸飽充を行った後，ろ過し清澄な液を得る。また，甜菜はラフィノースを含むので，酵素メリビアーゼ（スクロースとガラクトースに分解）を加え回収率を高める。こののち，甘蔗糖の精製と同じく脱色・脱塩以降の手順で結晶を得る。

（3）砂糖の種類と分類 （表13-3）

原料から分類すると甘蔗糖，甜菜糖，その他である。

製造工程から分類すると，分蜜工程の採否により含蜜糖と分蜜糖がある。含蜜糖は色が黒く，強い甘味とともに特有の糖蜜臭をもっている。灰分，ミネラルそしてビタミンも少量含まれている。分蜜糖は製造方法の違いにより粗糖，精製糖および加工糖

表13-3 砂糖の分類

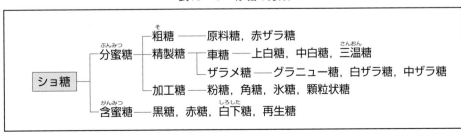

に分類される。また各々の結晶の大きさなどにより精製糖は車糖（上白糖，中白糖，三温糖），ザラメ糖（グラニュー糖，白ザラ糖，中ザラ糖）に分かれ，このザラメ糖を加工したものは，加工糖（粉糖，角糖，氷糖，顆粒状糖）とよばれる。

　なお，車糖には，約1.5%の転化糖溶液（ビスコともいう）を表面結晶にまぶしてある。このため，しっとりとした感触があり，水に溶けやすく結晶が固結しない。世界で生産されている砂糖の大半を分蜜糖が占めている。

3.2　砂糖から作られる甘味料（図13−4）

（1）転　化　糖（inverted sugar）

　ショ糖に酵素インベルターゼを作用させて加水分解し，果糖（フルクトース）とブドウ糖（グルコース）の等量混合物にしたもので，特に低温で砂糖より甘味が強い。

（2）パラチノース（palatinose）

　ショ糖溶液に酵素α−グルコシルトランスフェラーゼを作用させて，スクロース分子内で$\alpha 1 - \beta 2$結合しているグルコースとフルクトースを$\alpha - 1,6$結合に変換させたもので還元性を有する。甘味度は砂糖の約40%であり，蜂蜜などにも含まれている。消化吸収されにくく，虫歯菌に対して抗う蝕性を示す。

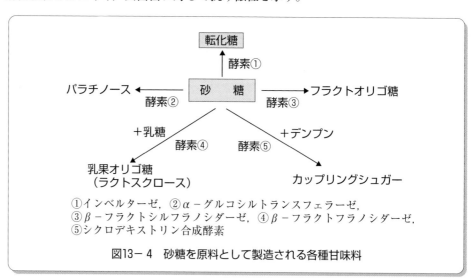

①インベルターゼ，②α−グルコシルトランスフェラーゼ，
③β−フラクトシルフラノシダーゼ，④β−フラクトフラノシダーゼ，
⑤シクロデキストリン合成酵素

図13−4　砂糖を原料として製造される各種甘味料

（3）フラクトオリゴ糖（fructo oligosaccharide）

　ショ糖溶液に酵素β−フラクトシルフラノシダーゼを作用させて，スクロースのフルクトース側に1〜3個のフルクトースを$\beta - 1,2$結合させたものである。このオリゴ糖はアスパラガスやタマネギなどにも存在する。甘味度は砂糖の約60%であり，小腸で消化吸収されにくく，ビフィズス菌などの腸内有益菌の増殖作用を有する。

（4）乳果オリゴ糖（ラクトスクロース，lactosucrose）

　ショ糖と乳糖の混合液に酵素β−フラクトフラノシダーゼを作用させて，乳糖のグルコース側にスクロースのフルクトース部分を$\beta - 1,2$結合させたものである。甘味度

は砂糖の約30%であり，難消化性でビフィズス菌増殖作用がある。

3．3　デンプンから作られる甘味料（図13-5）

　デンプンを酸または酵素で加水分解するとブドウ糖（グルコース）になる。分解の度合によりデキストリン，麦芽糖（マルトース）なども得られ，これらをデンプン糖という。

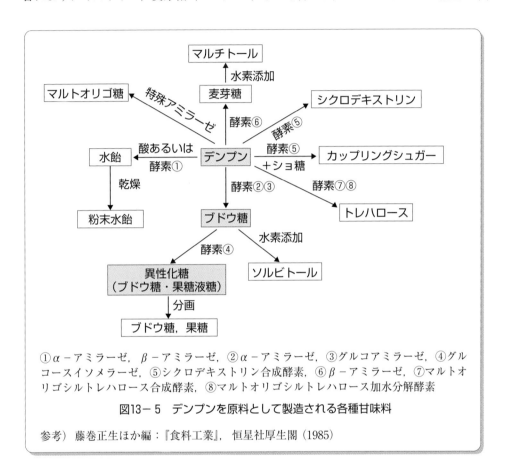

①α-アミラーゼ，β-アミラーゼ，②α-アミラーゼ，③グルコアミラーゼ，④グルコースイソメラーゼ，⑤シクロデキストリン合成酵素，⑥β-アミラーゼ，⑦マルトオリゴシルトレハロース合成酵素，⑧マルトオリゴシルトレハロース加水分解酵素

図13-5　デンプンを原料として製造される各種甘味料

参考）藤巻正生ほか編：『食料工業』，恒星社厚生閣（1985）

（1）ブドウ糖（glucose）

　液化酵素（α-アミラーゼ）をデンプン乳に作用させ液化させた後，グルコアミラーゼを作用させ糖化する。糖化終了後，加熱し酵素を失活させ，ろ過する。糖化ろ液をショ糖製造時と同じように活性炭とイオン交換樹脂で精製後，濃縮，結晶化させて得る。甘味度は砂糖の60～70%であり，医薬用，菓子類に利用されている。

（2）異性化糖（isomerized sugar）

　デンプン液化糖あるいは精製グルコース液にグルコースイソメラーゼまたはアルカリを作用させて，グルコースの一部をフルクトースに変えることによって製造している液状糖である。脱色・脱塩後，濃縮し，異性化液糖を得る。糖の組成がグルコース50%以上の液糖が「ブドウ糖・果糖液糖」，フルクトースの割合が50%以上の液糖を

「果糖・ブドウ糖液糖」という。甘味度は砂糖とほぼ同程度であるが，低温で甘味を強く感じるため，清涼飲料水や冷菓にはよく利用される。

（3）果　糖（fructose）

異性化液糖を陽イオン交換樹脂に通すと，フルクトースは吸着されグルコースは素通りする。樹脂に吸着したフルクトースは水を通して溶出され，これを濃縮して果糖液糖を得る。果糖は甘味度が高く（砂糖の1.3〜1.7倍），上品な甘さがあるため，ゼリーや清涼飲料に使用されている。インスリンの作用を受けず，血糖値を上げずに代謝されてエネルギーとなるため，糖尿病患者などの栄養甘味料としても利用されている。

（4）水　飴（starch syrup）

デンプンを完全に加水分解しないで，部分分解を行ってデキストリンを残し濃縮したものである。加水分解には酸あるいは酵素が用いられる。酸にはシュウ酸（主成分はグルコースとデキストリン）が使われ，酵素には液化酵素 α –アミラーゼと麦芽酵素 β –アミラーゼ（主成分はマルトースとデキストリン）が併用される。菓子類，調味料，酒類の製造にも用いられる。また吸収がよいので治療食の素材としても用いられている。

（5）麦 芽 糖（maltose）

グルコースが2分子結合した二糖類の一種で，麦芽に含まれる β –アミラーゼをデンプンに作用させて製造されることからこの名がついた。甘味度は砂糖の30〜40％であり，以前から麦芽糖水飴の主成分として利用されてきた。近年，工業的に純粋な麦芽糖が生産されるようになり，グルコースよりも浸透圧が低いことから，高濃度で使用できる輸液などにも利用されている。

（6）カップリングシュガー（coupling sugar）

デンプンとスクロースの混合液にシクロデキストリン合成酵素を作用させると，スクロースのグルコース側に数個のグルコースが α –1,4結合したグルコシルスクロースが生成する。これらデンプン，スクロース，およびグルコシルスクロースの混合物をカップリングシュガーという。グルコシルスクロースは虫歯菌によるスクロースからの不溶性グルカン合成を阻害する。

（7）シクロデキストリン（cyclodextrin）

デンプンにシクロデキストリン合成酵素を作用させると，グルコースが α –1,4結合で環状に結合した非還元性のマルトオリゴ糖が生成する。グルコース数が6，7，8個のものの生成量が多く，それぞれ α –，β –，γ –シクロデキストリンとよばれている。甘味度は砂糖の15〜20％と高くないが，ドーナツ状で内部に空洞がある構造を有し，この空洞内は疎水性であることから，非極性物質を包み込み，包接化合物を作ることができる。この性質を生かして甘味料ではなく，苦味や不快臭などのマスキング，香料の安定化や徐放助剤として利用されている。

（8）トレハロース（trehalose）

デンプンにマルトオリゴシルトレハロース合成酵素とマルトオリゴシルトレハロース加水分解酵素を作用させると，グルコース2分子が α –1,1結合した非還元糖が生

成する。甘味度は砂糖の約40%で，動・植物に広く存在する。安定性が高く，保湿性やデンプン老化抑制効果があるため，製菓・製パン等に用途開発が進んでいる。

3．4　糖アルコール（sugar alcohol）

（1）ソルビトール（sorbitol，ソルビット）

グルコースのアルデヒド基を高圧還元もしくは電解還元して得られる糖アルコールである。果実・海藻などに含まれている。魚肉冷凍すり身の品質改良剤としてよく利用されている。体内ではフルクトースに変換後代謝されインスリンに無関係であることから，病者用の甘味料としても利用されている。甘味度は砂糖の60%程度である。

（2）マルチトール（maltitol）

マルトースを接触還元して得られる二糖の糖アルコールで，還元麦芽糖水飴の主成分である。甘味度は砂糖の80%で，砂糖に近い味質を有している。耐熱性・耐酸性に優れており，各種加工食品に広く利用されている。体内にはマルチトールを代謝する酵素が存在しないため，肥満症や糖尿病患者に適した低エネルギー甘味料となる。

（3）マンニトール（mannitol，マンニット）

植物に広く存在する糖アルコールで，タマネギ，ニンジン，海藻類などに分布している。甘味度が砂糖の約60%で体内では吸収されない。チューインガムや飴類の粘着性の防止剤にのみ使用許可が出されている。

（4）キシリトール（xylitol，キシリット）

キシロースを還元して製造される。甘味度は砂糖と同程度であり溶解時に熱を奪うため強い冷涼感がある。1997年に食品添加物として認定された。抗う蝕作用があり，チューインガムによく使用されている。

3．5　非糖質系甘味料

（1）ステビオシド（stevioside）

南米産のキク科植物ステビアの葉に含まれるジテルペン配糖体の甘味成分である。砂糖の約300倍の甘味度をもつ。ノンカロリーで抗う蝕性であるため，各種加工食品や清涼飲料水に利用されている。

（2）グリチルリチン（glycyrrhizin）

中国やイランなどの亜熱帯地方に産する甘草の根に含まれているグリチルリチン酸と2分子のグルクロン酸からなるトリテルペン配糖体である。グリチルリチンナトリウム塩の形で使用されている。甘味度は砂糖の150〜200倍である。漬物，味噌，醤油などに利用されている。

（3）アスパルテーム（aspartame）

1983年8月に食品添加物に指定された合成甘味料で，L−アスパラギン酸とL−フェニルアラニンのメチルエステル縮合したジペプチド甘味料である。カロリーは砂糖とほぼ同じであるが，砂糖の200倍の甘味度をもつため使用量が少なくてすみ，実質的に

低カロリー甘味料となる。味質も砂糖に近く，血糖値への影響もなく虫歯の原因ともならないので，甘味料として広く使われている。

（4）サッカリン（saccharin）

　元はトルエンを原料として合成された甘味料である。化学名は安息香酸スルファミドであり，水に溶けにくいためナトリウム塩として利用している。砂糖の500倍程度の甘味をもち，合成甘味料の中では最も強い甘味を示す。食品添加物として認定されているが使用基準がある。

3．6　そ の 他

　蜂蜜（honey）は，主成分がグルコース，フルクトース，スクロースで，そのほかにタンパク質，ギ酸，乳酸，色素類や無機質などを含み，独特の香味がある。メープルシロップ（maple syrup）は，サトウカエデの樹液から作られ，スクロースが主成分である。サトウカエデは北アメリカ（カナダ）の東北部で植林されている。

4．香 辛 料

　香辛料（spice）は，古くから肉や魚の保存の目的で用いられていたが，食品への添加によって風味を引き立たせ，防腐効果をもたらし，さらに食欲を刺激する重要な食品である。日本では古くから薬味として魚料理などにショウガ，サンショウ，ワサビなどが利用されてきたが，戦後の食生活の変化に伴い食肉加工品の製造が増加するとともに，多くの香辛料が輸入されるようになった。日本では業務用の比率が高い。

4．1　香辛系香辛料

　唐辛子（red-pepper）の辛味の主成分はカプサイシンで，色素成分はカプサンチンである。ソース，七味唐辛子の材料として使われる。日本でもタカノツメ，ヤツブサなど辛味の強い唐辛子が生産されている。こしょう（pepper）には，白こしょう（ホワイトペッパー）と黒こしょう（ブラックペッパー）がある。白こしょうは完熟果の外皮を除いたもので，黒こしょうは未熟果を乾燥させたものである。辛味は黒こしょうのほうが強い。辛味の主成分はピペリンとチャビシンで，香味成分のα－ピネン，β－ピネンを含み，ハム，ソーセージ，ソース，カレー粉などの加工食品に使われる。辛子（mustard）は，カラシナの種子を粉末にしたもので黒辛子と白辛子がある。辛味成分は，黒辛子はシニグリン，白辛子はシナルビンである。これら自体は辛味を呈さないが，酵素ミロシナーゼにより加水分解されると，各々，アリルイソチオシアネート，p－ヒドロキシベンジルイソチオシアネートとなり辛味を発現する。辛味は黒辛子のほうが強く，揮発性であり，練り辛子，カレー粉などに使われる。その他，サンショウ，ワサビ，ショウガなどがある。

4．2　香草系香辛料

　バニラ（vanilla）はラン科のつる性植物の未熟果を発酵，乾燥後，さやの中の豆を利用する。香りの主成分はバニリンで，甘く，まろやかな芳香を呈し，アイスクリーム，洋菓子などに使われる。シナモン（cinnamon，桂皮）は，クスノキ科の常緑樹の樹皮，根，葉を乾燥させたものである。樹皮にはシンナミックアルデヒド，葉にはオイゲノールが多く含まれ，爽快な芳香とかすかな甘味がある。洋菓子，カレー粉，ソースなどに使われる。クローブ（clove，丁字）は，テンニン科の常緑樹のつぼみを乾燥させたもので，芳香の主成分はオイゲノールで刺激性の強い薬臭がある。ハム，ソーセージ，ソース，カレー粉，菓子などに利用されている。その他，月桂樹（ローレル），ナツメグ，コリアンダー，シソなどがある。

4．3　着色系香辛料

　パプリカ（paprika）は，辛味の少ないトウガラシを乾燥させたもので，美しい紅色を呈し，かすかな香りと甘味も有する。主な色素はカプサンチン，カロテンなどである。ウコン（turmeric，ターメリック）は，ショウガ科の多年草から得た根茎を煮沸後，乾燥させたものであり，クルクミンという黄色色素を含んでいる。カレー粉やたくあん漬の着色に用いられる。サフラン（saffron）は，アヤメ科の球根草のめしべ柱頭を乾燥させたもので，黄橙色したカロテノイド色素のクロシンを含む。

4．4　香辛料の加工品

　七味唐辛子は，わが国の代表的な混合香辛料で，7種類の香辛料〔トウガラシ，サンショウの実，ゴマ，青のり，陳皮（ミカンの果皮），アサの実，ケシの実など（種類は製造元により異なる）〕が配合されている。カレー粉は，通常，数種～十数種の香辛料を混合し，焙煎，熟成させる。カレールウは，カレー粉に油脂，小麦粉，調味料，果実や野菜のピューレーなどを加えて，固形，顆粒，ペーストなどに成型したものである。

5．嗜好飲料類

5．1　茶

　茶（tea）の飲用の歴史は古く，わが国では7世紀頃中国から茶の樹がもたらされ，嗜好飲料となった。茶はカテキン類を中心としたポリフェノール化合物を多く含み，近年，酸化防止作用，抗がん作用，抗菌作用などの機能性が見いだされ，機能性素材としても注目されている。すでに茶カテキンは消費者庁の特定保健用食品素材として許可を得ており，このほか，テアニン（γ－グルタミルエチルアミド）やγ－アミノ酪酸（GABA）も注目されている。

（1）茶 の 種 類

　茶は茶の樹（*Camellia sinensis* L. ツバキ科）の新芽や若葉を主原料とした飲物であ

表13-4　茶の種類

分　類			製品名	製法および特徴
茶葉中の酸化酵素を働かせない（緑茶） 非発酵茶	蒸熱法による製茶法 （日本式）		玉　　露	直射日光を避けて栽培した若葉を用いて煎茶と同じ方法で作る。
			碾　　茶	玉露と同じ原料を用い，蒸葉を揉まずに作る。茶挽きうすで挽いて粉末にしたものが抹茶である。
			煎　　茶	茶葉を蒸して酸化酵素を完全に失活し，ほいろの上で手で揉み，乾燥して仕上げる。これは機械でも行われる。
			玉　緑　茶	煎茶と同じであるが，精揉機を用いないで，特殊な再乾燥を用いる。形が丸く曲がっているのでぐり茶ともいう。
			番　　茶	硬化した茶葉を用いて煎茶と同じように作る。また，煎茶の中から選別した茎茶の混合物も番茶という。
			ほうじ茶	製造された茶の茎や硬葉をほうじたもの。
	釜炒り法による製茶法 （中国式）		うれしの茶	酸化酵素を破壊するのに平釜の中で揉み，熱して作る。黄緑色，球形で水の色が濃い黄金色をしている。
			あおやぎ茶	うれしの茶と同じであるが青緑色，湾曲してやや伸びた形，水の色は多少青味を帯びている。
			中 国 緑 茶	釜炒り法により酸化酵素を失活させ，揉捻して作られる。中国式というのはこれから由来している。蒸熱法による緑茶も作られている。
半発酵茶	茶葉中の酸化酵素を軽く働かせる		ウーロン茶	茶葉を日光に当ててから室内に入れ，萎凋させてから発酵させ，釜炒り，揉捻して仕上げる。ウーロン茶には発酵の度合いにより軽度～強度〔15～70％（紅茶の発酵度合を100％とする）〕まで種類が多く，茶の名称も種々ある。
			包　種　茶	ウーロン茶の一種であるが，茶葉がやや大きく，発酵の最も軽度なもので品質は緑茶に近い。
発酵茶	茶葉中の酸化酵素を完全に働かせる		紅　　茶	茶葉を日光に当てて萎凋させ，揉捻し，さらに発酵させ，酸化酵素を十分に働かせ，乾燥し，仕上げる。
			紅 だ ん 茶	紅茶精製のときのくずを集めて板状に圧搾した茶である。
微生物による後発酵茶	乳酸菌あるいは糸状菌を働かせる		漬　物　茶	茶葉を蒸してから容器に漬け込み，微生物により発酵させて作られる。そのまま食用にしたり，乾燥後飲用茶として利用する。酸味がある。東南アジアのミエン（miang）などがその代表である。わが国の四国地方で作られる碁石茶は蒸した茶葉にかび付けを行ってから漬け込まれ，乾燥したものを飲用茶として用いる。
			後 発 酵 茶 （黒茶）	緑茶に散水して堆積し，かびにより後発酵をさせたもので1～3年間以上も発酵させて作られ，中国では種類が多い。富山県では蒸した茶葉を20～30日間堆積発酵後，乾燥したものを黒茶といい，飲用茶として利用されている。

出典）菅原龍幸・草間正夫編著：『食品加工学』，建帛社（2002）

り，紅茶の製造に利用されるアッサム種と緑茶や烏龍茶に利用される中国種に分けられる。

　製造法によって表13-4のように**非発酵茶**（緑茶など），**半発酵茶**（ウーロン茶など），**発酵茶**（紅茶など）などに分類される。

　ここでの発酵とは，茶葉中の酸化酵素ポリフェノールオキシダーゼの作用を利用して茶葉中のカテキン類などを酸化することを意味し，微生物による発酵とは異なる。ただ，黒茶などの後発酵茶の発酵は，かびなどの微生物による作用である。

茶　葉 → 蒸熱 → 冷却 → 揉捻 → 乾燥 → 荒茶 → 精製 → ブレンド → 仕上げ乾燥 → 煎茶

図13－6　煎茶の製造工程（概要）

（2）緑茶の製法

　代表的な煎茶の製造工程を図13－6に示す。摘み取った葉は新鮮なうちに蒸気で加熱（蒸熱）し，茶葉中に存在する酸化酵素ポリフェノールオキシダーゼを失活させる。これにより緑色が保たれる。中国茶では蒸熱より熱した釜で炒る釜炒り茶が主流である。蒸熱された茶葉は台に広げられ送風急冷する。次の揉捻は手揉み法と大量生産による機械揉み法とがある。揉捻は細かくは粗揉・揉捻・中揉・再乾・精揉に分かれ，水分約5％にまで乾燥させる。これらの工程によって茶葉中の可溶成分が浸出しやすくなり，形が整えられ，色沢が良くなり，特有の香味が出やすくなる。この段階を荒茶という。この荒茶をさらに篩分けし，部位，大きさで選別，ブレンドして火入れ乾燥すると水分含量3～4％の煎茶となる。煎茶は摘取時期の違いにより，一番茶，二番茶，三番茶と分けられる。一番茶は，4～5月頃に一芯三葉摘みといって上部の柔らかい部分のみを手摘みする。一番茶を摘取した後に出る芽を二番茶，さらにその後伸びてくる芽を三番茶とよぶ。一番茶はアミノ酸含量が多く，香味に優れており，生産量全体の約5割を占める。二番茶以降は機械刈りが行われる。

　玉露は茶葉を遮光条件下（覆下園）で栽培し，蒸熱後，揉捻しながら乾燥させて製品としたもので，碾茶は同じく遮光条件下で栽培した後，揉捻せずに蒸熱，乾燥したもので，これを粉末にしたものが抹茶である。この遮光条件下での栽培が，茶の呈味成分の一つであるアミノ酸の一種のテアニンをカテキン類へ代謝することを抑制するため，玉露や抹茶は甘味やうま味が豊富で渋味が少ない。

（3）ウーロン茶の製造方法

　茶葉を萎凋（日干）し，発酵させて作られる。萎凋とは葉を広げて脱水させ，しおれさせて柔軟性を与えることである。続く発酵は途中で中止し，釜炒りして酸化酵素類などを失活させる。発酵が十分進行しない状態で反応を停止させるため（図13－7），緑茶と紅茶の中間的な香味を呈し，半発酵茶とよばれる。

（4）紅茶の製造方法

　まず茶葉を約20時間かけて萎凋し，水分を蒸発させるとともに酸化酵素の活性を強

茶　葉 → 萎凋 → 発酵 → 釜炒り・揉捻 → 乾燥 → 荒茶 → 精製 → ウーロン茶

図13－7　中国茶（ウーロン茶）の製造工程

める。萎凋香（果実様の香り）が出たら中止し，揉捻を行う。揉捻は，茶葉の細胞を壊して酸化酵素の働きを助ける効果がある。次に揉捻操作により塊状となった葉を砕き，篩にかけて冷却する。この篩分けは均一に発酵させるために行う。発酵は，葉の大小別に葉を発酵台に広げ，温度20～25℃，湿度95％以上で約２～３時間行う。この間に酸化酵素の作用により，カテキン類が酸化され紅茶の色素の主成分であるテアフラビン類や香気成分が生成する。その後，乾燥させ水分４％前後とし品質を揃えて包装する（図13－8）。

茶　葉　⟶　萎凋　⟶　揉捻　⟶　発酵　⟶　乾燥　⟶　精製　⟶　ブレンド　⟶　紅　茶

図13－8　紅茶の製造工程

5．2　コーヒー

　アカネ科のコーヒーノキ（*Coffea*）属の木の果実から種子を取り出して煎ったものがコーヒー豆である。赤道を挟んで南北25度のコーヒーベルトとよばれる地域で栽培される。乾燥種子を得るための方法としては乾式と湿式（水洗式）があるが，調製されたコーヒー豆はグリーンコーヒー豆とよばれ，これを袋詰あるいは樽詰として輸出される。このコーヒー豆を160～200℃の高温で炒って（ロースト）から粉砕し，熱湯でたき出した煎じ汁をコーヒー（coffee）と称している。

　飲用に供されるのはアラビカ種，ロブスタ種，リベリカ種の３種で，アラビカ種とロブスタ種が大半を占める。アラビカ種は酸味が強く甘い香りが特徴で，一方ロブスタ種は苦味が強く，インスタントコーヒー用など近年生産量が増えている。

　インスタントコーヒーは，コーヒー原液から水分を除去して粉末あるいは顆粒状にしたもので，熱湯を注ぐことで再び液状に戻る。高級品は凍結乾燥法（FD法：フリーズドライ法），普及品は噴霧乾燥法（SD法：スプレードライ法）で製造している。香りを保持する技術も進歩し，缶，ペットボトル，紙容器などの包装形態の製品開発も盛んである。

5．3　コ コ ア

　アオギリ科カカオノキ属のカカオ（*Theobroma cacao*）の果実中に存在している種子（カカオ豆）から作られる。ココア（cocoa）の製造工程を図13－9に示す。

　ココアはカカオマスからココアバターを取り除いてできるココアケーキを粉砕して製造する。なお，チョコレートはカカオマスを原料として製造される（p.218参照）

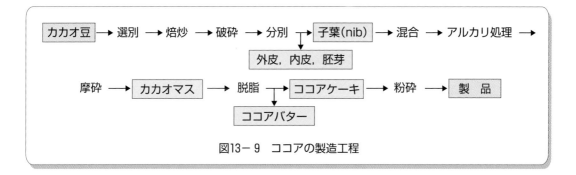

図13－9　ココアの製造工程

5．4　清涼飲料

　清涼飲料（soft drink）は，清涼，爽快さを楽しむアルコール含量1％未満の飲料を指す（表13－5）。炭酸飲料，果実飲料，甘酒，茶系飲料，スポーツドリンク，ミネラルウォーターなどがある。JAS規格では炭酸飲料と果実飲料に大別されるが，食品衛生法上は「乳酸菌飲料，乳及び乳製品を除く酒精分1容量パーセント未満を含有する飲料」とされる。

表13－5　清涼飲料の種類

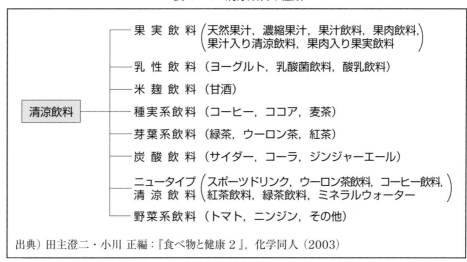

出典）田主澄二・小川 正編：『食べ物と健康 2 』，化学同人（2003）

第 14 章

インスタント食品

インスタント食品は，即席めんや粉末ジュースに代表されるように湯や水を加えるだけで短時間の内に食することが可能な食品を指すが，広義には冷凍食品，レトルトパウチ食品なども含まれる（表14－1）。通常缶詰，びん詰，濃縮飲料，干物などは含まれない。乾燥，冷凍，高圧殺菌などの手法により，開発・製造されている。

表14－1　インスタント食品の分類

乾　燥　食　品	即席めん，即席カレー，インスタントコーヒー，粉末ジュース，粉末スープ，即席味噌汁，マイクロカプセル化食品，その他調理済み食品
半乾燥・濃厚食品	濃縮つゆの素，濃縮スープ類，レバーペーストなど
レトルト食品	米飯類，カレー，ハヤシ，パスタソース，ミートボール，麻婆豆腐など
冷　凍　食　品	各種果実・野菜類，ハンバーグ，シュウマイ，コロッケ，かば焼きなど

1. 乾燥食品，半乾燥・濃厚食品

（1）即席めん

即席めん（インスタントラーメン）は，1958（昭和33）年に市場に現れたのが始まりで，簡便性，即席性，経済性を求める社会的背景にマッチしたため，その後わが国ばかりでなく世界各国で現地の食材を取り入れた即席めん類が開発され，日本発の世界的食品となっている。即席めんは，開発当初は中華めんが主体で，めん特有の色調，こし，滑らかさ，風味，光沢などを出すためアルカリ剤「かんすい」が使用された。また，高級品志向にかなった生めん，フリーズドライめん，冷凍めん，めん線を三層構造にした特殊めんなどを用いた即席めんも開発されている。

めんを油で揚げた「フライめん」，油で揚げず乾燥させた「ノンフライめん」，有機酸溶液中で処理した後に加熱殺菌して保存性を向上させた「生タイプめん」といっためんの加工処理方法の違いにより分けられる。各めんの製造方法の概略を図14－1に示す。また，JAS規格による即席めんの定義を表14－2に示す。

（2）アルファ化米

米飯を炊き上げ米デンプンをα化した後，高温で急速に乾燥して水分を15%以下にしたもので即席餅などがある。デンプンの老化は，水分10%以下（乾燥食品），温度60度以上（焼きたて）または−20℃以下（冷凍食品）ではほとんど起こらない。逆に温度0～4℃（冷蔵庫内）や水分30～60%（米飯，パン）で起こりやすい。

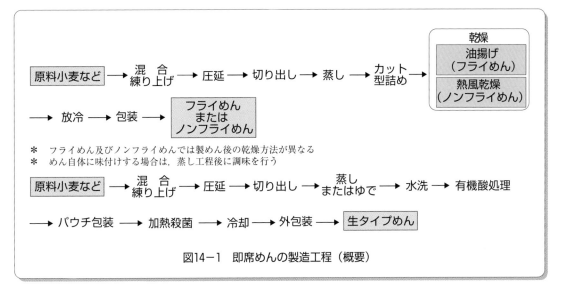

図14-1　即席めんの製造工程（概要）

表14- 2　JAS規格による即席めん類の定義

用　語	定　　義
即席めん	次に掲げるものをいう。 １．小麦粉またはそば粉を主原料とし，これに食塩または 　かんすいその他めんの弾力性，粘性等を高めるもの等を 　加えて練り合わせた後，製めんしたもの（かんすいを用 　いて製めんしたもの以外のものにあっては，成分でん粉 　がアルファ化されているものに限る）のうち，添付調味 　料を添付したものまたは調味料で味付けしたものであっ 　て，簡便な調理操作により食用に供するもの（冷凍した 　ものおよびチルド温度帯で保存するものを除く） ２．１にかやくを添付したもの
添付調味料	直接または希釈して，めんのつけ汁，かけ汁等として液状 またはペースト状で使用されるもの（香辛料等の微細な固 形物を含む）をいう。
か　や　く	ねぎ，メンマ等の野菜加工品，もち等の穀類加工品，油揚 げ等の豆類の調整品，チャーシュー等の畜産加工食品，わ かめ，つみれ等の水産加工食品，てんぷら等，めんおよび 添付調味料以外のものをいう。

（3）即席味噌汁

噴霧乾燥法や凍結乾燥法により製造される。味噌の粉末だけでなくネギ，豆腐など
の乾燥具材の添加された高品質のものが流通している。

（4）インスタントマッシュポテト

蒸煮したジャガイモをすり潰し，ドラム乾燥してフレーク状にしたものである。デ
ンプン粒が，細胞壁内に閉じ込められた状態なのでこしあんと同様に製品が糊状にな
ることはない。

（5）インスタントコーヒー

p.204のコーヒーの項目を参照。

（6）乾燥スープ

　使用目的によって粉末状，顆粒状，固形の各種スープ，コンソメ，ポタージュ，コーンクリームなど多様な製品がある。

（7）マイクロカプセル化食品

　デキストリン，アラビアガム，ゼラチンなどの皮膜形成剤を予め混合して噴霧乾燥を行い，調味エキス，果汁，酒，食酢，食品香料，油脂等の粉末食品（粒径数十μm）が製造される。

2．冷凍食品

　食品衛生法における冷凍食品は，「製造し，又は加工した食品（清涼飲料水，食肉製品，鯨肉製品，魚肉ねり製品，ゆでだこ及びゆでがにを除く。）及び切り身又はむき身にした鮮魚介類（生かきを除く）を凍結させたものであって，容器包装に入れられたもの」を指す。さらに，無加熱摂取冷凍食品，加熱後摂取冷凍食品（凍結前加熱済と凍結前未加熱），生食用冷凍鮮魚介類に分類される（表14-3）。食品衛生法では-15℃以下とされているが，国際的には-18℃以下が一般的である。

表14-3　冷凍食品の種類と区分

食品の種類	区　　分		飲食方法	食品例
冷凍食品	無加熱摂取冷凍食品		加熱を必要としない	冷凍果実，菓子デザート類
	加熱後摂取冷凍食品	凍結前加熱済	凍結する前，加熱し冷凍した食品で，飲食するときに加熱しなければならない	エビフライ，肉まん，しゅうまい，コロッケ
		凍結前未加熱	凍結する前，未加熱で冷凍した食品で，飲食するときに加熱しなければならない	フライドポテト，春巻，イカフライ，コロッケ，冷凍野菜（自然解凍で飲食可能な枝豆など除く）
	生食用冷凍鮮魚介類		加熱しないで食することができる	マグロ，イカ，タイなど切り身（刺身用）

3．レトルト食品

　レトルト食品は，長期間，常温で保存ができ，持ち運びが便利であるととともに，包装容器のまま熱湯で10分程度，あるいは中身を皿に移して家庭用電子レンジで2～3分加熱した後，すぐ食べられるため広く普及している。また，フィルム材に金属箔（きんぞくはく）未使用の電子レンジ対応パウチが開発され，包装容器のままレンジ加熱ができるレトルト食品も増えている。500種以上の様々なレトルト食品が開発されているが，カレー，ハヤシ，パスタソース，米飯類，食肉味付けなど23品目について食品表示基準別表第3に「レトルトパウチ食品」として示されている。

第 15 章

食用油脂

　油脂は一般的には動植物から取り出されたトリグリセリドを主体とする物質である。常温（15〜20℃）で液体のものと固体のものがあるが，これは主成分であるトリグリセリド（トリアシルグリセロール）を構成する脂肪酸の種類と割合によって決まる。

　日本食品標準成分表2020年版（八訂）（以下，成分表）における「油脂類」には，植物油脂類，動物油脂類（牛脂とラードなど），バター類，マーガリン類，ショートニングが記載されており，植物脂肪を含むクリームは乳類に記載されている。油脂の含量が多い油脂食品としてマーガリン類，ショートニング，クリームに加えてマヨネーズのようなドレッシング（成分表では調味料および香辛料類）や固体油脂にカカオマス，砂糖，脱脂粉乳などの粉体が分散したチョコレート（成分表では菓子類）を含めることもある。

1．食用油脂の原料

　食用油脂の主な原料は，油脂を採取することを目的に栽培されている油糧原料植物と畜産物や魚類から副産物として採取するものがある。油脂原料および油脂の大部分は海外からの輸入で，国内産原料は少ない。国産植物油脂原料で作られている油脂としては，米糠からの米油，動物油脂原料では豚脂と牛脂，魚油がある。日本で販売されている食用油脂は，油脂原料を輸入し国内で搾油・精製したものと，製品として精製した油を輸入したものとがある。

2．油脂の採油

　油脂原料からの採油方法は原料の種類や油脂含有量によって異なる。油脂原料と油脂を採取する原料の部位との関係を表15−1に示した。動物原料では加熱により油脂が容易に溶出するが，植物原料は種皮や細胞壁に囲われて容易に採油しにくく，採油には複雑な工程が必要である。採油方法としては，融出法，圧搾法，抽出法があるが，動物や魚からの採油では融出法が，植物原料では圧搾法や抽出法，これらを組み合わせた圧抽法を用いる（図15−1）。

2．1　動物油脂の採油（融出法）

　豚脂（成分表ではラード）や牛脂，魚油などの動物性原料から採油する方法を融出法（レンダリング）という。原料となる動物組織や魚体を加熱処理して油脂を溶出する方

法である。水とともに原料を加熱する煮取り法（湿式法）や原料を直接またはジャケット蒸気で加熱する煎取り法（乾式法）で抽出する。大規模工場では，固体脂である豚脂や牛脂の場合，煮取り法や煎取り法に比べて低い70〜80℃で加熱融出した後，遠心分離で油脂を抽出する。

表15−1　油脂原料の利用部位別分類

油　脂	利用部位	代表的な油脂原料
植物油脂	種子	なたね種子・ひまわり種子・綿実種子
	豆類	大豆・落花生
	内皮と胚芽	米糠
	胚芽	トウモロコシ・小麦胚芽
	果肉	オリーブ果肉・パーム果肉・ヤシ果肉（コプラ）
	果実種子	パーム核・ブドウ種子・つばき種子
動物油脂	体脂肪	牛脂・豚脂・鶏脂
	乳	乳脂肪
魚　油	魚体	魚油・肝油

出典）日本油化学会編：『油脂・脂質の基礎と応用−栄養・健康から工業まで−』，日本油化学会（2005）

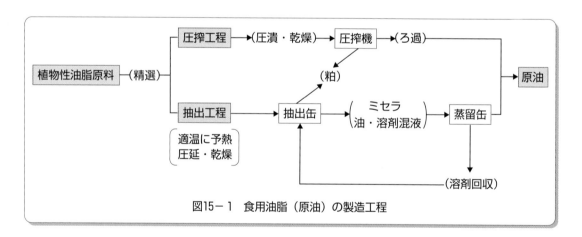

図15−1　食用油脂（原油）の製造工程

2．2　植物油脂の採油（圧搾法と抽出法）

　主な植物性原料の油脂含量を表15−2に示した。採油の歩留りや品質を一定にするために圧搾する前に原料の前処理を行う。一般的に，油脂含量が高く風味を楽しむタイプの油脂（オリーブ油，焙煎したごま，なたねからの油）の採油には圧搾法が，それ以外では抽出法を用いる。圧搾法では脱脂粕（ミール）中に5〜10%の油脂が残存するので，多くの植物原料は溶剤を用いた抽出法で採油する。

表15-2　植物油脂原料と含油量

原　料	油分（%）
な　た　ね（種子）	38〜45
大　　　豆（種子）	16〜22
亜　麻　仁（種子）	28〜44
ご　　　ま（種子）	45〜55
米　　糠（胚芽）	12〜21
コ　ー　ン（胚芽）	40〜55
べ　に　花（種子）	25〜40
ブ　ド　ウ（種子）	7〜21
オ　リ　ー　ブ（果実）	15〜35
綿　　　実（種子）	15〜25
ヤ　　　シ（果実）	65〜75
ひ　ま　わ　り（種子）	28〜47
パ　ー　ム（果肉）	44〜53

出典）日本油化学会編：『油脂・脂質の基礎
　　　と応用－栄養・健康から工業まで－』，
　　　日本油化学会（2005）

（1）前　処　理

　食用油脂植物原料は，酸化や酵素による変質を防ぐために，収穫後に乾燥し低水分で保存する。大豆の場合，収穫時の水分は15%前後であるが，リポキシゲナーゼによる酸化反応に代表される変質を防ぐために，水分9〜13%で保存する。原料は，夾雑物を除去した後，破砕し，ローラーで薄いフレーク状に圧扁する。さらに，採油効率を高めるためにフレークを水分共存化で加熱処理（クッキング）する。加熱することでタンパク質が熱変性し，油脂が抽出しやすくなるとともに，酵素や微生物が不活性化し，品質劣化の原因となるリン脂質が油相へ移行するのを防ぐ。

（2）圧搾法による油脂の抽出

　圧搾法ではねじ込み式圧搾機（スクリュープレス）（図15-2左）や連続式のエキスペラー（expeller）とよばれる圧搾機（図15-2右）を使用する。ウォームとよばれるスクリューによって，原料はバレルの胴体内を徐々に細くなっている先端に送られる。バレルとウォームの圧力によって油を絞る。この方法では原料中の油を完全に圧搾することができず，粕の残油率は約4〜5%である。

（3）抽出法による油脂の抽出

　溶剤を用いて油脂を抽出する方法を抽出法という。抽出法では，油を溶出する力が

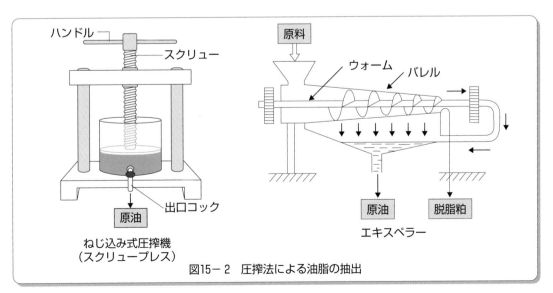

図15-2　圧搾法による油脂の抽出

211

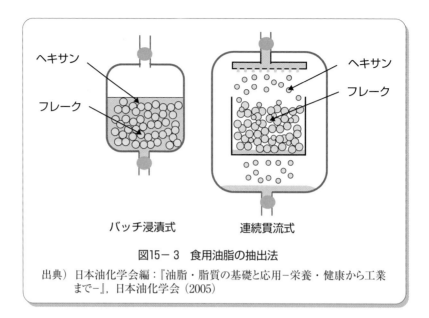

図15－3　食用油脂の抽出法

出典）日本油化学会編：『油脂・脂質の基礎と応用−栄養・健康から工業まで−』，日本油化学会（2005）

強く，回収しやすく，原料や油と反応しない可燃性溶剤ノルマル・ヘキサン（n-hexane：以下，ヘキサン）を用いる。わが国では食品衛生法上の加工助剤としてヘキサンの使用が認められているが，最終製品ではヘキサンは完全に除去されるので表示は免除されている。抽出後のミールに含まれる油脂は1％以下で，効率よく採油できる。油と溶剤の混液（ミセラ，micella）から溶剤を蒸留して取り除いて油分を採る。

　抽出工程は，フレークとヘキサンをタンクの中で混合するバッチ浸漬式と原料のフレークの上にヘキサンをシャワーのように添加しながら抽出する連続貫流式がある（図15－3）。現在の抽出法の主流は，連続貫流式である。抽出後，ミセラを蒸発缶に移して，蒸気で加熱して蒸留し，ヘキサンを完全に除去する。

3．油脂の精製

　風味を重視するオリーブ油やごま油などを除く食用油脂は，採油後に不純物を除去するために精製（脱ガム，脱酸，脱色，脱臭，脱ろう）を行う。これらの単位操作を組み合わせて，食用油脂を精製する。各精製工程における除去効果を表15－3に示す。

（1）脱　ガ　ム

　搾油後の原油中にはリン脂質，リポタンパク質，粘質物などのガム質や水溶性成分が混在している。温水や蒸気を吹き込み，これらの物質を水相に移行させて除去する。リン酸や有機酸を加えて水相を弱酸性にし，リン脂質を除去する場合もある。水相の沈殿物は，静置もしくは遠心分離で除去する。

（2）脱　　　酸

　遊離脂肪酸は脂溶性で水に溶けないが，強アルカリでけん化することにより水溶性

表15－3　油脂の精製工程と除去効果

工　程	除去されるもの
脱　ガ　ム	リン脂質などの水和性物質，ステロール，金属
アルカリ脱酸	遊離脂肪酸，残存リン脂質，色素，金属，着色成分
水　　　洗	石けん
脱　　　色	色素（カロテノイド，クロロフィル），石けん・着色成分，不けん化物，酸化生成物，金属
脱　　　臭	有臭物質，遊離脂肪酸，色素，不けん化物（トコフェロール，ステロール，ステロールエステル），残留農薬など微量成分

出典）日本油化学会編：『油脂・脂質の基礎と応用−栄養・健康から工業まで−』，日本油化学会（2005）

となる性質を利用して原油に含まれる遊離脂肪酸を取り除く，ケミカルリファイニングが日本では標準的な方法である。水酸化ナトリウム水溶液を加えて遊離脂肪酸をけん化し，遠心分離などの方法で油相と分離する。遊離脂肪酸のほかに脱ガム工程により取り除けなかった微量金属やその他の不純物および色素も同時に除去される。

（3）脱　　　色

原油中のカロテノイド系やクロロフィル系の色素，酸化促進や着色の原因となる金属塩などを除き淡色の油を得るための工程である。活性白土や活性炭が吸着剤として使用されている。活性白土の吸着活性は水分と酸素に影響されるため，通常減圧下で吸着を行い，フィルタープレスなどで吸着剤を除去する。

（4）脱　　　臭

油中には微量であるが不快臭を呈するアルデヒド類，ケトン類，アルコール類などの揮発性有臭物質がある。これらの物質を高温，高真空下で水蒸気蒸留により除去し，風味の良い食用油を製造する。精製油では仕上げの工程となる。これまでの研究から，脱臭工程でもトランス脂肪酸が生成されることが明らかになっている。

（5）ウインタリング（脱ろう）

油脂が低温に置かれたときに発生する結晶生成を防ぐための工程で，精製油を冷却し，融点の高い固体脂を析出除去する。この操作をウインタリング（wintering）という。JAS規格では0℃，5時間半保持しても清澄であることがサラダ油の規格となっている。また，マヨネーズなどの乳化油脂加工品の冷蔵時に油脂の結晶成長により発生する油脂の分離（解乳化）を防止するためにも重要である。

この工程で除去される成分は，高融点ワックスと固体脂であるが，高融点ワックスを取り除くことを脱ろう，固体脂を取り除くことをウインタリングと分けて表現することもある。

４．油脂の加工技術

　食用油脂の三大加工技術は，水素添加，エステル交換，分別結晶であり，その工程はそれぞれ「食用精製加工油脂の日本農林規格」（2019年改正）で定義されている。品質として，水分が0.2％以下であること，また油脂中の劣化指標である，①遊離脂肪酸量を示す酸価（AV）が0.3以下，②過酸化物量を示す過酸化物価（POV）が3.0以下であることなどが定められている。

　三大加工技術は，油脂の脂肪酸組成およびトリグリセリド組成を変える技術であり，油脂の加工適性や食感を制御することができる。

（１）水素添加（硬化）（p.51参照）

　二重結合をもつ油脂は酸化安定性が悪く保存中の異臭発生，揚げ油としての安定性が悪い欠点がある。そこで液状油にニッケルや銅の触媒，水素を吹き込み高温（120〜175℃）にすると，二重結合が飽和化し融点が高くなり（硬化），油脂の用途が拡大する。これらの油を硬化油または水素添加油（水添油）とよぶ。油脂の硬さは，二重結合をどの程度飽和化するかで決まり，二重結合の一部に水素を添加した油脂を部分水添油という。水素添加の過程に起こる副反応によってトランス脂肪酸が生成する。工業的に水素添加した硬化油脂を摂取しすぎると心筋梗塞など心臓疾患のリスクが上がることから，トランス脂肪酸摂取量を１日当たりの総エネルギー摂取量の１％未満にすべきであるとFAO/WHOは勧告している。

（２）エステル交換（p.52参照）

　食用油脂のトリグリセリドは種々の脂肪酸で構成されている。トリグリセリドの脂肪酸組成を変える加工技術がエステル交換である。油脂にアルカリ性の触媒（ナトリウムメトキシド：ナトリウムメチラートということもある）か，水酸化ナトリウム，または，酵素であるリパーゼの作用により分子内あるいは分子間で脂肪酸の交換を起こし，脂肪酸組成の異なった油脂を生成させる。エステル交換の前後で脂肪酸組成は変化しないが，脂肪酸の交換が起こっているため元の油脂と異なる物性をもつ製品を得ることが可能である。さらに，分別結晶技術と組み合わせることによって，目的の硬さをもった油脂を得ることができる。

（３）分別結晶

　トリグリセリドを主成分とする油脂は，多種多様な脂肪酸を結合しており，さまざまな融点や溶解度をもつ混合物である。融点の低い柔らかい油脂と固い油脂を分けることで油脂の用途と価値を高めることができる。油脂を冷却して，静置し結晶化（沈殿）したものと液状のものを分ける自然分別，食品衛生法で認められているヘキサンまたはアセトンを添加し油脂が結晶化する温度を変えて分別する溶剤分別，界面活性剤を用いて分別する界面活性剤分別がある。結晶化（沈殿）した画分は，ろ過または遠心分離で分離する。

5．食用油脂と油脂食品

5．1　食用油脂

　食用植物油脂の精製工程を図15－4に示した。サラダ油は，冷蔵した野菜にドレッシングとして添加することを目的に作られた日本独自の食用油で，ウインタリング工程を行い，0℃，5時間半保持しても沈殿が出ないものである。JAS規格では食用植物油脂の規格を表15－4のように定めている。比重や屈折率といった物理的な指標に加え，油脂の平均分子量を示すけん化価，不飽和度を示すヨウ素価，油脂に含まれる色素，脂溶性ビタミン，植物ステロールなどの成分量である不けん化物（％）といった化学的な指標が規定されている。JAS規格の認定を受けている食用植物油脂で家庭用に製造されたものには，植物にも含まれているα－トコフェロール以外の食品添加物は認められていない。業務用の食用植物油脂（内容量4 kg以上）については，大量調理時の事故を防ぐために食品添加物である消泡剤（シリコーン樹脂）の少量添加が認められている。

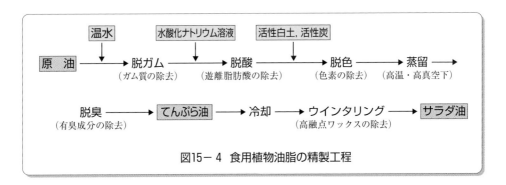

図15－4　食用植物油脂の精製工程

5．2　マーガリン類（マーガリン，ファットスプレッド）

　マーガリンは元々，バターの代替品としてフランスで開発されたものである。マーガリン（margarine）およびファットスプレッド（fat spread）は精製した食用油脂に硬化油を配合し，水と副原料を加えて乳化・急冷し練り合わせた油中水滴型（W/O型）のエマルションである（図2－7，p.54）。食品表示基準では，マーガリンとファットスプレッドを合わせてマーガリン類としている。両者は脂肪含有量で区別しており，油脂含有率が80％以上のものがマーガリン，80％未満のものがファットスプレッドである。バターと区別するために，乳脂肪を食用油脂の主原料としたものは除かれる（表15－5）。現在，小売店で家庭用に販売されているマーガリン類の大部分はファットスプレッドである。

　マーガリン類の原料に使う油脂は，主に大豆油，なたね油，コーン油，パーム油，パーム核油，ヤシ油，綿実油，ひまわり油などの植物油脂と食用加工油脂が大部分であり，魚油や豚脂，牛脂などの動物油脂が使われることもある。

表15－4　食用植物油脂のJAS規格

油脂名	比重 (25/25℃)	屈折率 (25℃)	けん化価	ヨウ素価	不けん化物	備　考
食用サフラワー油 (ハイリノレイック)	0.919～0.924	1.473～1.476	186～194	136～148	1.0％以下	
食用サフラワー油 (ハイオレイック)	0.910～0.916	1.466～1.470	186～194	80～100	1.0％以下	オレイン酸 70％以上
食用ぶどう油	0.918～0.923	1.472～1.476	188～194	128～150	1.5％以下	
食用大豆油	0.916～0.922	1.472～1.475	189～195	124～139	1.0％以下	
食用ひまわり油 (ハイリノレイック)	0.915～0.921	1.471～1.474	188～194	120～141	1.5％以下	
食用ひまわり油 (ハイオレイック)	0.909～0.915	1.465～1.469	182～194	78～90	1.5％以下	オレイン酸 75％以上
食用とうもろこし油	0.915～0.921	1.471～1.474	187～195	103～135	2.0％以下	
食用綿実油	0.916～0.922	1.469～1.472	190～197	102～120	1.5％以下	
食用ごま油	0.914～0.922	1.470～1.474	184～193	104～118	2.5％以下[*1]	
食用なたね油	0.907～0.919	1.469～1.474	169～193	94～126	1.5％以下	
食用こめ油	0.915～0.921	1.469～1.472	180～195	92～115	4.5％以下[*2]	
食用落花生油	0.910～0.916	1.468～1.471	188～196	86～103	1.0％以下	
食用オリーブ油	0.907～0.913	1.466～1.469	184～196	75～94	1.5％以下	
食用パーム油	0.897～0.905[*3]	1.457～1.460[*3]	190～209	50～55	1.0％以下	
食用パームオレイン	0.900～0.907[*3]	1.458～1.461[*3]	194～202	56～72	1.0％以下	上昇融点 24℃以下
食用パームステアリン	0.881～0.890[*4]	1.447～1.452[*4]	193～205	48以下	0.9％以下	上昇融点 44℃以上
食用パーム核油	0.900～0.913[*3]	1.449～1.452[*3]	230～254	14～22	1.0％以下	上昇融点 24～30℃
食用やし油	0.909～0.917[*3]	1.448～1.450[*3]	248～264	7～11	1.0％以下	上昇融点 20～28℃

＊1：精製ごま油は2.0％以下　　　＊2：サラダ油は3.5％以下　　　＊3：測定温度40℃　　　＊4：測定温度60℃

　　マーガリン類の製造工程を図15－5に示した。連続相である固形油脂中に水相が分散するW/O型の乳化を行う。基本的には，複数の油脂原料と乳化剤，着色料（β－カロテン）などの脂溶性副原料を混合した油溶性成分と，食塩，乳成分，発酵乳，香料などの水溶性副原料を混合した水溶性成分を乳化タンクで混合し，殺菌後，急冷・混錬・結晶化（テンパリング）し製造する。

5．3　ショートニング

　　ショートニング（shortening）はラードの代替品として開発されたもので，「サクサ

表15－5　マーガリン類のJAS規格

種　類	油脂含有率	乳脂肪含有率	水分	油脂含有率および水分の合計量
マ ー ガ リ ン	80％以上	40％未満	17％以下	——
ファットスプレッド	80％未満であり，かつ，表示含有率に適合	40％未満であり，かつ，油脂中50％未満	——	85％以上*

＊　砂糖類，蜂蜜または風味原料を加えたものにあっては，65％以上

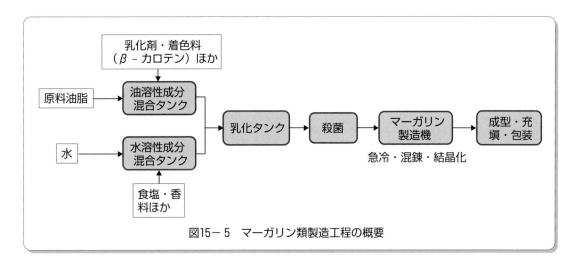

図15－5　マーガリン類製造工程の概要

クさせる・ボロボロさせる」性質をもつ食品や菓子用練り込み油脂である。パンやビスケットに練り込むと，口当たりを良くし，サクサクした食感を与えることができる。揚げ油として使用すると（フライ用ショートニング），口内でべたつかない食感を与えることができる。ショートニングの製造工程は，水と乳化する工程を除くとマーガリン類とほぼ同じである。水分含量が0.5％以下，練り合わせたショートニングはガス量が100 g中20 mL以下，酸価（AV）が0.2以下というJAS規格がある。

5．4　乳化油脂（乳主原クリーム）

　乳および乳製品を主原料とし，牛乳由来の乳脂肪以外の食用油脂，乳化剤や安定剤を加えた食品クリーム（乳主原クリーム）をいう（図10－11，p.147）。乳脂肪と植物脂肪を併用したものをコンパウンドクリーム，植物油脂のみのものを植物クリームとすることもある。乳主原クリームには，水が連続相のO/W型のホイップクリームやコーヒー用クリーム，油脂が連続相のW/O型のバタークリームがある。外相が油相であるバタークリームは，食感が重く，油っぽいが，水相が露出していないため乾燥に強く微生物腐敗に比較的強い。

5．5　チョコレート

　チョコレートはカカオ豆をローストしたカカオマスから作る。カカオマスには約55％の油分（ココアバター）が含まれていて，チョコレートの物性（口どけ）を決める重要な要素である。ココアバターには炭素鎖が16（C_{16}）の飽和脂肪酸パルミチン酸（P）とC_{18}のステアリン酸（S），C_{18}で二重結合を１個もつ一価不飽和脂肪酸のオレイン酸（O）の３種類の脂肪酸をもつトリグリセリドが大部分を占める。脂肪酸のグリセリンの１，３位にPが，２位にOが結合したトリグリセリドは結晶構造をとりやすくココアバターは常温では安定な油脂となる。口中温度付近になると二重結合を有するOが不安定になり液状化する。図15−6はココアバターの温度と固体脂含量の比率（固体脂指数，SFI）を示すグラフである。室温で固く固体状の油脂含量が体温より少し低い温度（口中温度）で急激に溶けて液状脂に変わることがわかる。このようなSFIをもつため，チョコレートは室温では割ることができ（スナップ性），口に入れたときに，シャープに溶ける（メルト性）という物性をもつ。日本では，カカオ豆由来の油脂のみを使用したものをチョコレート，油脂加工技術によりスナップ性とメルト性を持ったトリグリセリドをカカオ豆以外の油脂から製造し，配合したものを準チョコレートとしている。

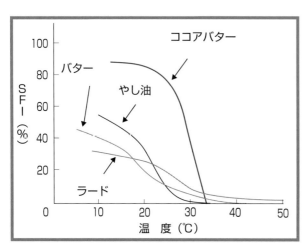

図15−6　ココアバターと他の油脂の固体脂指数（SFI）の比較

文　　献

・日本油化学会編：『油脂・脂質の基礎と応用―栄養・健康から工業まで―』，日本油化学会（2005）
・佐藤清隆・上野 聡：『脂質の機能性と構造・物性　分子からマスカラ・チョコレートまで』，丸善出版（2011）

第 16 章

コピー食品

1. 種類と目的

　　コピー食品（copy food）は，イミテーション食品，模造食品，ファブリケーテッド
フーズ（組立て食品）などともいわれ，近年その製造に関するさまざまな加工技術が
開発されている（表16-1）。

　　コピー食品の開発目的は，以下のとおりである。

　　①　本物の価格が高いため類似品を安価に製造するもので，例えばイミテーション
のイクラ，キャビア，ノリのつくだ煮，成型肉，サバで作った削り節などが相当する。

　　②　生産量の少ない品物を大量生産するもので，ファミリーレストランや給食用，
弁当用としてカニ風味かまぼこ，イクラ，カラスミ，ロングエッグなどがある。

　　③　本物の栄養改善を図るために開発されたもので，例えばマーガリンは，バター
に比べコレステロール量や飽和脂肪酸量が少なく，多価不飽和脂肪酸を多く含んでお
り，コピー食品の領域を脱した食品といえる。

　　④　増量剤としての利用例は，小麦や大豆の抽出タンパクを用いてハンバーグ，ギョ
ウザ，シュウマイ，コンビーフなどを製造するもので，動物性タンパク質を植物性タ
ンパク質に置き換えている。

　　⑤　新規類似食品の開発例としては，魚肉ハムや魚肉ソーセージ，コーヒーホワイ
トナー，マーガリンなどがある。これらは，イミテーションの域を越え独立した食品
として認知されている。

　　⑥　食事制限者用に開発された代替食品としては，卵不使用のマヨネーズ風ドレッ
シング，小麦不使用の米粉パン，デンプンを使用した低タンパク質めん，大豆やコン
ニャクを使用した低糖質めんなどがある。これらは，アレルゲンを含まない原料や特
定の成分が少ない原料から製造される新しいコピー食品といえる。

　　コピー食品はわれわれの食卓を豊かにするだけでなく，チョウザメなど貴重な資源
の乱獲抑制や従来捨てられていた魚の卵を集めて成型するなど資源の有効利用，環境
保全にも役立っている。

表16－1　コピー食品

分　類		食品名	原材料
水産食品	魚肉製品	魚肉ハム，ソーセージ	魚肉，デンプン
	藻類製品	ノリつくだ煮（アサクサノリ）	ヒトエグサ
	魚卵製品	イクラ 数の子 カラスミ キャビア	海藻多糖類，ガム類，植物油 カペリン（シシャモの類）の卵 サメ，タラの卵 ランプフィッシュ（ホウボウの類），タラ， ニシン，トビウオの卵
	練り製品	カニ風味かまぼこ ホタテ	スケトウダラのすり身 スケトウダラのすり身
	代用魚	シシャモ カワハギ かつお節	北欧産カペリン，カラフトシシャモ ウマヅラハギ サバ節
畜産食品	畜肉製品	畜肉製品	横隔膜筋肉，脂質
	乳加工品	マーガリン アナログチーズ ミルク コーヒーホワイトナー アイスクリーム	硬化油（大豆油，魚油） カゼイン，植物油，乳化剤 植物油，硬化油 植物油，脱脂粉乳，乳化剤 脱脂粉乳，植物油
	卵製品	ボイルロングエッグ	液状卵白，液状卵黄
農産食品	新タンパク質食品	ハンバーグ，ミートボール，ギョウザ，シュウマイ，コロッケ，肉まん，コンビーフ	大豆タンパク質，小麦タンパク質
	めん類	低糖質めん	大豆，コンニャク
		低タンパク質めん	ジャガイモデンプン，コーンスターチ
	調味料	マヨネーズ風ドレッシング	植物油，酢，デンプン
	香辛料	ワサビ	ワサビ大根
	きのこ	シメジ	ヒラタケ
	嗜好品	チョコレート	カカオ脂の代わりに硬化油

2．製造工程

2．1　水産食品

（1）キャビア

　チョウザメの卵の代用，タラ，コイ，ランプフィッシュ，トビウオなどの卵で，ある程度成熟したものがよい。卵の10％程度の塩を撒いて2～3時間塩漬し，低温室で熟成させる。食塩濃度が5％以下なので保存性が低い。

（2）数の子

　カラフトシシャモ（カナダ，サハリン，北欧産）のバラけた卵粒に結着剤を加えて数の子型に圧搾・成型したものである。

（3）イクラ

　外見と食感をよくするため，人造イクラ粒は三重構造でできている（図16－1）。表面の皮膜はアルギン酸ナトリウムやペクチンなどで内容物はカラギーナン，キサンタ

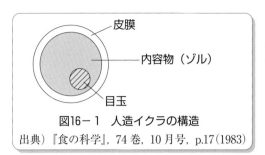

図16-1　人造イクラの構造

出典）『食の科学』，74巻，10月号，p.17（1983）

ンガム，アラビアガムなど，また目玉はサラダ油が使用されている。これに色，味，香りを付け，粘性物質で全体を覆っている。

人造品は加熱しても外観は変わらないが，本物はタンパク質が変性して白く硬くなる。

（4）ノリつくだ煮

アサクサノリなど紅藻類の代用に香りのよい緑藻類のヒトエグサを使用する。

（5）カニ風味かまぼこ

スケトウダラなどを原料にした魚肉すり身をカニ風味に似せて味付けし，成型，加熱，線切り，着色，包装したものである。

2．2　畜産食品

（1）植物性チーズ

タンパク質（脱脂乳，カゼイン，カゼイネート，大豆タンパクなど），植物油（大豆油，なたね油，とうもろこし油など），色素，フレーバー，調味料，乳化剤（レシチン，モノグリセリド，脂肪酸エステルなど），pH調整剤を原料とし，場合によってはさらに乳酸発酵させて製造する。組み立てチーズ，イミテーションチーズともいい，ピザ用など外食産業用に使用される。従来のチーズに比べ，低コレステロール，低脂肪，低カロリーなどの利点がある。

（2）成　型　肉

原料は牛の横隔膜筋肉で，これを貼り合わせて成型したものである。横隔膜筋肉はすじが多く硬いので小穴をあけたり，多数の針を刺したり酵素剤を用いたりして肉を軟らかくする。その後，カゼイン，大豆タンパク質，カラギーナンなどの結着剤を用いて肉や脂身を圧着させ大きな肉塊に成型し，それを薄く切り出してステーキ用肉とする。原料には牛肉の外に豚肉，マトン，鶏肉なども用いられる。

（3）コーヒーホワイトナー

植物性油脂，脱脂粉乳，香料，安定剤などを合わせて乳化，白濁させたもので，コーヒー用小分けクリームとして需要が多い。

2．3　農産食品

大豆タンパク質（soybean protein）

脱脂大豆に小麦粉やグルテンなどを混合し粉末状，粒状および繊維状の大豆タンパク質が製造されている。これらは，単に安価な代用タンパク質としてではなく，食品の保水性，乳化性，ゲル化性などの品質向上や機能性，栄養性を高める目的でハンバーグ，ミートボール，水産練り製品，デザートなど多種多様な食品に使用される。

[編著者]　　　　　　　　　　　　　　　　　　　　　　　　　　（執筆分担）

北尾　　悟　　大阪樟蔭女子大学健康栄養学部教授　　　　　　第2章3，第4章，第9章6，
　　　　　　　　　　　　　　　　　　　　　　　　　　　　　第13章1～3

鍋谷　浩志　　東京家政大学家政学部・短期大学部教授　　　　序章，第6章，第9章1・4・5

[著　者]（五十音順）

稲垣秀一郎　　大阪樟蔭女子大学健康栄養学部准教授　　　　　第12章2～4

亀村　典生　　園田学園女子大学人間健康学部准教授　　　　　第10章1，第11章

白井　睦子　　安田女子大学家政学部准教授　　　　　　　　　第16章

谷岡　由梨　　東京農業大学国際食料情報学部准教授　　　　　第14章

津久井　学　　関東学院大学栄養学部准教授　　　　　　　　　第5章，第9章2・3

都築和香子　　東京家政大学家政学部特任教授　　　　　　　　第7章，第8章

當房　浩一　　信州大学医学部助教　　　　　　　　　　　　　第3章

中島　　肇　　和洋女子大学大学院総合生活研究科教授　　　　第1章1，第10章2・3，第12章1，
　　　　　　　　　　　　　　　　　　　　　　　　　　　　　第15章

野口　智弘　　東京農業大学応用生物科学部教授　　　　　　　第1章2～11，第2章1・2

翠川　美穂　　聖徳大学人間栄養学部講師　　　　　　　　　　第13章4・5

Nブックス

五訂　食品加工学

2004 年（平成 16 年）11 月 1 日　初版発行～第 8 刷
2012 年（平成 24 年）4 月 20 日　改訂版発行～第 4 刷
2015 年（平成 27 年）9 月 15 日　三訂版発行～第 5 刷
2019 年（令和元年）11 月 15 日　四訂版発行～第 2 刷
2022 年（令和 4 年）3 月 30 日　五訂版発行
2023 年（令和 5 年）11 月 20 日　五訂版第 3 刷発行

　　　　　　　　　編著者　　北　尾　　　悟
　　　　　　　　　　　　　　鍋　谷　浩　志
　　　　　　　　　発行者　　筑　紫　和　男
　　　　　　　　　発行者　　株式会社 建帛社
　　　　　　　　　　　　　　　　　　KENPAKUSHA

112-0011　東京都文京区千石 4 丁目 2 番 15 号
TEL（03）3944-2611
FAX（03）3946-4377
https://www.kenpakusha.co.jp/

ISBN 978-4-7679-0719-2　C3047　　　　　　壮光舎印刷／ブロケード
© 北尾　悟，鍋谷浩志ほか，2004, 2022.　　　　Printed in Japan
（定価はカバーに表示してあります）